U0135488

"少阳主骨"

基础与临床

——王鸿度学术思想撷粹

主　编　王鸿度

副主编　王科闯　张　磊　江　花　李　胜

编　委　石含秀　闫　爵　刘　婷　蒋　慧

　　　　易佩玉　马登尚　陈晓英　陈贵全

　　　　潘小燕

人民卫生出版社

·北　京·

图书在版编目（CIP）数据

"少阳主骨"基础与临床：王鸿度学术思想撷粹 / 王鸿度主编 . —北京：人民卫生出版社，2023.6
ISBN 978-7-117-34802-7

Ⅰ.①少… Ⅱ.①王… Ⅲ.①足少阳胆经 Ⅳ.①R224.1

中国国家版本馆 CIP 数据核字（2023）第 098485 号

人卫智网	www.ipmph.com	医学教育、学术、考试、健康，购书智慧智能综合服务平台
人卫官网	www.pmph.com	人卫官方资讯发布平台

"少阳主骨"基础与临床——王鸿度学术思想撷粹
"Shaoyang Zhugu" Jichu yu Linchuang
——Wang Hongdu Xueshu Sixiang Xiecui

主　　编：王鸿度
出版发行：人民卫生出版社（中继线 010-59780011）
地　　址：北京市朝阳区潘家园南里 19 号
邮　　编：100021
E - mail：pmph @ pmph.com
购书热线：010-59787592　010-59787584　010-65264830
印　　刷：北京瑞禾彩色印刷有限公司
经　　销：新华书店
开　　本：710×1000　1/16　印张：16.5
字　　数：279 千字
版　　次：2023 年 6 月第 1 版
印　　次：2023 年 7 月第 1 次印刷
标准书号：ISBN 978-7-117-34802-7
定　　价：98.00 元
打击盗版举报电话：010-59787491　E-mail：WQ @ pmph.com
质量问题联系电话：010-59787234　E-mail：zhiliang @ pmph.com
数字融合服务电话：4001118166　E-mail：zengzhi @ pmph.com

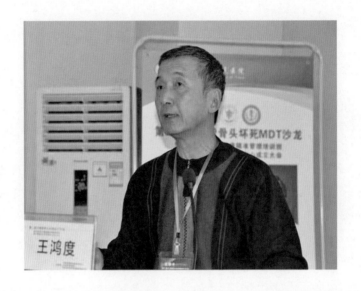

　　王鸿度，1956年生，西南医科大学教授。1979年毕业于四川省宜宾卫生学校，1984年考取成都中医学院硕士研究生，师从著名针灸专家杨介宾教授。1987年毕业分配至泸州医学院。第五批全国老中医药专家学术经验继承工作指导老师，国家中医药管理局"王鸿度全国名老中医药专家传承工作室"首席专家，四川省名中医，第四批四川省拔尖中医师。四川省针灸学会第三、四、五届常务理事，针法灸法专业委员会副主任委员。长期从事"少阳主骨"及针灸治疗骨骼肌肉疾病的研究。主持完成国家自然科学基金项目、国家中医药管理局专项科研课题及其他省部级重点课题5项。获四川省科学技术进步奖三等奖2项，泸州市科学技术进步奖二等奖1项、三等奖2项。

段序

今年五月上旬，在上海召开的一次文献会议上，幸遇西南医科大学江花副教授。她告知我她所在的团队有关"少阳主骨"理论及其实证研究的进展情况，还说读了拙作《〈素问〉全元起本研究与辑复》，所拟定的全元起本正作"少阳主骨"，而不是通行本的"少阳主胆"，从而增强了深入研究的信心。时隔仅仅一季，她给我发来了由王鸿度先生主编的《"少阳主骨"基础与临床——王鸿度学术思想撷粹》书稿，并恳切地邀我为该书写点文字，我自欣然从命。

全书围绕"少阳主骨"，从理论上加以演绎，在临床中进行验证，于实验内给予检查，并进而提出治疗常见骨骼系统疾病的措施，自制出少阳主骨方。洋洋洒洒，理足据充，为饱受骨节病痛煎熬者带来了福音。

由此顿生感慨：

《〈素问〉全元起本研究与辑复》这本小书，原是从书本到书本、从文字到文字的纯文献之作，本意只是由于全元起本作为《素问》的首注本，既然尚有迹可寻，不加辑复，终觉明珠旁落，未料却对理论探讨、临证诊治、实验研究有所启迪，且结合得如此紧密。由此可见，纯文献整理研究的作用也是不容小觑的。此其一。

清代著名学者戴东原为《古经解钩沉》所作序言指出，阅读古籍切忌"凿空之弊"，即所据之经非其本经，所释之义非其本义。王鸿度团队为了弄清究竟是"少阳主胆"还是"少阳主骨"，反复查检相关著述，更是深读经典，从《素问》《灵枢》中筛选出 6 条少阳与骨紧密关联的文句，从而确定通行本《素问·热论》所言"少阳主胆"乃唐人王冰妄改所致，并从理论、临证、实验等多途证实"少阳主骨"之确切无疑。由此可见，做学问务须避免"凿空"，而要力求坐实。此其二。

此项研究工作启动于 2004 年，至今已十有五载。其间多遇坎坷，屡遭挫折，但团队逢山开路，遇水搭桥，化险为夷，坚持不懈。始之于文字探讨，继之以基础验证，续之以机理研究，赓之以临证应用，逐步推进，周而系连，探索出一条以"少阳主骨"为核心、"和解少阳"为治疗大法的中医针灸及药物治疗骨重建失偶联性骨病的新途径。由此可见，学问之道无他，有序则不致无功，有恒则不致无成。此其三。

"少阳主胆"乎？"少阳主骨"乎？今王鸿度先生领衔之大著，开人耳目，启人心智，堆叠千年之尘霾，始得一扫而清，诚乃习医者之一大快事，也是骨骼病患者之一大幸事。谨撰此千字小文，既塞邀文之责，更志付梓之庆。

上海中医药大学终身教授　段逸山

2019 年 8 月 11 日

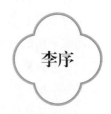

李序

西南医科大学张磊博士后诚邀我为王鸿度教授之新著《"少阳主骨"基础与临床——王鸿度学术思想撷粹》一书作序，欣然拜读之。

细细品读此书，不禁慨然叹曰：湮没千年之久的"少阳主骨"学说，终于有得见天光之时！而这说理精当、论证翔实、体系完备的整体面貌，实赖王教授及其团队二十年来的不懈努力，刮垢磨光，上下求索，终成佳作。

做学问做研究之所以难，其难首要当属发现和提出问题。王教授敏锐地从日常工作中发现问题：一是现行中医教材和权威论著中没有"少阳主骨"而临床却多选用环跳、阳陵泉、悬钟等胆经之穴对治骨痛、关节痛的患者；二是《黄帝内经》中虽记载足少阳经脉与骨具有因果性的病理联系，但却找不到二者生理联系的观点。由此，遂穷究经典，追本溯源，又追究历代著名注家论说，方悟"少阳主骨"蒙尘千年。所幸20世纪之初，两个机缘相遇：一是上海中医药大学段逸山教授，辑复全元起本，著成《〈素问〉全元起本研究与辑复》一书，"少阳主骨"之说终于结束了只能存疑而不能断定的局面；二是国际骨生物学研究出现突破。王教授及其团队追赶上这一历史节点，顺势将"少阳主骨"的研究导向深入。前贤云：机会总是留给有准备的头脑，诚不我欺也！

本书的重要特点是，无论前面的经典文献复习与考证，还是后面的动物实验以及临床观察资料的筛选，都极为鲜明地反映出作者严谨的实证精神。王教授由《黄帝内经》原始记载的六条经文中较为清晰地梳理出了"少阳主骨"从生理联系到病理发展乃至于治疗策略的完整系统。在这个基础上，他们继续对"少阳主骨"进行了效应验证的科学实验。把纯中医理论转换为验证模型，再转化为可操作的实验程序，这些工作都极具匠心。完成了"少阳主骨"具有调控骨强度的效应验证后，他们没有停止探索的脚步，而是从实验结果发现，电针足少阳经穴能够提高OVX受试大鼠骨密度的同时降低其体重，而且分析出成骨标志物升高、破骨标志物下降，进而认为其机制不同于抗骨质疏松药物治疗。因此将方向转变为对骨重建功能协调平衡的研究。

由于以上的工作，使得他们深入地探讨了电针足少阳经穴"和调"骨重建偶联平衡的分子机制；也进一步探索了内服汤药小柴胡汤的抗骨质疏松效应；等等。更一发不可收拾地将实验拓展到调节体脂代谢、调节能量代谢以及对免疫细胞的影响等方面。

在临床研究上，他们自制少阳主骨方，对膝关节软骨生成、分化、代谢影响的机制以及前交叉韧带损伤本体感觉恢复的机制进行有益探讨；对膝关节骨性关节炎患者进行临床观察。在本书中，专列一章，收集整理8个相关的临床病症，运用"少阳主骨"学说的临床经验和治疗验案，为读者们展现了一个清晰可见的"少阳主骨""和调枢机"的治疗情况，更增强了读者们研究并运用该学说的兴趣与信心。

诚恳地说，这本书是一本很有价值的关于"少阳主骨"的专著，中医经典理论基础、针灸基本理论以及骨生物学、实验动物技术研究等各方面人士都可从该书中各取所需。

"少阳主骨"之沉浮，不啻天赐之机缘，以此成就王教授及其团队成员的一段事业！愿读者们皆能品味出该书中不同之境界，方不负作者多年求索之苦心。

南方医科大学教授、岐黄学者　李义凯

2019 年 8 月 2 日

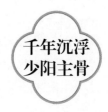

千年沉浮
少阳主骨

　　我是一名针灸大夫，又忝为一名高校教师，从事临床和专业课教学工作四十余载，有个问题常常萦绕于怀。曾记得，初执教鞭之时，每逢行课至足少阳经病候时，都会对"主骨所生病"一句甚感困惑，不知道如何向学生们解释清楚这足少阳与骨病的关系；而每当临证遇到骨痛或关节痛的患者，径直选用环跳、阳陵泉、悬钟等穴治疗之后，又不禁自问：这些能够治疗骨及关节病的穴位为何都集聚于足少阳胆经之上？因为就当时我们所接受的中医教学内容，只知有"肾主骨"，而根本不存在足少阳胆经与骨病、骨痛之间有任何直接联系的知识。

　　随着阅历渐深，此疑惑却不减反增。也曾孜孜求教于中医典籍《黄帝内经》，从多篇经文中辑出相关的条文，反复研读后，似乎感觉《内经》[1]中确实记述了足少阳经与骨病骨痛有因果性的病理联系。譬如在《灵枢·根结》载"少阳为枢……枢折即骨繇而不安于地，故骨繇者，取之少阳"，很清楚地使用"即"字来表现足少阳胆经与骨之间在病理上的因果关系，也明白无误地指出"取之少阳"的对治途径。但是，十分吊诡的是，翻找遍一部《内经》却似乎又完全找不到两者生理上相关联的证据！于是，一个更大的困扰又如山般压上了我的头顶：生理功能上不相关，又如何能够产生直接的、因果性的病理影响呢？

　　我穷搜所能接触到的《内经》不同注本和类编本，悉心研读，终于弄明白《素问·热论》"少阳主胆"的记载可能有讹，似乎原来应作"少阳主骨"。这一舛讹肇端于唐代王冰，他的《素问》通行本中将"骨"妄改成"胆"。由于王冰通行本流传甚广，几乎是后世所有刊本的祖本，所以以讹传讹，王冰的纰误也被当成了金科玉律。后来宋代林亿等人在校定和刊印《黄帝内经素问》时，曾于下方加注指证王冰的改篡，但当时他们未及修正经文

[1] 本书文献皆引自 1963 年人民卫生出版社出版的《黄帝内经素问》（王冰注本）、1956 年人民卫生出版社据赵府居敬堂本影印的《灵枢经》。

原文，是为一个遗憾。然而更遗憾的是，王冰通行本所参照的全元起《素问》训解本，却自宋代中期又亡佚于战乱烽火之中！全元起本保存《素问》早期面貌最为完整，林亿也是根据它而批评王冰的，它的亡佚对"少阳主骨"可谓是致命的。因此，宋后以至明清，乃至近现代的一大批优秀《内经》注家和医学家，都无缘亲睹全元起注本，只能空作推证演绎而不能或不敢定论。

明清如张介宾、汪机、马莳等，枉有心力，却不能挽逆舟之势；现代学者如北京的程士德、王洪图，上海的李鼎等先生，又陕西董炳耀，以及衣正安等，也都曾力主"少阳主骨"之说，但因无理据的支持，而人心积习既久，终叹无救正之日。噫嘻乎悲哉！没有全元起本《素问》出世，就没有实证凭藉，"少阳主骨"仍然犹如一团迷雾；生理功能上的直接关联阙如，其病理联系和临床治疗便沦落为无源之水，无本之木。

这种不尴不尬的情形，一直持续到 20 世纪末。而 21 世纪伊始，因缘际会，人们倏然间几乎同时看到了两个显著的变化。

一是 2001 年，上海中医药大学段逸山教授，历时五载，辑复了全元起本《素问》，并完成《〈素问〉全元起本研究与辑复》一书，由上海科学技术出版社出版。从全元起注本的学术价值判断，它基本保留了《素问》早期传本的面貌，因此，它对王冰通行本具有可靠的校勘作用[1]。对于"少阳主骨"之说，由于全元起注本重新现世，终于结束了只能存疑而不能一锤定音的局面。

二是国际骨生物学研究取得重大的突破。这一突破酝酿于 20 世纪 80 年代中期，得益于基因技术的成熟应用。2000 年前后，一系列骨代谢调节的研究成果，为世人勾勒出破骨细胞与成骨细胞相偶联的奇妙关系，而这关系在调节骨重建、维持骨稳态活动中扮演重要角色[2]。2001 年美国国立卫生研究院（National Institutes of Health，NIH）修改了骨质疏松症的定义：是以骨强度下降、骨折风险性增加为特征的骨骼系统的疾病[3]。新定义强调"骨强度"概念，它是骨量和骨质量的整合，改变了以往只关注骨量的倾向。这些

---

[1] 段逸山.《素问》全元起本研究与辑复 [M]. 上海：上海科学技术出版社，2001：1-35.

[2] ERIKSEN E F. Cellular mechanisms of bone remodeling[J]. Rev Endocr Metab Disord. 2010, 11(4): 219-227.

[3] NIH. Consensus development panel on osteoporosis prevention, diagnosis, and therapy[J]. JAMA, 2001, 285: 785-795.

进展也让我们领悟到骨生理活动更为深刻的机制，并重新审视"少阳主骨"的含义。

基于上述，我们认为更深入地推进对"少阳主骨"的理论研究和科学实验的条件已经成熟。

对于"少阳主骨"的学术研究，大约有如下几个重要的历史节点：《内经》时期"少阳主骨"学说基本确立；唐代王冰《素问》注本纰缪流传，以致该学说逐渐废弛，临床应用几近阙如；宋代靖康年间（公元1126—1127年）全元起注本亡佚于战火硝烟中，再无实证推翻王冰之误；嗣后，虽有历代有识之士提出异议，间或有零星的临床应用，但始终未能进入中医主流医学而获得应有的学术地位；直到段逸山先生的《素问》全元起辑复本现世。这里，我回想起一段往事，我第一次申报国家自然科学基金项目未果，评审老师在评语中很诚实地说，"我手边的《内经》翻遍了也未找到'少阳主骨'四个字"。其实，这就是那个时候的真实写照，那位评审先生的敬业和不苟却也让我动容！

由于有了全元起本的实证，基本可以否定王冰纰误，肯定了"少阳主骨"是历史真实，这为后续研究工作奠定下坚实基础。我们也正是追赶着这个历史节点，顺势展开了崭新的研究工作。

大约2004年前后，我们聚集了以针灸学、中医学、骨科学、生物化学和病理学专家为主的团队，对"少阳主骨"开展专题的综合研究。2006年我们始获得国家中医药管理局科研专项课题资助。后来几年间，不断创新研究方向，又相继获得四川省科学技术厅、四川省教育厅以及四川省中医药管理局等部门的多项科研课题资助；2012年获得国家自然科学基金资助。同期，我们关注到国内不少同行，也将目光投向该研究领域，蔚然成了一个花朵竞放的局面，令人深感欣慰！

围绕"少阳主骨"，我们已完成一些初步的工作，本书就是想与读者和同行分享研究的心得和体会。为了方便阅读和理解，我们在第一章先从考证入手，厘清并讲述"少阳主骨"学说沉浮的千古之谜，还原其早期原始的面貌。然后，第二章对其理论的基本内容及意义做重点阐述，值得留意的是，基本内容的讨论不只空对空地理论推衍，而是以我们科学实验的证据或者国内外骨科学最新研究成果为依归，言必有据，不做无病呻吟的文字游戏。第三章，历史地评价"少阳主骨"的学术成就，展望其诱人前景。第四、五两章，分别简述我们的研究工作，既有对"少阳主骨"理论的直接验证，也有对其背后的规律和机制的探讨，更有可作为旁证的临床应用研究。第六章，简略地对迄今为止"和调少阳"法在一些相关临床病种的应用进行回顾和综述。

在本书中，为将"少阳主骨"上升到真正意义的理论学说，我们在完全尊重其本义和原始面貌的基础上，又在抽象性、逻辑性、系统性及可证实性上做了一些补充和完善。行文讲述时，将"少阳主骨"学说自身逻辑的线索和我们研究思路步步深入的线索交织在一起，以便读者能够从研究工作的递次发展演进中，更深刻地感受到"少阳主骨"的真实底蕴。这可能与习惯上中医学专著的写法略有出入，毕竟不同于主流中医学的基本理论千年沿革衍化，"少阳主骨"是在一个新的时代重又面世的，梳理中不免多些现代气息，这也是情理中事，还望方家不吝赐教。

对于"少阳主骨"学说的探索，我们自知能力有限，而目前仅是非常初步的尝试性工作，但正所谓"河海一流，泰山一壤，盖亦欲共掖其高深耳"。故不揣孤陋以就正于同道。

王鸿度　谨识

2019 年 1 月

目录

第三章

"少阳主骨"理论的历史评价和预期展望

第四章

"少阳主骨"的科学验证及机理研究

第（五）章

"和调少阳"的应用研究

第（六）章

"和调少阳"平衡骨重建治疗相关病症

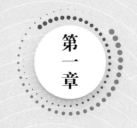

第一章

"少阳主骨" 历史湮没之谜

"少阳主骨"，就要抓住一个"骨"字，从"骨"释义而渐次递进。那为何不首揭"少阳"一词呢？这是由于受学力和篇幅之限，本书不遑涉及少阳经脉以及功能的其他内容，只做"少阳主骨"的专项研究和讨论。所以，在此先行设定本书的读者，对于足（手）少阳经脉的循行分布、内外连属以及除"少阳主骨"外的其他功能等，均已有所了解和掌握。如有不便，尚祈谅宥！[1]

数千年的主流中医学理论，都是用"肾主骨"的学说来概括骨的生理功能。而一直以来，人们认为骨骼只是在为机体赋形承重、保护内脏、完成各种动作，以及维持钙磷稳态等方面，发挥着重要的生理功能。但是，现在情形已大有改观，学术界已明确，骨骼同时也是人体最大的能量代谢器官和免疫器官，而且骨骼是具有生物活性的组织。如果面对如今这么复杂多样的骨骼系统的生理功能，还只是因循应用"肾主骨"来解释的话，就不免左支右绌、捉襟见肘。

我们有证据表明，在《黄帝内经》中，还存在着所谓"少阳主骨"的一种学说，它阐述的是不同的关于骨的生理活动和病理变化的内容，应成为"肾主骨"理论最好的补充；但可惜在历史发展中被湮没已久，以至于主流的中医学理论体系中完全没有它的地位。

本章即从"骨"字说起，引出"少阳主骨"及一桩公案，细说其历史沉浮。

[1] 编者注：《内经》"少阳"是指同名经，是胆经和三焦经的合称。但有时"少阳"又似是直指胆经。说到"少阳主骨"时，《内经》原文或提"少阳"，或提"足少阳"，如在《经脉》篇则明确指"胆足少阳之脉……主骨所生病"，并附有针刺治疗原则。从经穴特性的旁证来看，治疗骨、筋病症的重要穴位，都在足少阳胆经而鲜在手少阳三焦经。因此，我们做针刺时都是遵循经旨而选足少阳经穴。

自《伤寒论》引入同名经"六经"概念后，中医学术界习惯上以足经赅括手经功能，以足经代手经。其基础是由经脉循行分布的影响范围和气血功能盛衰强弱所决定的。这不等于否定手少阳三焦经的作用。我院汪新象等老中医就曾用"疏理三焦"方药治疗地方性氟骨病而取得良效，亦是调节少阳以治疗骨病的例子。

第一节 ≪≫ 从"骨"字说开去

提起这个"骨"字，若从字形字义的渊源推究起来，也是饶有趣味的。

简单地说，中文"骨"字不能完全等同于英文"bone"。这中间反映出中西方迥乎不同的文化习俗的背景差异。譬如，中国人历来喜欢吃排骨，啃骨头，甚至将之内化为一种锲而不舍的精神。西方人就很诧异很迷惑，bone怎么能吃，怎么能啃呢？去国外的超市一看，卖的都是净肉，没有骨头，因为英文的 bone（skeleton）是把肉剔得特别干净的骨骼骸架，当然没什么可吃可啃的。在东汉许慎所撰《说文解字》中，bone 的含义相当于另一个汉字，"冎"（音剐，guǎ）。《说文解字》卷四《冎部》记载："冎，古瓦切。剔人肉置其骨也。象形。头隆骨也。"

而我们的"骨"字，是"冎"字下面加了肉（月）字。《说文解字》卷四《骨部》释曰："肉之覈（通核）也。从冎有肉。"清代段玉裁《说文解字注》云："肉中骨曰覈……去肉为冎，在肉中为骨。"所以，中国人的"骨"字是"从冎有肉"的，因而这个"骨"是有吃头、有啃头的。在造字的原始意象中，先人们把包含骨骼骸及紧附其上的筋膜、肌肉和韧带附着部等等，都用"骨"来指代。这后一部分看起来像肉似筋，却又非肉非筋；品嚼起来质感也不同，很香很有滋味！

正因为如此这般的文化习俗，所以反映在中国本土医学理论中，也自然会对"骨"、"骨"的生理功能及与人体其他组织器官的关系等，产生出颇为独特的认识和观念。

历代医家奉为圭臬、尊为医书之宗的《黄帝内经》，其中有许多详尽的记载是关于骨及骨生理的。今人刘氏将《内经》中"骨"所指代的含义，大致归纳为七类物质，除了"髓"类和经脉之"支"类，起码有五类可肯定为"骨"字所涵盖，即：①骨骼之"骨"类，如硬骨、软骨等；②骨节之"节"类，如关节；③骨节之"筋"类，如肌腱、关节囊等；④起缓冲、减震、屏蔽等作用，似骨似筋亦似膜的某些特殊形质类，如椎间盘、半月板等；⑤骨之"膜"类，包括骨膜、脑膜、关节之膜等[1]。有趣的是，经脉之"支"类，

---

[1] 刘舟. 从《伤寒论》中的"支节烦疼"进而探讨《内经》中的"少阳主骨" [J]. 光明中医，2004，19（6）：1-2.

依刘氏之说，也将其归为"骨"，但此类特点是既属骨又属经，似乎是二者兼之的一种结构。

由此可见，与西方人将骨和肉截然分开的分类理念不同，中医对骨的认知似乎更有合理性。人体运动的复杂性，典型如我们手的功能，是至今机械手计算机都不能完全模仿的。这种高度复杂的功能完全依赖于骨骼和肌肉共同协调的工作。如果说骨骼系统主静（支撑、稳定及支点）而肌肉系统主动（收缩及舒张）的话，那么在动静之间必须有一个中间转化的部分。这个部分，如果从太极阴阳学说解释，一定是质地上多像肉（柔）而功能上多似骨（刚）。柔与动合，刚与静合，动静刚柔，相依相附而为用。此之谓"骨"字"从冎有肉"的认知含义了。

再从人体发生学角度看，最精彩的是《灵枢·经脉》中黄帝的一席话："人始生，先成精，精成而脑髓生，骨为干，脉为营，筋为刚，肉为墙，皮肤坚而毛发长，谷入于胃，脉道以通，血气乃行。"这里按人体发生的顺序列出：精、脑髓、骨、脉、筋、肉、皮肤、毛发等。"骨为干"突出了骨的重要的生理特点和地位，也是后世"骨干"一词的典出之处。"干"是事物的主体或重要部分，兼有支撑稳定和刚劲等多种意义和功能。

就骨的生理而言，最紧要的且被历代所津津乐道、受中医主流所追捧的，是《素问》中的如下四条："肾者……精之处也，其充在骨"（《六节藏象论》），"肾主骨"（《宣明五气》），"肾主身之骨髓"（《痿论》）和"肾生骨髓"（《阴阳应象大论》）。从逻辑关系解析，由于肾主藏精，所以能生骨髓，即肾以藏精能生骨髓而主控人骨骼生长发育的整个过程。这是完全符合上文所提及的人体发生学规律的，因而这一观点两千年来一直成功地指导着中医骨病的临床实践。然而，从骨字的本义，从"骨为干"突出其刚健的记述，似乎还有余绪值得去发掘和探究。

《黄帝内经》之外，早在《周礼·天官·疾医》就记载"以酸养骨"，郑玄注："酸木味，木根立地中似骨。"另则，《管子·四时》亦云："风生木与骨。"这两条古文献证据之中，隐含的中医学原理是肝胆属木、互为表里，肝主筋，主一身之筋；而胆秉肝之余气荣于筋交骨之会处，却亦有养骨助生骨的作用，特别是那些附着于骨上，似筋非筋、似骨非骨、亦筋亦骨的组织，可能更与胆肝及其经脉的功能密切相关。说明除了"肾主骨"的重要论断之外，古人很早就已注意到骨与胆肝及其经脉功能在生理上有关系。

《黄帝内经》中也有足少阳胆之脉与骨病相关联的文字,如《灵枢·经脉》有载:"胆足少阳之脉……是主骨所生病者",但吊诡的是,通行本《素问》中却找不到二者的生理联系的根据。反而很有戏剧性的,在日常生活中,老百姓有共同的体验:那夜半时分小儿长个儿的"伸跳",恐怕是当过父母的人所习以为常而会心一笑的,也许还是多数人能够回想起的儿时记忆。这个生长现象有深刻的生物学基础,从中医观点讲,小儿生长发育并不是随时发生的,它也并不是发生在肾或者其他经脉气盛之时,而是多发生在足少阳经主令之子时(夜半23:00—1:00)。俗称"子时一阳生",一阳即指少阳,足少阳经功能旺盛,也是一身之阴阳运动的关键之点。可见骨成长与足少阳功能的昼夜节律是同步的(详见后文)。

尽管上面我们已经举出如此多的例子和生活常识,而现实的情况却是:整个主流的中医学理论和临床体系中,迄今并没有见到这方面明确的学术观点和实际应用的记载!岂不咄咄怪事?

我们团队经过近二十年长期深入地研读《黄帝内经》,开展相关的科研及临床试验,发掘和验证了中医学中关于骨生理和骨病的另外一种学说。这就是本书所涉及的主题——"少阳主骨"。遗憾的是,似乎自唐代以后,这一学说竟然在历史长河中被湮灭了,以至于近现代中医学研究、教学和临床中,完全阙如其应有的地位。本书的宗旨就是,破解"少阳主骨"浮沉的千古谜题,用严谨的理据和科学实验,还原并验证该学说的真实性和有效性,希冀对中医基本理论的完整体系有所裨益,为骨生理病理学和骨病临床研究开辟新的道路。

第二节 ◈◈《黄帝内经》关于"少阳主骨"的记载

"少阳主骨"学说,它是否真实地发生并存在于中国本土医学体系中而不是虚妄?其次,它早期的基本面貌究竟是怎样的?在上一节里,列举的一些文献学理据,尚不能完全令人满意地回答这两个问题。因此,我们必须从中医学基本理论滥觞的《黄帝内经》中,找寻更多、更有说服力的答案。

《黄帝内经》是阐述医学理论与临床法则的经典医籍,它构成了中医的理论体系,为我国医学发展奠定了基础。据我们初步考证,《黄帝内经》

中确实记载有"少阳主骨"的相关论述，它们散见或互见于以下六篇论文之中：

《灵枢·经脉》载："胆足少阳之脉……是主骨所生病者……胸、胁、肋、髀、膝外至胫、绝骨、外踝前及诸节皆痛……为此诸痛，盛则泻之，虚则补之，热则疾之，寒则留之，陷下则灸之，不盛不虚，以经取之。"

《素问·热论》载："少阳主骨。"[1]

《灵枢·终始》和《素问·诊要经终论》均道："少阳终者，耳聋，百节皆纵。"

《灵枢·根结》道："少阳为枢……枢折即骨繇而不安于地，故骨繇者取之少阳。"

《素问·厥论》道："少阳厥逆，机关不利，机关不利者，腰不可以行，项不可以顾，发肠痈不可治，惊者死。"

以上六条经文，虽出现在《内经》不同的篇目中，但令人好生惊讶，它们竟然如此默契地相互印证，相互羽翼，形成了颇为完整的关于"少阳主骨"的学说体系，阐述了一系列重要的学术观点，包括：少阳经与人体骨骼系统的生理和病理联系，少阳病理变化导致骨病理变化的规律，少阳病理相关性骨病的临床特征及其机转，直至此类骨病的治疗的原则和方法，等等。

这里，先不做经文的逐条考证和解析，只是综合全部所列经文的整体意义，借以归纳出"少阳主骨"学说早期的原始面貌，文字考据及注家发挥意见详见本章第五节。简单地概括起来，上述六条经文，起码有五层重要的含义。

一、少阳与骨生理功能的密切联系，正如后来张景岳先生"气刚骨亦刚"的注评[2]，说明了少阳与骨生理二者的关系。景岳先生之观点，揭出《内经》"少阳主骨"的深意，可称之为"刚气相通"原理。即是说"少阳主骨"是指足少阳禀受所连属的胆腑"刚"气，在"刚"的特性上，对全身骨骼的质地（强度）具有调节作用，目的是保证骨骼既要能负载又要轻捷灵动。一个"主"字，概括出二者特殊的密切的关联。

---

[1] 编者注：虽王冰通行本作"少阳主胆"，但林亿等的《新校正》云："按全元起本'胆'作'骨'……《甲乙经》《太素》等并作骨。"多数《内经》专家认为"少阳主胆"应为"少阳主骨"。

[2] 张介宾. 类经 [M]. 北京：人民卫生出版社，1965：420.

众所周知，人体的骨骼是一种非常特殊的生物材料，其特点是既必须强硬而又必须轻便，既须刚直以能支撑负荷又要韧性十足而不易碎断。而骨骼这种既矛盾又统一的材料特性，可用"骨强度"来标志；它在人生各个生理时期都必须保持稳衡和适度，故需要少阳经脉以"刚"气作为它在人体的终生的调控者。就骨的生理而言，"肾主骨"是谓肾以藏精生骨髓而主控人骨骼生长发育的全过程；而"少阳主骨"是指少阳功能与骨强度相关，二者各有所主控，相互联系，相互影响，但并不相悖亦不排斥。

二、以上所列出的六条《内经》经文，论述了少阳病理相关性骨病的变化过程（节痛、骨摇、机关不利、折、终），概括起来说，都是少阳病理变化影响到骨强度而产生的骨病理的改变。最初，少阳功能失调，出现最早和最常见的骨病理改变就是因骨强度下降而致骨损引起骨痛。这是多部位骨痛，诸节皆痛，可以是间歇性的，也可是持续性的，甚至夜间痛甚。如果发展下去，少阳病理变化加重而"枢折"，则此时骨病理进而出现"骨繇（摇）而不安于地"，意味着骨强度和力学稳定性严重下降，骨折的风险大大上升，甚或在某些负重部位已经发生骨折。最后更进至少阳"终""厥逆"的阶段，出现"百节皆纵""机关不利，腰不可以行，项不可以顾……"，不可治！

从骨的病理上讲，林林总总的骨病，不论生命中任何时期，大都可责之于肾；而关乎足少阳的，唯有这一类以骨痛而易于骨折为特征的骨病。少阳之病理导致骨之病理的进展，也反证了少阳经脉与骨强度存在前述生理上的内在关系，更突出强调了"少阳主骨"之"主"字的涵义。

三、所列经文，还概括了少阳经脉功能失常而引发骨病的临床机转和预后。从临床看，少阳病理相关性骨病有两大临床特征，可出现"诸节皆痛"（全身多部位骨痛）；进而是"骨繇而不安于地"（骨之动摇，惴惴不安稳，即骨强度和力学稳定性下降；骨不承力，欲断已折，即易骨折）。其转归和预后，即随着少阳及骨病理的恶化，特征性临床证候益发笃重，如骨痛强度和部位分别增加，患者骨及关节稳定性急剧恶化，极易骨折或者已经发生骨折等。终于等到了"少阳终""少阳厥逆"时，已是危殆万分，出现如"百节皆纵""腰不可以行，项不可以顾"等变化；可产生并发症，如并发肠痈，眼系绝及色青白等变化，迅疾危及生命。

四、经文中有"少阳为枢"的记载，如《灵枢·根结》道："少阳为枢……枢折即骨繇而不安于地，故骨繇者取之少阳。"由于"少阳为枢"的观点在中医学中有一个非常重要的应用，比如知名的"开阖枢"理论就有它的地位。而它在"少阳主骨"里的作用却罕有人知。事实上，"少阳为枢"的本质意义，是古人已发现骨生理活动中有"枢"的存在，而"枢"即少阳功能活动所控。从《灵枢·根结》可知，正是"少阳为枢"将少阳、骨病及相应治疗原则和方法等三者关联到一起，故它在少阳相关性骨病和临床治疗之间搭建了一座桥梁。后文我们将用实验结果证明，"少阳为枢"揭示的是，在骨生理活动中，维持骨重建有周期、有节奏、有规律的活动的关键是少阳功能，即"枢"；它作用部位在骨重建中破骨细胞和成骨细胞的偶联平衡上，它的功能特性是"和调"（详见第二章）。

五、最值得重视的，《内经》经文重复地强调"取之少阳"的治疗原则和方法，特别是采取足少阳的针灸方法来治疗这类少阳病理相关性骨病。这充分说明当时的医学家，已经发现并成熟地应用体表足少阳经穴治疗此类与少阳功能失调相关的骨的病症，同时也推定了"和调少阳"的治疗方法，是针对这类骨病的有效措施。这种治疗有效性的机理，就是上文的"少阳为枢"。至此，从生理到病理，再到临床表现乃至治疗，"少阳主骨"的意义已经交代得非常完整了。

然而，经文中还隐含另一启示，"取之少阳"的治疗有最佳时机的抉择，错过了这个时间窗则是徒劳的。这个时间窗，即《经脉》篇及《根结》篇所提到的两个病理阶段——"骨痛、诸节皆痛"和"枢折、骨繇而不安于地"，这两个时期是治疗取得疗效的关键时期。也只在这两个地方，《黄帝内经》才讲到可以采用"取之少阳"来对治。说明少阳病理相关性骨病只有在这两个阶段才有治疗价值。他如《素问·厥论》《灵枢·终始》和《素问·诊要经终论》等阶段，皆骤然病势笃重，或出现并发症，或迅疾而亡。

综上，《内经》经文，在历史上，可能是少阳与骨强度相关的重要原理、少阳病理相关性骨病以及足少阳经可以自身调节骨强度等观点的最早文字表述[1]。细细玩味上述经文，它们虽分见于《内经》六篇论文，但综合体现出一个医学理论所应具备的始于生理、病理，再到临床特征、转归和预后，赓之以治疗原则和治疗方法等全部完美的特质。这在《内经》关于中医基本理论的记叙中实属罕见。

以上就是"少阳主骨"学说的早期面貌，一个客观真实的历史存在。

---

[1] 王鸿度，张丰正，游慧，等."少阳主骨"理论考辨 [J]. 中国针灸，2008（6）：469-471.

可是，令人浩叹不已，如此重要的一个理论成果，为何后世未能将其应用发挥？甚至于千年以降，仍明珠暗投，循循然被排斥于中医学主流医学以外？历代著名医家为何又都对"少阳主骨"莫衷一是，茫然踟蹰？

第三节 ◈◈ 王冰《素问》通行本中的纰误

王冰，号启玄子，又作启元子，唐代著名中医学家。约生于唐景云元年（710），卒于贞元二十年（804），里居籍贯不详。唐宝应年中（762—763）为太仆令，故称为王太仆。

王氏究心于医学，尤嗜《黄帝内经》，曾"于先生郭子斋堂，受得先师张公秘本"。自天宝九年（750）至宝应元年（762），历时十二年，以南北朝的全元起的《内经训解》为依据，编次出《素问》24卷81篇。"究尾明首，寻注会经，开发童蒙，宣扬至理"，这就是被后世奉为圭臬的《补注黄帝内经素问》，成为后世医家研究该书的蓝本。王冰对中医学理论的某些认识和创见，至今仍有非常重要的研究和参考价值。现在仍通行的是《重广补注黄帝内经素问》（762年注本），经北宋校正书局林亿等（1056—1067）校勘而定型的。宋代以后各种《素问》刊本均以此本为依据和祖本[1]。

根据上海中医药大学段逸山教授的研究，《素问》流传情况大致如下：汉代起在民间流传——南朝齐梁时期有《素问》未注本与全元起注本——762年经唐代王冰改编，有《素问》未注本、全元起注本与王冰注本——后出现过王冰注本的改易本，并有加注现象——1066年经林亿等校正王冰注本，有《素问》未注本、全元起注本、王冰注本、王冰注本改易本与新校正本——北宋与南宋之交，全元起本亡佚——又出现林亿等新校正本的改易本。

王冰注本是在全元起注本基础上进行的。他在自序中云："世本纰缪，篇目重叠，前后不伦，文义悬隔。"其所言"世本"主要指全元起注本，亦旁及其他《素问》传本。王冰在整理改编时，凡属"讹误"之处，便大刀阔斧地进行拆并、迁改、增删，并加注释。对于王冰的历史评价，中医史学及文献学界已有公论：王冰注本保全了《素问》早期传本的正文资料，但是改

---

[1] 段逸山.《素问》全元起本研究与辑复 [M]. 上海：上海科学技术出版社，2001：1-35.

动过大，以致其注本失去了古本的本来面目，给后世学者的校勘研究工作增添了困难。可谓有功有过。

长期以来，王冰《素问》通行本流传甚广，影响甚深，贡献甚伟。但也正是这位医经大家，却在《素问·热论》中将"少阳主骨"妄改作"少阳主胆"，致使纰缪一下子流传开来，竟完全不可收拾。甚至于此后的历代群贤，由此皆不得其要领而三缄其口，集体将"少阳主骨"遗忘掉了。

实际上，距唐代王冰时代较近的宋代林亿等人，在《新校正》中就指出其错误，林亿加注云："全元起本'胆'作'骨'……《甲乙经》《太素》等并作'骨'。"[1] 林亿等人的话是可信的。明显地，他们亲眼见过全元起本《素问》，否则他们也提不出那样的质疑问题。据史料记载，在北宋中期全元起本尚完好保存，北宋校正医书局林亿、高保衡等校正《素问》王冰本时，与全氏本细密对照，在《新校正》中提示文字异同，并在王冰本每篇题目之下注明此篇原在全氏本某卷，原名为何。林亿还提到《甲乙经》《太素》等并作'骨'的佐证。但是，《甲乙经》《太素》虽然均是早于王冰的注本，但业已经过皇甫谧和杨上善改编，成为《素问》的类编本，作为版本校勘来说是可以质疑的，不可列为证据。

唯有全元起本《素问》的记载，才是一个强有力的证据。因为全元起是训解《素问》第一人，他的本子反映出《素问》最古朴真实的面貌。遗憾的是，林亿等在《新校正》未能据理修正被篡经文，从而有效地终结王冰的谬误流传；而全元起本《素问》又亡佚于宋代战乱硝烟之中。于是乎，后来的诸多著名注家，如明代张介宾、汪机，清代张志聪、马莳等人，现代如程士德、王洪图、李鼎等都不能亲睹全元起注本，故只是存疑而不敢定论。

其间，有日本著名汉学家、中医学家丹波元简根据《素问·热论》篇的上下文逻辑关系，认为《素问·热论》提到三阳变化，既然"太阳主皮""阳明主肉"，按照对应平行匹配的关系，就理应是"少阳主骨"，即"皮""肉""骨"相应；如果突兀地"少阳主胆"，则文义阻断，不能自洽。况且"少阳主胆"不通，也不合医理。《内经》中凡言"主"字，皆是"主宰，主控"之意。医学理论上，少阳经脉属于胆，却不能反过来主宰胆[2]。现代学

---

[1] 黄帝内经素问 [M]. 北京：人民卫生出版社，1963：63.
[2] 丹波元简. 素问识 [M]. 北京：人民卫生出版社，1984：90.

者如程士德、李鼎等均赞成丹波氏此说 [1][2]。

事实上，从王冰通行本自身中，也可发现王冰他本人是明知有"少阳主骨"之说的，而且是赞同的。如他本人在注解《素问·诊要经终论》"少阳终者，耳聋，百节皆纵"条时，就曾加注云："少阳主骨，故气终则百节纵缓。"[3]所以，似乎可以确定王冰在《素问·热论》篇是一个无心的疏漏，而误写作"少阳主胆"。

"少阳主骨"，显而易见，强调"少阳"与"骨"的生理联系，因而具有更加深广的含义，内涵包容空间从生理到病理乃至临床证候及治疗等方面。王冰妄改一字之误，摧毁了"少阳主骨"学说的基础之柱石，遮断了少阳经与全身骨骼系统之间的生理联系和病理影响。正所谓"差之毫厘，谬以千里"，因此，竟成为这一学说存废的关键之举。当然，造成"少阳主骨"学说在历史长河中湮没，还有一个次要原因（详见后节）。但无论如何，王冰的纰缪，所引起的基础理论意义上的混乱和分歧，是最根本、最主要的成因。

设若全元起《素问》注本没有亡佚，后世医学家必能参阅之而多出几个如林亿般的明眼人，大声疾呼；有理有据必能弄清原委，搞个水落石出，情形就会大不相同！但是，屋漏偏逢连夜雨，行船又遇打头风，而所有这一切能否回归本位，似乎又系于亡佚已久的全元起《素问》注本会否奇迹般出世。

第四节 ≪≫ 全元起本辑复现世及相关的见解

关于"少阳主骨"，后世医学家或拘于王冰误篡的经文，或虽有疑义但无实证，故只能保留存疑，以致贻害深远，竟使得这一理论成果在历史上逐渐被完全湮没，后来千余年绝少临床应用和发展。能够成为实证的全元起本可能亡佚于靖康之变，但幸运的是，21 世纪之初上海中医药大学段逸山教授，历经五载，辑复了全元起《素问》注本。

---

[1] 程士德. 素问注释汇粹 [M]. 北京：人民卫生出版社，1982：442.

[2] 李鼎. 针灸学释难 [M]. 上海：上海中医药出版社，2006：57.

[3] 段逸山.《素问》全元起本研究与辑复 [M]. 上海：上海科学技术出版社，2001：1-35.

段先生为最大限度地恢复全元起本的面貌，借鉴近两个世纪以来中日学者在这一专题的研究成果，对《素问》王冰的4500多条注文，尤其是对林亿等人的1300余条新校正，进行穷尽性的探索分析。逐一发现并考订王冰改编的痕迹，然后削其所增，正其所倒，更其所改，移其所迁，分其所合，并其所析；对林亿等人所改之初，对林亿以后通行本的差讹，也一并加以纠正，从而完成《〈素问〉全元起本研究与辑复》一书，2001年由上海科学技术出版社出版，终于填补了这一学术空白。

历史上，全元起的声名不显，生平里籍无从考察，但是古籍中也曾留下蛛丝马迹。以下援引当代著名医经学者段逸山先生对全元起的考略。

《南史·王僧孺传》载："僧孺工属文，善楷隶，多识古事。侍郎金元起欲注《素问》，访以砭石。僧孺答曰：'古人当以石为针，必不用铁。'"《隋书·经籍志》载："《黄帝素问》九卷（梁八卷）。"又载："《黄帝素问》八卷，全元越注。"《新唐书·艺文志》载："全元起注《黄帝素问》九卷。"北宋林亿等《重广补注黄帝内经素问·序》载："苍周之兴，秦和述六气之论，具明于《左史》。厥后越人得其一二，演而述《难经》。西汉仓公传其旧学，东汉仲景撰其遗论，晋皇甫谧刺而为《甲乙》，及隋杨上善纂而为《太素》，时则有全元起者，始为之训解，阙第七一通。"南宋陈振孙《直斋书录解题》载："又有全元起《素问注》八卷。"明代徐春甫《古今医统大全》卷一载："全元起以医鸣隋，其实不在巢、杨之下。一时缙绅慕之如神，患者仰之，得则生，舍则死。其医悉祖《内经》，所著《内经训解》行世。"

从上述所引七则材料中，可知以下事实。

一是全元起的姓名。《南史》谓金元起，《隋书》谓全元越，而据《新唐书》、林亿序等，当为全元起。诚如日本丹波元胤《中国医籍考》所云："按《隋志》作'全元越'，《南史》作'金元起'，并讹。今从《新唐志》改。"

二是全元起的时代。林亿、徐春甫据《隋书》所载，认为全元起与巢元方、杨上善是同时代人，即隋朝人。这是错误的。上引《南史》明确记载全元起曾向王僧孺求教关于砭石的问题，可见全元起与王僧孺确系同时代人。据《南史·王僧孺传》，王僧孺卒于521年，那么全元起约生活于5世纪下半叶至6世纪上半叶。

三是全元起所注《素问》的名称。徐春甫据林亿序"时则有全元起者，始为之训解"语，便谓全元起注本名为《内经训解》。这一说法错误有二：

林亿序在"时则有全元起者，始为之训解"后有"阙第七一通"语，而《素问》所遗缺的正是第七卷，可知全元起训解的是《素问》，而不是《内经》，此系一误；林亿明明是说全元起"为之训解"，并未说其书名即为"训解"，此系二误。全元起注本的书名，当如陈振孙所称《素问注》为宜。

四是全元起所注《素问》的卷数，当以《隋书·经籍志》所载恰当。所谓"梁八卷"是指梁代阮孝绪《七录》著录全元起本为 8 卷。王冰《素问注·序》谓"第七一卷，师氏藏之"，林亿等《重广补注黄帝内经素问·序》谓"阙第七一通"，正与此相合。是知《素问》原为 9 卷，到南北朝齐梁时期全元起为《素问》训解时，已遗缺其中的第七卷，所剩 8 卷。关于这个问题，早在魏晋时期的皇甫谧编写《甲乙经》时已指出其"有所亡失"，也可印证。

段先生认为，全元起本，无论是正文的内容，抑或注文的特色，都具有重要的学术价值。它基本保留了《素问》早期传本的面貌，因此，它对王冰的通行本具有可靠的校勘作用[1]。全元起是历史上训解《素问》第一人，他对字词考证严谨，对语句解释通俗易明，对文义串讲顺畅无碍。全元起的注解对杨上善、王冰等人有重要影响，如王冰有些注解或直接或暗引自他的注文。

在段先生辑复本卷五"热论第三十五"中，经文明白无误地写着"少阳主骨"；全元起本人在其下还有条确诂："少阳者，肝之表，肝候筋，筋会于骨，是少阳之气所荣，故言主于骨。"所以，这清楚地表明《黄帝内经》经文原文应是"少阳主骨"而不是"少阳主胆"。

第五节 ◇◇ 历代著名注家对"少阳主骨"的考释

前文交代了"少阳主骨"的一桩公案，从中可以看到"少阳主骨"的理论观点为何被湮没在历史的长河之中竟达一两千年之久。幸甚从来中国医学的传承者中，总有那么一批人始终没有放弃求索真理和真相，历代也不乏有识之士一直坚持在不能实证的情况下，大胆地推测和宣扬"少阳主骨"的思想。现在，由于全元起《素问》注本现世，我们终于可以厘清和复原历史的

---

[1] 段逸山.《素问》全元起本研究与辑复 [M]. 上海：上海科学技术出版社，2001：1-35.

本来面目，更因此而对史上那些著名的注家不禁油然而生崇敬之情。此节将要复习和评说他们那些卓越的论述。

一、《素问·热论》"少阳主骨"

王冰通行本作："少阳主胆"，全元起本为"少阳主骨"，《甲乙经》《太素》等"胆"也并作"骨"。段逸山先生认为："骨"字当是。现代学者如程士德、李鼎等均持此说[1][2]。

证之其他经文，《灵枢·根结》："少阳为枢……枢折即骨繇而不安于地，故骨繇者，取之少阳"；又《灵枢·经脉》："胆，足少阳之脉……是主骨所生病……"，都清晰无误地（从病理上）说明少阳经与骨的密切关系。

在《素问·诊要经终论》"少阳终者，耳聋，百节皆纵"条下，王冰本人注云："少阳主骨，故气终则百节纵缓"，证明王冰也明知有"少阳主骨"之说。故基本可断定在《素问·热论》篇处，他是误写作"少阳主胆"。而全元起在其《素问注》中"少阳主骨"下，有条确诂："少阳者，肝之表，肝候筋，筋会于骨，是少阳之气所荣，故言主于骨。"全氏这段话明确肯定了应该是"少阳主骨"而不是"少阳主胆"，同时也阐述"少阳主骨"的机理：肝主筋，而筋与骨交会之处却是由肝之表少阳之气所荣，所以经言"少阳主骨"[3]。

以上理据，已充分肯定了"少阳主骨"才是历史的真实，而"少阳主胆"只不过是王冰的一个失误。可明显地看出，"少阳主骨"之名义，具有更加深广的内涵包容空间，不仅全面地概括出足少阳胆经与全身骨骼系统的生理和病理的联系，而且也弥补了如下列的《灵枢·经脉》等各篇中，仅只叙及病理病候而未及生理关联的欠缺和不足。因此，"少阳主骨"，这四字是该学说的灵魂和核心。

二、《灵枢·经脉》载："胆足少阳之脉……是主骨所生病者，头痛、颔痛……胸、胁、肋、髀、膝外至胫、绝骨、外踝前及诸节皆痛……为此诸痛，盛则泻之，虚则补之，热则疾之，寒则留之，陷下则灸之，不盛不虚，以经取之。"

此条文确定无误地把足少阳胆经与"诸节皆痛"，以及其对应的针灸治疗原则联系起来。其中突出了足少阳与骨病的病理和治疗的因果关系，只不

[1] 程士德，素问注释汇粹 [M]. 北京：人民卫生出版社，1982：442
[2] 李鼎. 针灸学释难 [M]. 上海：上海中医药出版社，2006：57.
[3] 段逸山.《素问》全元起本研究与辑复 [M]. 上海：上海科学技术出版社，2001：1-35.

过并未阐明这种关联性的本质原因。对于这段经文，历代注家主要有两种不同的理解。

一则是张志聪注："主骨所生病者，为头痛、颔痛，缺盆、腋下、胸、胁、髀、膝外、胫、踝皆痛，乃足少阳经脉所循之部分而为痛也。"[1] 张注只从本经所循行部位疼痛去解释"主骨所生病"，这显得逻辑上不能自洽。因为足少阳经本经循行部位疼痛，并不能概括出"主骨所生病"这样一个具有全身普遍性意义的观点；而且，其他经脉也会出现循行部位上的疼痛，却为什么又不言称其他经"主骨所生病"呢！由于张注只将其注意力局限在骨痛波及的范围上，忽略了经文中一个非常重要的关键词——"诸节皆痛"。这是一个已经抽象化的概念。它强调的是这样的一种病理特征：即全身性的、多部位的骨痛的抽象，并以它来回扣"主骨所生病"。

尽管张氏后来汇集其他注家观点，也道："少阳属肾，故主骨所生病""少阳主骨，故诸节皆痛也"，然其观点驳杂不相连贯，好似只是转录而已。

另一则是杨上善的注，道："足少阳脉主骨，络于诸节，故病诸节痛。"[2] 可以说杨注从"少阳主骨"深入到"络于诸节"，进而到"诸节皆痛"，领会到经文的原意是强调普周性、多部位的骨痛，即"诸节皆痛"，并把它作为少阳相关骨病病理的一个典型特征，所以杨氏较深刻地把握住经文的真实内涵。

三、《灵枢·终始》和《素问·诊要经终论》均载"少阳终者，耳聋，百节皆纵"。

对于此条中"百节皆纵"，诸注家有的从足少阳主"筋"解者，如吴崑"手足少阳经脉皆入耳，故令耳聋。足少阳为甲木，主筋，筋主连属百节，百节皆纵弛而不收引"[3]。但王冰却注云："少阳主骨，故气终则百节纵缓"[4]。汪机也持此说，注云："少阳主骨，故气终则百节皆纵"。王、汪的见解更加符合"少阳主骨"的精神（参见下文）；若从"筋"解，似乎隔靴搔痒，终还得绕回筋与骨的联系上。须知这里"百节皆纵"不能视为筋废而关节松弛，而是骨坏堕而诸关节纵缓失用。

[1] 张志聪. 灵枢集注 [M]. 上海：上海卫生出版社，1957：93.

[2] 杨上善. 黄帝内经太素 [M]. 北京：人民卫生出版社，1965：112.

[3] 吴崑. 黄帝内经素问吴注 [M]. 北京：学苑出版社，2012：81.

[4] 段逸山.《素问》全元起本研究与辑复 [M]. 上海：上海科学技术出版社，2001：1-35.

紧跟"少阳终者，耳聋，百节皆纵"之后，上两篇经文中还有一些极相似但不完全相同的文字。在《素问·诊要经终论》篇是"目寰绝系。绝系一日半死，其死也色先青，白乃死矣"；在《灵枢·终始》篇是"目系绝。目系绝，一日半则死矣。其死也，色青白，乃死。"是否错简或传抄有误，已不可考，但都说明"少阳终者"，除骨的病理情况恶化外，还会出现死证，且其势甚急（一日半），之前必见到目（直视如惊貌）和色（先青而白）改变的征兆。

四、《灵枢·根结》又说："少阳为枢……枢折即骨繇而不安于地，故骨繇者取之少阳。"

马莳注："所谓骨繇者，正以其骨缓而不能收，即骨之动摇者也。"[1]骨繇就是指骨缓不能收，更清楚地说即"骨之动摇"，对应的少阳病理变化是"枢折"。因同篇上文中有"阳明为阖……阖折则气无所止息而痿疾起矣，故痿疾者取之阳明"，后世演变成"治痿独取阳明"之训。所以，此一条化成"治骨繇独取少阳"一点不为过。而且，从这里也可看出，此处"骨繇而不安于地"及上文"百节纵缓"，都不是指筋肉痿弛，而是骨之动摇，惴惴不安稳的绝妙形容。骨不承力，欲断已折的状态，就是现代意义上易于骨折的高风险。上文之王、汪二注及此之马注，扬"骨"义而弃"筋"说，胜场也在于此。

以上第三、四点的两段经文，毫无疑问地支持"少阳主骨"说，补充了少阳病理相关性骨病的另一个特征：骨百节纵缓，摇摇不安于地，即骨稳定性降低，容易发生骨折的高风险。连同《灵枢·经脉》篇"诸节皆痛"的病理特征一起，成为认识和鉴别少阳病理相关性骨病的两大关键。更重要的，从经文关于少阳"终""折"等表述，揭示了少阳病理的阶段性改变及其转归。

五、《素问·厥论》道："少阳厥逆，机关不利，机关不利者，腰不可以行，项不可以顾，发肠痈不可治，惊者死。"

这里，"机关"究为何物？在人体何处？一般都把"机关"认作是泛指全身各个关节，这显然是望文生义，而且与下文特指腰、项病理相互不洽。张景岳先生独具只眼，注："机关者，筋骨要会之所也。胆者筋其应。少阳厥逆则筋不利，故为此机关腰项之病。肠痈发于少阳厥逆者，相火之结毒

---

[1] 马莳. 黄帝内经灵枢注证发微 [M]. 北京：北京科学技术出版社，1998：38.

也，故不可治。若有惊者，其毒连藏，故当死。"[1]

景岳是正确解释此条"机关"部位的第一人，指出"机关腰项"是"筋骨要会之所"，是少阳之气重点经略之地；经文云"机关不利者，腰不可以行，项不可以顾"，强调"机关"就在于腰、项这两个部位，是脊椎之重要的全身应力支点。古人的观察认识，竟完全符合现代骨科学及骨生物力学的观点，实在令人惊叹不已！

在《灵枢·邪客》篇有"八虚皆机关之室"的提法，此八虚即《素问·五藏生成》篇之八溪，即两肘、两腋、两髀及两腘等八个部位，"真气之所过，血络之所游，邪气恶血固不得住留，住留则伤筋络骨节机关，不得屈伸，故病挛。"可见，所谓"机关之室"在位置、生理病理及临床证候等方面，与上述经文的意义有明显不同。

从所引《素问·厥论》经文看，强调了腰、项这两个"机关"，在"少阳厥逆"阶段是绝对不可能幸免于罹患的，而且临床表现会非常严重，似是压缩性骨折一类（颈部不能转动、腰部也不能活动甚至不能行走）；但可想而知，"机关"既是筋骨要会之所，是少阳病理改变所波及的重点部位，则可能在"诸节皆痛"等病理的阶段，就已然出现颈项痛或腰脊痛等临床症状了。换句话说，当少阳病理导致骨强度出现病理变化后，腰和项等"机关"部位当然会率先受累，而等到后期病况加重又最易出现严重的骨折。

突出腰和项等"机关"部位是筋骨要会之所，是少阳之气经略之地，是少阳病理改变而致骨病理改变的重点部位，具有明显的现实的临床意义。现今日益增多的颈椎病、腰椎病，其发病机理完全可从"少阳主骨"给予解释，治疗时也完全可以运用"取之少阳"的治疗原则。（详见后文治疗章）

吴昆对上经文注道："少阳之脉，循胁里，出气街，发肠痈则经气绝，故不可治。惊则毒气入心，故死。"[2]值得关注，此条经文慎重地提出少阳病理相关性骨病的后期并发症——"发肠痈"。景岳认为是"相火结毒"而致，吴崑却认为是少阳"经气绝"，不过两位医经大师一致同意《内经》"不可治"的结论，并明确其为死证。木气已绝，金气乘之，危殆已矣！

至此，经文中已有两处共三条，提到死证，而且死相不一致。这些条文揭示了少阳病理相关性骨病的终局状态，其严重性不言自明。但是，"厥

---

[1] 张介宾. 类经 [M]. 北京：人民卫生出版社，1965：8185.

[2] 吴昆. 黄帝内经素问吴注 [M]. 北京：学苑出版社，2012：118.

逆"和"终"的两种不同情况,又表现出少阳病理相关性骨病的临终的复杂性变局。从所涉猎的经文和注家的意见,归纳起来,这一类少阳病理相关性骨病,大抵的临床表现为:发病隐袭,始发于一两处骨痛,继而全身多处骨节疼痛,再而骨缓纵、骨摇不安于地,在后期或终末期,颈部、胸腰部等重要部位也会出现严重疼痛或骨折,或出现眼部症状及面色变化,或并发肠痈(肠梗阻),但已不可治,突致死亡。可以想象,此类骨病的后期,对于当时中医的诊断鉴别以及紧急救治,应是高度困难的。这可能是"少阳主骨"学说未能流传于后世的另一次要原因。

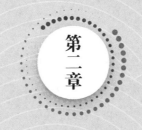

第二章

"少阳主骨"理论的基本内容及意义

在第一章中，已列举《黄帝内经》及历代著名注家有关"少阳主骨"的论述，说明了"少阳主骨"的客观历史存在不是虚妄，也廓清和讨论了该学说的早期面貌。从已获得的文献学证据分析，早期的"少阳主骨"学说已有相当惊人的学术成就和价值。如果与同时期的中医学其他理论学说比较，说是当时学术高峰之一，一点也不夸张。但从现代意义上，其理论的抽象性、逻辑性和系统性等，尚存在一些瑕疵，需要有一番打垢磨光的功夫。特别是一些重要概念和原理的抽象、因果关系及外延范围等，又如与"肾主骨"的关系等，都要给予明确的界说和验证。

这应该不难理解，目前主流中医学理论体系，各种基本观点基本理论经历过两千年历史沿革和演变，才发展成为今天的模样；倘若要想从千年前拿回个东西来直接适用于当代，岂不谬哉！

所以，本章将从理论思维的高度，对"少阳主骨"理论的基本内容，进行较全面的整理和尽可能翔实的阐述；同时，结合当前国际骨生物学最新研究进展和我们的研究成果，对其进行补充、完善和修饰，并对其本身蕴含的合理性根据及原则，甚至包括文化传统、思维模式以及价值观等因素，深刻地加以追问和反思。以下分六节进行讨论。

第一节 ◇◇ 足少阳胆经与人体骨骼系统的生理联系

一、刚气相通

足少阳经脉与人体骨骼之间存在着内在的生理上的联系，这是"少阳主骨"最本质最核心的学术观点和基本原理。但此种联系是如何产生的？首先可能想到的是与足少阳经脉循行有关。我们知道，足少阳胆经从头走足，行人身之侧，分别与头、颔、颈、缺盆、腋下、胸、胁、腰、髀、膝、胫、踝等部的骨骼相联系。但如果仅仅凭借这些直接的经脉循行联系，尚不足以充分说明足少阳为何能够影响到全身的骨骼系统，更不用说又如何当得起那一个"主"字？故只从经脉循行联系去解释是行不通的。

于是，有些医家便从筋与骨的表里关系去理解"少阳主骨"，如全元起注说："少阳者肝之表，肝候筋，筋会于骨，是少阳之气所荣，故言主于骨。"[1] 意思是（肝之表）少阳之气荣润敷和于"筋会于骨"之处，即筋骨交会之处，所以说它是主骨的。全氏之注，确认了筋骨交会之处是少阳之气所荣，但似乎亦只是泛泛说及少阳与骨二者之间有滋润濡养关系。

"主"字的含义，并不只限于滋润、濡养等，不仅仅只是一般意义上的"荣润敷和"。在《黄帝内经》和祖国医学的理论体系中，"主"是指一种特定的联系，是前者主控、主宰后者的含义，如"心主血脉""肺主气"等等。所谓"主控""主宰"，往往是（前者）要因果性决定被受对象（后者）的特性和运动方向。对于这个问题，张景岳提出一个解释，道："胆味苦，苦走骨，故胆主骨所病。又骨为干，其质刚，胆为中正之官，其气亦刚，胆病则失其刚，故病及于骨，凡惊伤胆者，骨必软，即是明证。"[2] 景岳先生之论，从少阳经所属胆腑功能入手，符合中医"脏腑中心"的思维模式，可谓深得《内经》旨趣。

首先，景岳先生论及苦味走泄骨之精气，而胆中胆汁味极苦，其泌出多少对骨及骨病有直接影响，故"胆主骨所病"。接下来，从骨和胆的功能属性切入，"骨为干，其质刚，胆为中正之官，其气亦刚"，胆气与骨质俱刚，即"气刚质亦刚"，二者具有相通性，故可称之为"刚气相通"原理。即是

---

[1] 段逸山.《素问》全元起本研究与辑复 [M]. 上海：上海科学技术出版社，2001：1-35.

[2] 张介宾. 类经 [M]. 北京：人民卫生出版社，1965：420.

说，足少阳经脉禀受了胆的"刚气"，也正是在"刚"的特性上对全身骨骼施加影响和调控。目的是保证骨的强度稳定在合理水平，维持骨骼系统坚硬而轻便、刚强而韧忍的统一，从而使得骨骼既能负重又易于活动。换言之，足少阳经脉的功能，与骨骼质地的强度有内在的因果关系。

景岳先生随即指出："胆病则失其刚，故病及于骨"，说明这个"刚气相通"原理也可从胆病过程反证之；如若大惊恐伤及胆气而骨必软，则是又一旁证。从《内经》所涉及多条经文也不难看出，除了景岳所提的反证外，足少阳病理变化过程也反证了这个原理：当少阳经脉功能失常，可能出现"诸节皆痛"，进而是"骨繇而不安于地"，这些都是因为骨强度出了问题（见下）。

对于这个重要原理，我们还将在后文进行评价。

二、骨强度、骨生物力学特性、骨重建

何谓"骨强度"？

现代骨生物学认为，骨强度（bone strength）实际是骨量和骨质量的整合程度的一种描述。骨骼构成了人体支架，赋予人体的基本形态，并承担着保护、支持和运动的功能。为预防骨折发生，就要求骨骼拥有足够的强度，同时也希望骨骼具备相当的韧性。因此，从生物力学特性看，骨骼的材料特点必然是强硬而轻便，刚直而坚韧；既要坚强能载重，又要轻捷而易活动。

骨组织是由矿化的骨基质和其中填充的细胞所组成。骨内有机基质主要是Ⅰ型胶原和多种非胶原蛋白。矿化物质为羟基磷灰石，存在于胶原纤维之上、其间或沿着胶原纤维方向排列的糖蛋白和蛋白多糖的基质物中。骨基质蛋白（胶原纤维）保证了骨骼的韧性，矿盐物质则促成了骨骼的强度。所以骨的材料特点与组织的矿化程度有关，骨的矿化程度越高，骨矿盐含量越大，骨的刚度越大，即骨骼的承载和抗压能力越高。但是矿化程度又需要在一个合适的范围，矿化不足和矿化过度均会减低骨骼的生物力学特性。当骨骼的矿物质含量超过65%时，骨对抗微损伤的能力就降低[1]。

典型的疾病如骨硬化症和骨软化症/佝偻病。骨硬化症时，尽管骨矿含量明显增加，但是此时的骨骼刚硬而易碎，吸收少许能量就会发生骨折。骨软化症/佝偻病时，骨骼中矿盐含量减少，骨骼的变形能力增强，轻微负

---

[1] 孟迅吾，夏维波. 骨质量 [J]. 国外医学（内分泌学分册），2003，23（2）：73-75.

荷就会出现骨骼弯曲，如佝偻病患者下肢出现弓形改变，呈现膝内翻或膝外翻。

与其他力学材料相类似，骨强度也取决于其材料特性和结构特性，其中材料特性包括矿物质含量（即通常说的骨量）、胶原的特性、矿盐结晶的大小和质量等；而结构特性主要包括骨骼的形状、大体结构和微结构（如皮质骨的厚度、穿孔度、小梁骨的体积、数目、厚度、分离度等）。

然而，骨骼又与其他力学材料有明显不同之处。这就是，在其内部不断地进行着被称为"骨重建"的生理活动。

骨重建（bone remodeling）是成熟的骨组织的一种重要替换机制，是指去除局部的旧骨代之以形成的新骨，是骨骼内部一种动态的、积极的、周期性的生理功能活动。正是因为骨重建的存在，才使得骨骼内部的材料得以维持更新，微结构损伤获得修复，并预防骨组织疲劳损伤的积累，从而保持其生物力学特性的稳定（图 2-1-1）[1]。

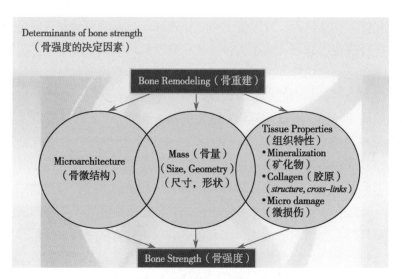

图 2-1-1　骨强度与骨重建的关系
［引自国际骨质疏松基金会（IOF）官网］

从以上讨论可知，少阳经脉与全身骨骼系统的生理关系，依照"刚气相通"的原理，就在于少阳经能够调控骨的强度，从而保持骨的生物力学特性的稳定，包括不断更新骨骼内部的材料，修复骨的微损伤，防止骨组织疲劳

---

[1] 夏维波. 骨重建在维持骨强度中的意义 [J]. 中华医学杂志，2006，86（6）：363-365.

积累等骨重建的一些重要活动。少阳为稚阳,比喻为阳气初升,生机蓬勃;少阳振启初生之阳气,布施相火,荣润敷和于"筋会于骨"之处,所以,少阳经脉主宰调控骨强度这一重要功能,也是和它本身具有生发敷和之气密不可分的。

三、"少阳主骨"的验证及追问

足少阳经脉是否真实地具有调控骨强度的效应呢?虽然前面已经完成了理论推导,但还是需要科学实验的验证。这首先就需要把纯理论转换为模型,再转化成可操作的实验程序(详情请参阅第四章第一节)。我们通过对"少阳主骨"理论模型的透视和解析,形成如下工作假说:根据《内经》"少阳主骨"学说,体表足少阳经穴能够调控骨强度,因而可以治疗骨质疏松,即具有抗骨质疏松的效应。应用电针干预足少阳经穴位,如果对骨质疏松(osteoporosis,OP)大鼠的骨形态和骨代谢功能两个方面都能产生影响的话,假说就得到验证。证明电针足少阳经穴具有抗骨质疏松的作用,进而便可推论"少阳主骨"是指少阳具有调控骨强度的效应。当形态和机理两个方面的多项指标,共同指向对象的改变,说明这种改变真实性的论证强度是非常之高的。

为此,我们以骨质疏松大鼠(雌性去卵巢术后饲养3个月)为动物模型,分电针足少阳经穴组、电针非经穴对照组、模型对照组及空白对照组4组,电针干预后,分别对骨量、骨组织切片以及骨代谢标志物等一系列指标进行对比分析。在3月水平上(造模3个月并干预3个月后),电针足少阳经穴后可使骨质疏松大鼠的BMD体重校正值增加,与非经穴组和模型组有显著差异;组织学切片可见骨微结构明显改善;诸种骨形成标志物升高,同时骨吸收标志物下降至假手术组水平,表明电针刺激体表足少阳经穴对骨质疏松大鼠具有自身调节的治疗效应。即干预3个月的资料,以经典的骨质疏松大鼠模型和经典的骨科学实验研究指标(骨形态的和功能的),验证了电针足少阳经穴对去卵巢大鼠具有抗骨质疏松作用[1]。在6月水平上(停止干预3个月后),实验组的各项既定指标均与模型对照组无明显差异,提示停止电针足少阳经穴3个月后大鼠因去卵巢而诱发的骨质疏松亦重复加重。这一时间

---

[1] 王鸿度,陈庄,张丰正,等. 电针足少阳经穴对去卵巢大鼠抗骨质疏松作用的研究 [J]. 中医杂志,2011,52(4):322-325.

水平的结果表明，实验组先前各项指标的改变，是纯粹因为电针刺激足少阳经穴的缘故。本实验首次验证了电针足少阳经穴对去卵巢 OP 大鼠具有抗骨质疏松作用。为"少阳主骨"学说关于少阳与骨强度相关和足少阳及其经穴可自身调节骨强度而治疗骨质疏松症的论断，提供了科学的实验证据。（参阅第四章第一节）

但是，实验后我们发现一个问题，就是上述实验所选足少阳经穴诸如悬钟、阳陵泉、环跳等，古籍中记载这些穴位其穴性多能治疗骨病筋病，那么，所谓抗骨质疏松效应究竟是来源于足少阳经脉的生理功能呢？抑或只是那些穴位的作用呢？

针对这一疑问，我们又必须证明电针足少阳经穴所产生的效应，是跟少阳经脉的功能密不可分的，即是经脉与穴位同一性的作用。但足少阳功能怎么体现在实验中呢？文献显示，成骨细胞成熟后分泌两种蛋白，骨钙素和 Cbfa1，都是采取"顿泄"方式在午夜排出（即两种蛋白在细胞内合成后并不马上分泌，待到午夜时分骤然排出）[1]；更耐人寻味的是，成骨细胞和破骨细胞来源及功能不同，但各种反映其活动性的骨代谢标志物却存在近似的昼夜节律性变化[2]。其峰值一般出现在夜间或凌晨，谷值出现在下午或中午。因此，成骨细胞与破骨细胞的功能在夜间最为活跃。联系到足少阳经脉经气也是旺于子时的特性，这一巧合似乎不能以偶然性来解释。这说明古人观察足少阳经脉功能的活动性特点，暗合于现代骨生物学的认识。前文中我们已提到骨成长与足少阳经脉的昼夜节律是同步的，也是一个佐证。

因此，我们以足少阳经气旺于子时（夜半 23：00—1：00）为依据，分时辰（子、卯、午、酉）对大鼠进行电针干预，希冀从经脉功能时辰变化的角度，观察电针效应是否也随之发生改变。实验结果显示，电针足少阳经穴各时辰组均可使骨密度（BMD）升高，但胆经子时组与模型对照组差异有统计学意义。切片观察电针足少阳经穴各个时辰组骨微结构破坏都明显好于模型对照组，尤以胆经子时组更为明显：与其余三个时辰组比较，骨小梁排列更为紧密，宽度明显增加而间隙变窄。（参阅第四章第二节）

上述实验回答了电针足少阳经穴的抗骨质疏松效应，不仅仅是所选穴位的穴性决定的，还由足少阳经脉内在功能所决定。"少阳主骨"的效应具有

---

[1] DUCY P. Cbfa1: a molecular switch in osteoblast biology[J]. Dev Dyn, 2000, 219(4): 461-471.

[2] 王鸿度，陈庄，等. 骨转换生化标志物昼夜节律的研究进展 [J]. 中国骨质疏松杂志，2009，15（3）：61-66.

昼夜时间节律性，根本原因在于足少阳经脉的活动性的昼夜节律变化。假如其效应是穴位作用主导，则不同时辰不会出现显著性差异；只有其效应由足少阳经脉主导，才会出现与其经气盛衰同步的变化。它从新的不同角度，印证和支持了前一个实验的结论。

至此，我们用两个独立的实验，分别从足少阳经功能活动的不同侧面，证明了电针刺激足少阳经能够改善 OP 大鼠骨强度，具有抗骨质疏松的效应；也验证了足少阳经脉主调控骨强度，足少阳经脉与骨骼存在生理联系的论点。

科学研究的目的，是不断地逼近客观现象背后的真相。在完成上述验证工作后，势必会再进一步追问，足少阳经脉与骨骼的生理联系以及主调控骨强度的活动，必然有所根据，必定关联到骨的细胞水平的功能，这中间又存在什么样的作用途径和机理呢？因此，这不可避免地将"少阳主骨"的研究工作向纵深推进下去。

自 20 世纪 80 年代中期，国际骨生物界在骨重建研究取得突破性进展。它的主要成果表明[1][2][3]，骨重建是破骨细胞（osteoclast，OC）与成骨细胞（osteoblast，OB）成对的、相偶联（coupling）的细胞活动过程。许多破骨细胞 OC 和成骨细胞 OB 有秩序地在骨表面上呈分散的灶性分布的细胞活动区域里活动。一次典型的骨重建包括起始、活化、骨吸收、骨形成和矿化 5 个期。

如果某种原因导致骨重建失偶联（decoupled），就将演变为多种代谢性骨病共同的病理基础。如癌性溶骨性损害、类风湿关节炎、骨质疏松症等，均是由破骨细胞 OC 功能异常活跃而相对成骨细胞 OB 功能不足所致；而强直性脊柱炎、牛皮癣性关节炎、糖尿病夏科氏关节病等，却是由于它们成骨能力超过了破骨能力。

适当的骨重建水平，以及骨重建中骨吸收和骨形成之间是否保持平衡，对维持骨强度具有重要意义。所以，进一步的研究工作有必要考虑足少阳经脉对骨重建的影响，甚至对骨重建中骨吸收和骨形成偶联平衡的调节作用。

[1] ERIKSEN E F. Cellular mechanisms of bone remodeling[J]. Reviews in Endocrine & Metabolic Disorders, 2010, 11(4): 219.

[2] NAOYULI T. Regulatory mechanism of osteoclastogenesis by RANKL and Wnt signals[J]. Front Biosci, 2011, 16: 21-30.

[3] FENG X, MCDONALD J M. Disorders of Bone Remodeling[J]. Annu Rev Pathol, 2011, 6: 121-145.

对上述问题，我们虽然相当感兴趣，但对骨重建以及骨吸收和骨形成偶联平衡功能展开研究，切入点又在哪里呢？

第二节 ◇◇ "少阳为枢"对骨重建的生理意义

一、"枢"在骨重建中

《黄帝内经》中至少两篇论著提及"少阳为枢"。《素问·阴阳离合论》载："太阳为开，阳明为阖，少阳为枢"；而《灵枢·根结》道："少阳为枢……枢折，即骨繇而不安于地，故骨繇者，取之少阳"。通常解释为少阳乃阴阳刚柔进退的枢机，调和阴阳的要冲。这是一个非常重要的观点，在中医学术传承的历史中多有建树和发挥，甚至有人认为医圣张仲景伤寒六经中"少阳证"也肇基于此。这里不做赘述。

在"少阳主骨"理论学说中，也涉及"少阳为枢"，如上述《灵枢·根结》篇讲得非常清楚。"枢"的字义，《说文解字》曰："枢，户枢也"，是一实物；而《辞海》解释为："事物运动的关键"[1]，是一虚象。现代中医学研究中，对"少阳为枢"的理解愈来愈由虚向实物化，有值得商榷之处。"枢"字有虚象有实象，切不能崇实而废虚。孙氏考证"枢"小篆等多种字体后，认为其造字本意"是指维持太阳或阳气的规律性运动……（引申）是维持事物做规律性运动的关键"[2]。因此，从"枢"造字本义和引申义可知，其一，所观察的客体须是做有节奏、有周期、有规律的运动的事物；其二，枢，是维持其运动的节奏性、周期性、规律性的关键因素。

我们看到《灵枢·根结》"少阳为枢……枢折，即骨繇而不安于地，故骨繇者，取之少阳"一条，将"枢折"与"骨繇而不安于地"视为因与果的关系，强调"枢"是直接关系到骨的功能活动及病理的。这提示"少阳为枢"，这个"枢"存在于骨的生理活动中，并且是骨的节奏性、周期性、规律性的生理活动之所以能够维持的关键因素。由前文讨论可知，骨的主动的、积极的、有节奏有周期性的生理活动，即是"骨重建"。所以，"枢"在骨重建中。

骨重建是成年骨骼为维持其完整构造和正常功能，终生不断地进行着破

[1] 辞海编辑委员会. 辞海 [M]. 上海：上海辞书出版社，1979：2915.

[2] 孙秀娟，周春祥. "少阳为枢"内涵探讨 [J]. 南京中医药大学学报，2008，24（3）：153-155.

解旧骨、充填新骨的活动。它以位点特异（site-specific）的形式，在时间、空间、数量关系上，非常精确地偶联破骨细胞 OC 的骨吸收和成骨细胞 OB 的骨形成。活体生命的每时每刻都有几百万个这样的位点在工作。这精致如交响乐般的偶联过程，目前已知是由多种局部和全身性因子经旁分泌或自分泌对其进行严格的调控，维护其动态的净平衡。难道这种偶联的功能就是那个关键维持因素，就是 "枢" 吗？

从中医理论解析，骨重建表现出自身相互矛盾、相互依存的两种势力不间断地运动变化，破骨细胞的功能启动骨重建，且富破坏性代表阳，而成骨细胞成物载物就为阴。阳无阴则不生，阴无阳则不化。如果 "阳强不能密，精气乃绝"，则结果出现髓减骨空，进而 "骨繇不安于地"。此处，还真有阴阳刚柔进退之枢的意思。

不过，我们还是从实验来分析，下结论需要让数据来说话和印证。

前面讲到的实验，分析出令人诧异的结果，骨代谢生化标志物的多个指标出现异动：电针足少阳后大鼠成骨标志物上升而破骨标志物下降，提示电针足少阳经穴能够同步地针对性调节骨重建的两个相反相成的过程，既抑制骨吸收同时又加强骨形成。这与既往文献报告的药物治疗的结果相矛盾。以往药物（如雌激素、二磷酸盐类）治疗 OP 大鼠，破骨指标下降而成骨指标也轻微下降 [1]。

正当我们百思不得其解时，又发现另一个有趣现象：其他组动物在切除卵巢造模后体重均明显增加，而电针足少阳组却在造模后体重先明显增加，干预后却减少，甚至降到假手术组的水平。据以往采用雌激素治疗的文献，动物体重都应该是增加的 [2][3]。这又是一个与药物干预结果相悖的地方。（参阅第四章第三节）

我们小心谨慎地重复这个实验，获得结果却是一致的：电针足少阳经穴后，OP 大鼠成骨标志物上升而破骨标志物下降；在骨密度 BMD 增加的同时体重出现减轻，从 415.340 ± 25.55（g）降至 389.180 ± 33.35（g）。同期还检测了瘦素（LP）和雌激素（E_2）两个指标，LP 在电针干预前后变化无显著

[1] ODVINA C V, ZERWEKH J E, RAO D S, et al. Severely suppressed bone turnover: a potential complication of alendronate therapy[J]. J Clin Endocrinol Metab, 2005(3), 90: 1294-1301.

[2] 彭维杰，李岱，罗丹，等. 雌激素治疗去卵巢大鼠骨丢失的不同部位效应观察 [J]. 中国骨质疏松杂志，2007，13（2）：108-111.

[3] 周铁琳，赵敏，杨杏芳，等. 雌激素对去卵巢大鼠生长发育及骨代谢影响 [J]. 中国公共卫生，2008，2（24）：244-245.

性，但 E_2 的增加却有显著意义。电针经穴组大鼠 E_2 的增加可能与大鼠的体重减轻有关。

这两个不同寻常的现象说明，电针足少阳经穴的作用机制可能有异于药物疗法（如雌激素、二磷酸盐类）的机理。它并非像药物治疗一样明显抑制 OP 大鼠骨转换率，而是对骨重建的成骨和破骨两方面进行平衡（和解）调整。换言之，电针足少阳可能触发骨重建中的关键枢机，进而平衡成骨和破骨的活动。联系《内经》"少阳为枢"观点，即提示这个关键因素的"枢"，很可能在骨重建中成骨与破骨偶联功能上。因此，我们认为电针足少阳经穴抗骨质疏松的机制，主要在于能够"和调"大鼠骨重建的破骨和成骨偶联平衡。

二、枢即"和调"

从中医观点看，骨重建就是一个自稳定的阴阳系统。这种系统具有"阴阳自和"（张仲景《伤寒论》第 58 条）的特性，"和调"或者"和解"是极宝贵的顺应系统阴阳自和趋势的思想。清·柯琴注释上条时，道："欲其阴阳自和，必先调其阴阳之所自"。这段话有两个"自"字，饶有旨趣。"自和"之"自"，它用来修饰"和"，申言这是一种自身驱动"和"的能力，一种策应并维持平衡的功能和特性，亦即是那个"枢"；"之所自"中"所自"，即"枢"（那种自身驱动和策应"和"的能力）之所在或所由。

就骨系统而言，"少阳为枢"，"枢"是维持骨重建周而复始的生理活动的那个关键因素，它在生理上必须具有"和调"成骨、破骨过程的能力（自和），而这能力之所在或所由，是由少阳"和调"的功能活动所控。换言之，少阳"和调"功能活动，主控着维持骨重建周而复始的生理活动的那个"枢"、那个"自"，进而促使其达成"自和"的动平衡状态。推而广之，人身但凡具有"阴阳自和"特性的系统，其间或都可见少阳的功能活动，都存在着"枢"，都有"自"和的力量。

进一步，骨重建是一个"阴阳自和"的稳定系统，其枢就是其"自"，就是那个维持其规律性节奏和周期的关键因素。一旦平衡被破坏，按柯氏所言先调其"所自"，就当顺应之而"取之少阳"，因为"少阳为枢"。《素问·生气通天论》亦指出："凡阴阳之要……因而和之，是谓圣度"。"因"就是因循那个"自"，亦即"因"其"枢"；"和"就是兼顾阴阳双方，促其"自和"，以不损害任何一方为度。

简单归纳一下，"少阳为枢"这个原理揭示的是，在骨生理活动中，维持骨重建有周期、有节奏、有规律地运动的关键因素，即"枢"，是由少阳功能所调控；"枢"的作用部位在骨重建中破骨细胞和成骨细胞的偶联平衡上，它的功能特性是"和调"。一旦少阳功能发生病理性变化，必然导致骨重建水平的失衡，而产生出骨病理的后果。对于这类骨病，治疗原则和方法，依然是"取之少阳"，促其"自和"，恢复其原来的平衡。这样的理论思维，着实是高明！

众所周知，针灸具有明显双向调节的效应，很多穴位特异性作用也有双向性。电针足少阳经穴能够和调骨重建过程是可以理解的。而进一步推测，"和解少阳"的经典中医方剂也应该和针灸一样，都可能具有促使骨重建中阴阳双方的成骨细胞 OC 及破骨细胞 OB 功能"自和"的作用，一定程度上可恢复正常的骨重建过程。如果能够证明诸如小柴胡汤等"和解少阳"的千古名方，与电针足少阳经穴一样有相同或相近的抗骨质疏松效应，那么"枢"在骨重建中、"枢"即"和调"的观点就可成立了，而《内经》"取之少阳"的治疗学意义也就彰显无遗了。

因此，我们选用经典的"小柴胡汤"和针刺足少阳经穴两种干预方法，重新对 OP 大鼠模型进行实验，从骨组织形态学及骨密度的改变，以验证我们的推测。实验结果表明，小柴胡汤与电针足少阳组均能升高骨量；骨组织 HE 染色见电针胆经组、小柴胡汤组骨微结构较模型组明显改善（参阅第五章）。根据这个结果，我们提出：基于"少阳主骨"的"和解少阳"以治疗骨质疏松症的新策略。

"和解少阳"可能是治疗骨质疏松的一种新策略。它把治疗的着重点转移到"和解"上；作用目标是少阳，因为少阳是阴阳刚柔进退的枢机和要冲，也因为"少阳主骨"学说已阐明少阳与骨强度生理病理的关系，并发现足少阳可以治疗 OP 相关病症。新策略体现出中医基本理论中特殊"和解"方法的特色和优势。

上述几个基础实验共同提示，"和解少阳"，能够促使 OC 及 OB 功能"自和"，一定程度上恢复正常的骨重建过程。但是，OC 及 OB 功能"自和"的分子机理又是怎样的？在骨重建内在特性上究竟又发生哪些有意义的变化呢？

这里需要求助于一些新的文献。

20 世纪 90 年代中后期，骨代谢调节的研究取得瞩目的新成果。相继发现的一些通路及信号，最为关键的是 OPG/RANKL/RANK 信号通路和 Wnt/β- 连环蛋白（catenin）信号通路，得到公认的如下两个主控的信号因子，在调节骨重塑偶联和骨量方面扮演重要角色[1][2]。

（1）核因子 κB 受体活化因子配体（RANKL）：RANKL 被称为"偶联因子"，表达于 OB，却又是 OC 生成的主控者；它的产量受到 Wnt 信号通路调节，Dickkopf-1（DKK1）是 Wnt 信号拮抗剂，可阻滞 OB 的增殖和分化而影响 RANKL 表达（图 2-2-1）[3]。骨硬化蛋白（sclerostin, SO）也能抑制Wnt 经典信号通路，上调 RANKL 下调 OPG，从而增加 OC 生成[4]。

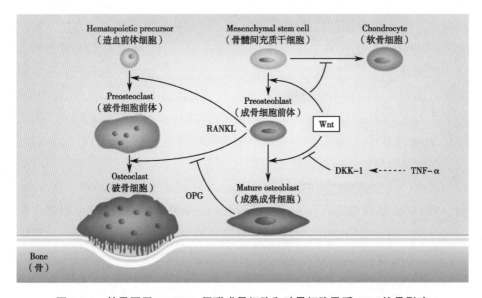

图 2-2-1 转录因子 RANKL 偶联成骨细胞和破骨细胞及受 Wnt 信号影响

注：表达在前成骨细胞表面的 RANKL，与破骨细胞前体细胞表面的 RANK 受体结合，造成 OB 和 OC 亲密接触、相互偶联，诱导 OC 分化，活化 OC 功能。同时，OB 中Wnt 信号的激活，上调 OPG，与 RANKL 结合，阻断 RANKL 结合于 RANK，抑制 OC 生成，终止骨吸收。DKK1 结合于成骨细胞 Wnt 受体复合物，阻断 Wnt 信号，阻滞 OB 的增殖和分化。

［转引自 GOLDRING S R, GOLDRING M B. Eating bone or adding it: the Wnt pathway decides[J]. Nature Medicine, 2007, 13(2): 133-134.］

---

[1] WINSLOE M M, PAN M, STARBUCK M, et al. Calcineurin/NFAT signaling in osteoblasts regulates bone mass[J]. Dev Cell, 2006, 10(6): 771-782.

[2] TAKAHASHI N, MAEDA K, ISHIHARA A, et al. Regulatory mechanism of osteoclastogenesis by RANKL and Wnt signals[J]. Front Biosci, 2011, 16(1): 21-30.

[3] YACCOBY S, LING W, ZHAN F, et al. Antibody-based inhibition of DKK1 suppresses tumor-induced bone resorption and multiple myeloma growth in vivo[J]. Blood, 2007, 109(5): 2106-2111.

[4] LOEIK CW, van BRL. Wnt signaling is involved in the inhibitory action of sclerostin on BMP-stimulated bone formation[J]. J Musculoskelet Neuronal Interact. 2006. 6(4): 357.

（2）激活 T 细胞核因子 1（NFATc1）：NFATc1 是 OC 形成中的主调节因子，是 RANKL 诱导的多条信号通路的汇聚点，能促进 OC 特异性基因表达，如组织蛋白酶 K 以及 EfnB2（编码 ephrinB2）等。如图 2-2-2 所示，ephrinB2 是 NFATc1 的靶基因，是 OC 的跨膜配体，它和表达在 OB 上它的受体 EphB4 结合产生双向信号，又将 OC 和 OB 亲密接触、相互偶联[1]，从而协调骨形成和骨吸收。NFATc1 还可加强 Wnt 信号，增强 OB 的骨形成；在活体过表达，它增加骨量同时也增加 OC 活动，但 OC 发生加强不是通过 OB 表达的 RANKL 和 OPG 变化所驱动的[2]。NFATc1 拮抗剂 FK506 在活体引起骨量减少，因 FK506 抑制骨形成更为有力[3]。

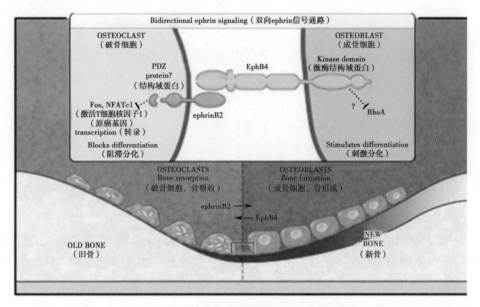

图 2-2-2 转录因子 NFATc1 经目标基因 EfnB2 偶联 OC 和 OB

1.（内插图）OC 表达 NFATc1 的目标基因 EfnB2（编码 ephrinB2），而 OB 表达其受体 EphB4，结合时产生 ephrin-Eph 双向信号。前向信号从 OC 通过 EphB4 进入 OB 驱动成骨过程，后向信号通过 ephrinB2 进入 OC 前体细胞抑制 c-Fos-NFATc1 级联反应，进而终止破骨过程；2.（外图）OC 在破骨点进行骨吸收结束时，一队 OB 被偶联到该位置开始重建。

［转引自 MUNDY G R, ELETERIOU F. Boning up on ephrinsignaling[J]. Cell, 2006, 126(3): 441-443.］

[1] MUNDY G R, ELEFTERIOU F. Boning up on ephrinsignaling[J]. Cell, 2006, 126(3): 441-443.

[2] STERN P H. The calcineurin-NFAT pathway and bone: intriguing new findings[J]. Molecular Interventions, 2006, 6(4): 193-196.

[3] KOGA T, MATSUI Y, ASAGIRI M, et al. NFAT and Osterix cooperatively regulate bone formation[J]. Nature Medicine, 2005, 11(8): 880-885.

综上，转录因子 RANKL、NFATc1 是骨重建过程的主控信号蛋白，是 OB 和 OC 相偶联的关键因子。

现在问题转化为：电针足少阳经穴后，是否可能影响到骨重建偶联的关键调控因子，从而促使骨重建过程的内在相反相成的两种力量趋于"自和"？

接下来，我们立即针对可能影响大鼠骨重建的多种因子进行了初步筛查，以明了电针足少阳经穴后这些骨重建因子的变化。包括全身性因子（如雌激素 E_2、瘦素）；局部细胞因子〔如 RANKL、OPG、核结合因子 a1（Cbfa1）〕等。结果显示：电针足少阳经穴后，大鼠骨组织 RANKL mRNA 表达降低，同时 OPG 表达亦降低，但 OPG/RANKL 的比值却明显大于非经穴组和模型对照组。这提示电针胆经穴组骨形成较骨分解的活动更为活跃，而非经穴组和模型对照组正相反。OB 的特异性转录因子 Cbfa1 表达升高，也说明 OB 分化、增殖及功能活化加强（参阅第四章第三节）。

本轮实验再次以不同指标，在 RNA 水平上，肯定了我们前期工作的发现，即电针足少阳经穴能够抑制骨吸收并刺激骨形成。强烈提示电针足少阳经穴对大鼠骨重建偶联具有"和调"效应。但实验中 OB 的特异性转录因子 Cbfa1 表达升高，OB 功能加强而 RANKL 表达并未升高反而下调，则提示可能有更为复杂的调节机制，如 NFATc1 信号参与。Monte M. Winslow 研究表明，NFATc1 诱导 OB 关键转录基因如 Cbfa1、Osterix 等表达，促进成骨活动而不增加 OB 的 RANKL 和 OPG 表达[1]。因此，需要对"和解"影响骨重建的分子机制进行更深入探索，这也是"少阳主骨"和"少阳为枢"的研究中亟待明了的一个关键科学问题。

三、和调骨重建的分子机制

我们前期工作已发现电针足少阳经穴可平衡大鼠骨分解和合成活动，又发现电针引起大鼠骨重塑的转录基因（RANKL、NFATc1、OPG、Cbfa1）改变的线索，但也提示可能涉及更为复杂的调节机制，特别是相关的两条转导信号通路上信号蛋白的交互作用。

---

[1] WINSLOW M M, PAN M, STARBUCK M, et al. Calcineurin/NFAT signaling in osteoblasts regulates bone mass[J]. Dev Cell, 2006, 10(6): 771-782.

由于 RANKL 和 NFATc1 是关键的偶联因子；RANKL、OPG 在 OB 表达的产量受到 Wnt 信号的调节；NFAc1 信号促进成骨活动而不增加 RANKL 和 OPG 表达；它被阻滞时活体表现为 OB 受抑制为主的骨量减少。因此，我们从主控调节骨重建关键的偶联因子 RANKL、NFATc1 切入，从它们与其上、下游信号的关系着手，研究电针足少阳经穴对大鼠骨重建偶联过程的和调机制。

骨分解和骨形成过程偶联，是一个不能在培养皿中适当地复制的原位（in situ）现象，而且针刺效应研究的特殊性也苛刻限制着细胞技术的使用。所以，我们把工作重点放到活体动物模型和相关转导信号上、下游关系及信号阻滞剂的使用上。2012 年我们在国家自然科学基金资助下，展开 "《内经》足少阳与骨相关：电针足少阳经穴对大鼠骨重塑偶联的和调机制" 研究工作。

此课题实验分为两个部分，这里为了节省篇幅，一并叙述（详情请参阅第四章第四节）。分别以去卵巢 OP 大鼠模型、去卵巢大鼠 + 抗 DKK1 抗体（Wnt 信号加强剂）处理模型，以及 FK506（NFATc1 信号阻滞剂）处理四周龄雄性大鼠模型为研究对象，使用 RQT-PCR、ELISA 及骨密度、骨形态学等方法，选择分子水平、整体功能水平及形态学的综合指标体系，探索电针对相关信号分子、转导信号通路及上、下游关系的影响。

实验结果从骨形态学研究和基因测定表明：电针足少阳经穴似通过调节 NFATc1 表达量进而平衡成骨和破骨活动；但当抗 DDK1 抗体激动 Wnt 通路时，由于上调 OPG 和下调 RANKL 导致 NFATc1 表达随之减少，进而影响到成骨活动；电针又可抑制抗 DDK1 抗体的效应而加强骨形成。如果 NFATc1 信号被阻断，则高表达，而致 RANKL 过表达，则雄性大鼠出现明显骨质疏松；预电针和电针都不能翻转 FK506 对 NFATc1 信号的阻滞，但似能阻止 Cbfa1 高表达而下调 RANKL。实验中，Sost 的变化与电针、信号激动剂和信号阻滞剂使用无关系。本实验揭示：电针足少阳经穴对大鼠骨重建偶联的和调机制，是调节关键偶联因子 NFATc1 表达量，并在 RANKL、Cbfa1 等分子协助下，通过其上、下游（反馈）信号，以再建破骨和成骨活动正常的偶联平衡。

关于足少阳对骨重建偶联的和调机制，我们只是做了原创性的，但非常初步的探索。我们翘首以盼，希企今后会出现更多、更激动人心的研究成果。这不仅将拓展足少阳经及其经穴特性和用途的新知识，而且对丰富中医基础理论、提高骨生理病理认识等都具有重要价值。

骨重建过程涉及 OB 和 OC 紧密偶联，换言之，骨骼系统是由相反相成的两种过程力量不断消长平衡的自稳定系统。和调骨重建偶联，防止药物过度抑制 OC 而致脆骨症，或者过度合成引起功能衰弱的骨生成，这一"协同"的观念已成为国际上治疗各种代谢性骨病的共识。中医的思路，处理骨重建偶联的偏盛偏衰，最好莫过于"和解"而达其"阴阳自和"；又"少阳为枢"，即最佳莫过于"和调少阳"。因此，从分子水平上，揭示足少阳经穴对骨重建偶联的和调机制，对骨质疏松、糖尿病足及癌瘤溶骨损害等多种骨重塑失偶联的疾病，将提供新型协同防治方法。

第三节 ◇◇ 少阳病理主导相关骨病病理及临床表现

少阳病理主导相关骨病病理和临床表现，这在前贤们的研究中提到最多，也误会最多的一个原理。既往研究多是从一两条经文的内容立意，浅尝辄止地推断出少阳与某一筋骨疼痛的关系。殊不知表面上看似正确，但实际上远未达《黄帝内经》的深度和高度，也远非见道之论也。其严重后果是导致鉴别不清，甚至推绎不出所谓"少阳病理相关性骨病"，以致在临床上混淆而误用"取之少阳"的治疗。如果能将"少阳主骨"所涉及的六条经文联系在一起，排列起来，认真地加以探颐索隐、钩深致远，我们将发现令人咋舌的福地洞天、庙堂楼宇。

一、少阳与骨病理相关

前列《内经》关于"少阳主骨"的六条经文，有五条明确提示少阳与骨病理相关。其实，有一条足矣，有两条就可互证而下定论。那么，《内经》著者为何不惜笔墨地写出五条经文？古人写经不至于会粗心大意到这般地步！

当我们逐条细细品味又综合起来看时，就会领悟出，每条经文确实都在说少阳病理与骨病理相关这个总问题；但又分别在强调不同的病理阶段上少阳病理主导了骨病理，其关联也是密切且紧要的。因此，它们分别论述的是同一主题的不同阶段性问题。

例如，《灵枢·终始》和《素问·诊要经终论》"少阳终者"讲少阳病理

"终"的一个阶段,对应"百节皆纵"是骨病理。《灵枢·根结》"枢折"说少阳病理另一个阶段,"骨繇而不安于地"则对应以骨病理。而更重要的,这些阶段性问题居然是连贯的,形成了一条主线索或主链条,即从少阳病理由轻渐重的过程,对应着骨病理从浅入深至笃的过程。这不仅让少阳与骨病理相关性原理不证自立,而且逻辑地表达了少阳病理影响骨病病理的阶段性规定及其转归。

《内经》多条经文循着少阳病理影响骨的病理的主线索或主链条,论述少阳病理变化主导影响对应骨的病理过程,如下:

(胆足少阳之脉)主骨所生病——骨痛、诸节皆痛——(《灵枢·经脉》)

(少阳)枢折——骨繇而不安于地——(《灵枢·根结》)

少阳厥逆——机关不利,腰不可以行,项不可以顾,发肠痈,不可治,惊者死——(《素问·厥论》)

少阳终——百节皆纵、死亡(一日半)——(《灵枢·终始》和《素问·诊要经终论》)

以上,从纵向可看出,少阳病理发展导致骨病理的变化,有其内在逻辑规定性,并呈现出阶段性逐步加重或恶化上升态势。而每个阶段的骨病病理本质都在发生质变,这种完全正相关的发展趋向,说明是由少阳的病理变化主导而不是相反。其转归大约是骨痛,诸节皆痛,骨折风险,骨折,至颈、腰等重要部位骨折,出现肠痈等并发症以至于死亡,完全符合临床病理机转的演进顺序。

所以,当只从一两条经文分析,就只能看到某些骨病的症状,完全未窥得"少阳主骨"病理学的个中三昧,因而归纳概括不出少阳病理相关性骨病的临床表现特点和病理机转。例如对于"骨繇"之症,近代许多临床医家就有颇多争议,有从膝骨关节炎、股骨颈骨折等方面来认识的,甚至有认为是中风病的,而且各有理据,不一而足。临床出现"骨动摇"之症状的疾病甚多,仅依"骨繇"的特点,就可能误选中。限于篇幅,这里不置评述。

但如果从"少阳主骨"病理学的高度上,把"骨繇"放在少阳病理相关性骨病理考察,那它就表征着这样一个病理阶段,即骨强度重度下降而导致的骨折高风险:"骨之动摇,惴惴不安稳;骨不承力,欲断已折"。这个病理阶段不独立,在其前必出现"诸节皆痛"的病理阶段,在其后又必承接骨病严重骨折("颈腰部")、发肠痈等,甚至病亡的结果。

二、临床表现及转归、预后

足少阳功能失于调控，则足少阳发生病理变化（主骨所生病、枢折、少阳厥逆、少阳终），导致对应骨病的病理过程（骨痛、诸节皆痛、百节皆纵、机关不利、骨繇而不安于地、死亡），同时也主导骨病的临床表现、转归及预后。

出现最早和最常见的临床表现，就是多部位骨痛，诸节皆痛，可以是一个部位，也可以是而且最终是多个骨节；可以是间歇性，也可以是持续性的，甚至夜间发作。《素问·脉要精微论》载："不能久立，行则振掉，骨将惫矣。""骨将惫"是少阳调控骨强度的功能出现问题，所以除了常见的骨痛外，还可以见到不能久立、久行，逐渐出现行走则摇晃不稳，甚至容易摔倒等，并出现活动能力下降等一系列临床表现。如果发展下去，少阳病理变化出现"枢折"，则进而临床出现"骨繇（摇）而不安于地"，意味着骨强度和力学稳定性严重下降，骨折的风险大大上升，或在某些负重部位已经发生骨折。而少阳"终""厥逆"之时，病已不可为了，出现"百节皆纵"，机关不利，腰不可以行，项不可以顾，发肠痈，不可治。

《素问·厥论》提到"机关"部位，景岳先生注"机关者，筋骨要会之所也……故为此机关腰项之病"。腰、项是脊椎之重要部位，是全身应力支点，所以用"机关"一词，突出它们是"少阳主骨"重点经营之部位。在经文看，这两个"机关"的所在，在"少阳厥逆"阶段是绝对不可能幸免罹难的，而且非常严重，是压缩性骨折一类（颈部不能转动，腰部也不能活动甚至不能行走）；但机关是筋骨要会之所，是少阳病理改变所波及的重点部位，可能在"诸节皆痛"阶段，就已然出现临床症状了。

以上临床表现，是伴随少阳病理和骨病病理发展而显现，但病程上并不均衡，一般多是前期缓而症状较轻，后（终）期迅疾而症状危殆。如《灵枢·经脉》篇一整篇都讲骨痛、诸节皆痛这样一个问题，表明此期病势较轻，病程较长；《灵枢·根结》篇也较为从容地讲枢折、骨繇而不安于地，也是缓慢发展的过程。值得注意，也只有在这两篇中，先贤才讲到如何去对治，说明这类少阳病理相关性骨病，只有在这两个阶段才有治疗价值。（参后文讨论）

后面三篇中（《素问·厥论》《灵枢·终始》和《素问·诊要经终论》），骤然病势笃重，或出现并发症或迅疾而亡，不可治。可体会出此类骨病发病隐袭而开始过程缓慢、症状轻，但终等到了"少阳终""少阳厥逆"时，已是危殆万分了。

不同于肾所引起骨病的病理和临床表现庞杂而光怪陆离，与少阳相关的这一特殊的全身性骨病类型，则相对表现较专一单纯。因它是由于少阳经脉功能失调而引发，所以《内经》才用"少阳主骨"来概括。说它们专一单纯，是指概括起来，它们多具有两个显著临床特征：即"诸节皆痛"（全身多部位骨痛）和"骨摇不安于地"（骨强度和力学稳定性下降，易骨折的风险）。由于都是骨强度出现问题，所以它的转归是骨的力学稳定性下降而出现机关不利，百节皆纵，腰不可以行，项不可以顾；后期可出现并发症，包括肠梗阻、眼系病变等等。其预后较差，常致患者死亡。

第四节 ≪≫ 自身调治和取之少阳

一、自身调治

《灵枢·经脉》载："胆足少阳之脉……是主骨所生病者……为此诸病，盛则泻之，虚则补之，热则疾之，寒则留之，陷下则灸之，不盛不虚，以经取之。"这里说的是利用针灸方法在足少阳经上治疗这类少阳病理相关的骨病骨痛。无疑这是一个非常重要的、有临床指导意义的观点。充分说明当时医学家们已发现并成熟地应用体表足少阳经及其腧穴，来治疗此类少阳病理相关性骨病。它的关键意义在于，此类骨病是由"少阳主骨"的生理功能失调引起骨强度发生病理性改变所致，也就是说足少阳经及其腧穴可以自身调节骨强度出现的病理状态。这可能是"少阳主骨"学说中最重要的论断之一。

对于中医和针灸医学而言，能够在人体自身的体表经脉循行线上，找到对内在骨骼之骨强度具有有效调治作用的穴位部位，并通过这些穴位的针灸刺激，反过来调节少阳经的功能，改善其病理状况，进而扭转骨的病理，治疗这类少阳相关性骨病。真可谓是惊世骇俗，令人不禁掩卷长叹：原来体表经穴与骨骼系统间竟存在如此这般的玄奥！

在世界医学的治疗学中，除了外科手术方法，其他常见的治疗途径就是口服、肌内注射和静脉注射。这后三种治疗，都需要将外界的物质（药物）带入人体内。但针灸医学却另辟蹊径，独树一帜，只利用体表的穴位就能治疗各种病症。"少阳主骨"的选取少阳经穴治疗骨病的思想和实践，就是针灸医学特色的体现。但同时"少阳主骨"的一个重大的提示和理论创见，就是人体少阳经穴可以自身调节骨强度的病理变化。只可惜因为历史的原因，如此重要的理论创举和学术观点在后世并没有给骨病治疗带来什么革命性的变化。不过，它的确给我们的研究带来灵感和方便。正是基于它的存在，我们开展的研究工作才找到落脚的基石，有了方法学的启迪和借鉴。通过一系列的验证工作，我们证明了这个"自身调治"论断是真实的、正确的。又从这个论断开始，我们才一步又一步地验证了"少阳主骨"的学说。

在足少阳经之上，确实聚集了数量可观的、对骨病骨痛疗效颇佳的穴位，如环跳、风市、阳陵泉、悬钟、膝阳关等。这个事实即便对专门从事针灸的医生，也常常困惑不解。其实这正说明古人运用"少阳主骨"的治疗原则，利用"少阳可自身调节骨强度以治疗骨病骨痛"的重要发现，为我们筛选出如此多的足少阳经上的要穴，是一份相当宝贵的遗产。虽然"少阳主骨"湮没已久，但这些穴位的独特功用却仍然世代相传地保留承接下来。只是后代针灸者，大多在治疗骨病骨痛时，不知到底为何用它，懵懵懂懂地按照约定俗成而选取了这些穴位。这也是千年的一个奇观！不能说后辈针灸家选用环跳、风市、阳陵泉、悬钟等治疗骨病骨痛，都是不明就里而剑走偏锋；但如果能重新站在"少阳主骨"的高度，势必其辨病辨证的自觉性和临床疗效都将会有所提升。

二、取之少阳

《灵枢·根结》又道："少阳为枢……故骨繇者取之少阳。"此处强调"取之少阳"，又较上文"自身调治"的含义更广，是一个明显的拓展和进步。它说明不仅自身体表少阳经穴具有治疗这类骨病的效应，而且可能其他调节少阳的方法，都具有同等的调节骨强度的效应，因而也能够治疗少阳病理相关的一类骨病。

为了证实"取之少阳"是否覆盖包括了"和解少阳"中药方剂等治疗，我们曾选用经典的小柴胡汤和针刺足少阳经穴两种干预方法，对骨质疏松大鼠模型进行实验，从骨组织形态学及骨密度的改变，证明小柴胡汤与电针足少阳组均能升高骨量；骨组织 HE 染色见电针胆经组、小柴胡汤组骨微结构较模型组明显改善。同时，在细胞计数上小柴胡汤与电针足少阳经穴组均能提高骨组织中成骨细胞数，降低破骨细胞数，与模型组对照组有非常显著统计学差异。

因此，经实验证明，"和解少阳"的经典方剂小柴胡汤与电针足少阳一样，都具有抗骨质疏松的作用，并且同时提示："和解少阳"可能是临床治疗骨质疏松等骨病的一种新策略。如前所述，由于骨生理活动，即骨重建，是一个"阴阳自和"的稳定系统，其枢就是那个"自"。如清·柯琴所言："欲其阴阳自和，必先调其阴阳之所自。"所以，一旦平衡被破坏，就应当"取之少阳"，调其所"自"。这个"和"的处置对策，是治疗骨质疏松类骨病的创新。

"和调少阳"，可促进骨重建之阴阳自和的观点，对临床的指导意义巨大。它体现出中医基本理论及其特殊"和解"方法的特色和优势。在本书第四、五章中，将重点介绍"取之少阳"用于膝骨性骨关节炎、骨质疏松、骨折愈合等多种临床骨病的基础实验和临床研究，包括使用电针足少阳、小柴胡汤、少阳主骨方等等方法。

《内经》经文的确重复地说明"取之少阳"的治疗原则和方法，特别是足少阳的针灸治疗，但是，上面所提及"取之少阳"的治则治法，只是针对所谓少阳病理相关性骨病，而并不是普遍适用于所有的骨病。这是需要区别和谨记的。

现在，再一次生出转捩，《内经》它更突出强调：即使是此类少阳病理相关性骨病，在不同的发展阶段，"取之少阳"也是有条件限制的。"取之少阳"的治疗，对少阳病理相关性骨病有最佳时机的抉择的窗口期。这就是"少阳主骨"治疗学观点的另一个重要看点。

从《黄帝内经》原文看，《灵枢·经脉》篇及《灵枢·根结》篇提到的两个病理阶段："骨痛、诸节皆痛"和"枢折、骨繇而不安于地"，是"取之少阳"治疗取得疗效的关键时期。因为《黄帝内经》只在这两篇中的这两个阶段，才讲到可以采用"取之少阳"来对治，说明只此时机才有治疗的价值。它如《素问·厥论》《灵枢·终始》和《素问·诊要经终论》等，皆骤然病势笃重，或出现并发症或迅疾而亡，不可治。可体会出此类骨病发病隐袭而开始过程进展缓慢，症状时轻时重，真正等到了"少阳终""少阳厥逆"时，已是变证蜂起，危殆万分了。

综上，《黄帝内经》的"少阳主骨"理论，非常准确地提出少阳病理相关性骨病的治则治法，这即是该理论的逻辑终点。因为一个医学理论就是要最终找到治疗方法，解决临床面临的实际问题。

第五节 ◇◇ "少阳主骨"与"肾主骨"

"少阳主骨"与"肾主骨"都是《黄帝内经》中关于骨的生理、病理的不同学说和观点。它们有根本性的差别，也有密切联系。

一、生理功能的根本性差别

《内经》涉及肾与骨及骨病的条文虽多，但明确涉及骨生理功能的，只有四条："肾主骨"（《素问·宣明五气篇》），"肾主身之骨髓"（《素问·痿论》）和"肾生骨髓"（《素问·阴阳应象大论》），"肾者……精之处也，其充在骨"（《素问·六节藏象论》）。从这四条可看出其中逻辑关系，主要是指"肾者……精之处""肾生骨髓"，因而"主身之骨髓"和"主骨"，即肾能藏精生骨髓而主控全身骨髓和骨骼生长发育的全过程。所以，《素问·六节藏象论》才说："肾者……其充在骨。"肾的精气足够充实，可以让骨骼发育正常而更加强壮坚实。人之肾气会随着年龄的增长不断地充盈，让骨骼也不断地生长发育。但是，当老年来到时，肾气会渐渐地出现衰弱的情况，同样骨骼功能也会随之减弱。《素问·上古天真论》关于生长发育的论述体现了骨随着肾精肾气变化而盛衰有时的规律。

而"少阳主骨"则不同，在生理上，足少阳秉所属胆腑"刚"气，对全身骨骼质地的强度进行合理的调控，其目的是使得骨骼既能负重又易于活动，从而维持骨骼系统坚硬而轻便、刚强而韧忍的统一。"少阳主骨"的生理特点，如前已叙，在此不再多费笔墨。

如若从少阳功能与肾功能对骨的终生影响的角度观察，二者也并不是始终同步的变化的。简单地说，少阳功能在婴幼儿期和童年少年期是较强的，故中医称之为"纯阳"。此期少阳对骨强度刺激旺盛，而且调节方向上偏重于成骨，满足了骨骼生长发育的需求。而此期正值肾精肾气也逐渐增强充实，所以身体快速地成长。迨至壮年期，肾精肾气抵达峰值后，趋向于稳定；少阳功能的调节似乎也趋于平稳，但调节的方向似缓慢逐步发生转变而偏向破骨。少阳功能在老年前期、初期一度稳定或稍有增强，而调节方向仍偏重于破骨为主，但肾精肾气的衰减却开始加快；老年中、后期，少阳功能缓慢衰减，而肾精肾气衰减也变慢，二者又趋于一致。

如果以图形描述，少阳功能对骨的影响像一条缓慢下降的直线，而肾精肾气对骨的影响却是一个钟形图像。在钟形的左侧（成年以前），少阳调节活动偏重于成骨方面；在钟形右侧（中年以后）则偏于破骨方面。可见在骨生理上，肾、少阳功能的调节，似乎都与年龄分期有密切关系，只不过二者性质和偏重的方向完全不同罢了。

另外，除了年龄影响到肾和少阳的主骨功能，性别也是一个重要影响因素。所以然者，还是男女之间肾精肾气和少阳功能盛衰强弱有显著差异而造成的。如女性在绝经期出现肾气大衰，此时不但"天癸绝，地道不通"而经行紊乱或绝经，而少阳功能则出现偏向于破骨的功能异常活跃的现象，导致了绝经期骨质疏松症的发生，已经引起全社会的广泛注意。由此可见，肾及少阳功能对骨终身调节规律的研究，也是非常令人入胜的。

二、病理特点和临床治疗的差异

从病理上讲，形形色色的骨病，不论处于生命任何阶段，大都可责之于肾。而唯有一类骨痛而易于骨折者，却关乎足少阳。如《素问·脉要精微论》载："骨者，髓之府，不能久立，行则振掉，骨将惫矣。""骨将惫"肯定相关于少阳调控骨强度的活动，但退一步说，即便这一病症，也可能部分涉及髓及肾的功能。为什么呢？因为归根结底骨为髓之府也。这一点非常重要，不能说少阳病理相关性骨病能够完全排除肾的影响，而是此类骨病与少阳的关系更相关而已。

由于肾生骨髓对骨系统的影响至大，所以其病理和临床表现得庞杂而光怪陆离，而"少阳主骨"所涉及的病理特点则较专一单纯。《黄帝内经》中对少阳病理影响骨病的病理，而表现出的阶段性对应和其转归，交代得最为清楚。多条经文表明，少阳病理相关性骨病总是循着足少阳病理变化过程（主骨所生病、枢折、少阳厥逆、少阳终）对应骨病的病理过程（骨痛、诸节皆痛、百节皆纵、机关不利、骨繇而不安于地、死亡），故其特征是十分显著的。可见古人对之重视和研究之深。

若论到临床治疗，《内经》以降，尤其唐代后，中医骨伤科以"肾主骨"为铁律，广泛应用于各类骨病，可谓一枝独秀；而"少阳主骨"可能在《内经》前曾经昙花一现，而后却沉寂千年之久。

历史地看，最起码在《内经》时期，"少阳主骨"就已形成从生理病理、临床表现以至治疗等系统的理论。当时应该有一个"少阳主骨"治疗相关性骨病的繁荣期。但是，由于此一类少阳相关性骨病症，起病隐袭，病程长，疼痛具有广泛性、多样性和不确定性，一俟严重而"骨纵""骨繇"等变症蜂起，几近危殆，迅疾死亡。故在当时极不易于鉴别和中医方法治疗。这可能是"少阳主骨"学说未能流传于后世的另一原因。

三、相须相得

"少阳主骨""肾主骨"二者的联系，今人有提出"体用"之说来加以说明的。即肾为先天之本，肾主骨，偏于骨之体；少阳为阳枢，流通畅达，不郁不结，恰主骨之用。骨之体存则骨之用强，骨之用弱则骨之体衰，二者相互依存，刚柔相济。

我们在前文中也提及肾对少阳在主骨功能上存在相互影响，肾似乎关联到少阳和调骨重建的偏重方向，等等，都说明二者有一些关联。同时，我们临床实践中也注意到"少阳主骨"与"肾主骨"的联系，利用"少阳为枢"而"少阴为枢"，即所谓"阳枢""阴枢"的特性，自制了"少阳主骨方"，即"小柴胡汤"加骨碎补、怀牛膝等补肾药，用以治疗膝骨性关节炎合并骨质疏松等症。

曾选取符合膝骨性关节合并骨质疏松患者 60 例，随机分为实验组和对照组。实验组口服"少阳主骨方"药物，对照组服用"盐酸氨基葡萄糖胶囊＋阿仑膦酸钠片"，为期 8 周 1 个疗程。检测血清 IL-1 和 TNF-α 水平（二者升高可使骨吸收增加，造成骨质疏松和对软骨细胞损害引起骨性关节炎）。结果表明，"少阳主骨方"可降低患者血清中 IL-1 和 TNF-α 的含量，改善膝关节功能，从而起到治疗膝骨性关节炎并发骨质疏松症的作用（参阅第五章第二节）。

我们还使用"少阳主骨方"干预膝关节软骨损伤 SD 大鼠模型，检测关节液中 IL-1B 水平；并做大体观察、组织学观察及透射电镜检查。结果是：少阳主骨方能明显降低 SD 大鼠在体软骨损伤后关节液的 IL-1B 水平，从而促进软骨细胞的修复。大体观察、组织学观察及透射电镜检查均显示少阳主骨方能促进 SD 大鼠在体软骨损伤后软骨的修复，且修复组织更接近透明软骨（参阅第五章）。

又使用"少阳主骨方"血清，培养离体软骨细胞，对第五代软骨细胞去分化研究表明：对第五代软骨细胞Ⅱ型胶原表达、cDNA 转录以及细胞增殖情况均优于空白组和骨愈灵对照组。

以上研究说明，肾与少阳在主骨功能上也有相须相得之妙。

第六节 ◇◇ 全身性骨病与临床原型

一、全身性骨病

《灵枢·经脉》所谓足少阳"主骨所生病",是阐明一种全身性的骨病病理现象,而不是在分述某一循经部位的骨痛。逻辑上讲,《灵枢·经脉》虽然依次罗列了足少阳连属的各部骨痛,但最后抽象概括出"诸节皆痛"概念。这一概念是对多部位骨痛的归纳总结,又直指与"主骨所生病"的因果联系。前已论证,从杨上善等人的注释看,只有抓住"诸节皆痛"这一概念和关键词,才能理解足少阳脉"主骨所生病"的含义。

如果只是经脉所过一些部位疼痛,那么各条经脉的"是动病""所生病"中多有出现疼痛的,为何又只在足少阳经中提及"主骨所生病"呢?

因此,《内经》这里指的是一种全身性疾病。其临床表现就是多部位骨痛,可以是一个部位,也可以是而且最终是多个部位或骨节。它的发生发展是由于足少阳功能失于调控所导致的。如果最后少阳病理变化出现"终""折",则进而出现"百节皆纵"或"骨繇(摇)而不安于地"等不同的病理转归。由于这一特殊的全身性骨病,不同于其他性质的骨痛,是因少阳经脉功能失调而引发,具有特定的临床特征和机转,所以《内经》才用"少阳主骨"来概括。就临床表现而言,"少阳主骨"理论,强调其相关性骨病的两个临床特征:即"诸节皆痛"(全身多部位骨痛)和"骨摇不安于地"(骨强度和力学稳定性下降,易骨折),显然是一种全身性骨病。

那么,《黄帝内经》记载的这样一种全身性骨病,有没有临床相对应的骨病原型呢?如果没有,那前面的临床表现只是胡诌一通,"少阳主骨"也毫无临床价值;如果有,那它或它们又是谁呢?

二、临床原型——骨质疏松症

就临床两个特征来看,"少阳主骨"所概括的全身性骨病,"诸节皆痛"(全身多部位骨痛)和"骨摇不安于地"(骨强度和力学稳定性下降,易骨折),与现代医学"骨质疏松症(osteoporosis,OP)"的特点非常吻合。在我们早期研究中,认为骨质疏松症,正是少阳病理相关性骨病在临床实际中对应存在的原型。

根据2001年美国NIH修改的新定义:OP是以骨强度下降、骨折风险性增加为特征的骨骼系统的疾病[1]。在临床前期，OP 并无临床症状和体征，被称之为"静悄悄的疾病"；到中晚期则出现疼痛，身高变矮，驼背，骨折或呼吸障碍等。

疼痛是 OP 最常见且多样性的临床症状。其主要成因：一是骨转换过快、骨吸收增加，引起全身疼痛；二是在应力作用下，由于骨强度下降导致椎体楔形变而引起疼痛；三是由于骨骼变形导致附着的肌肉张力出现变化，从而产生肌膜性疼痛。这些特点与《内经》"诸节皆痛"的描述具有高度一致性。

骨折风险性增高，是 OP 晚期的病理后果。由于骨强度明显下降，在轻微外力作用下，如扭转身体、持物、开窗、室内日常活动，即可发生骨折。这种不稳而易骨折的趋向，《内经》则用"骨纵""骨繇而不安于地"来形容。

所以，从临床症状的描述，骨质疏松症与少阳病理相关性骨病高度一致。

无独有偶，现代医学"骨质疏松症"的认识发展，也经历从局部病症到全身性疾病的演化。据郭世绂查证，osteoporosis 一词，是病理学家 Pommer 于 1885 年首先提出的[2]。但《牛津高阶词典》载，1846 年和 1854 年也有人用来描述某一骨头出现松软的现象，这是病理学家偶然在显微镜下发现的，故名。而当时人们却并未意识到这是一种全身性骨病。

1941 年《美国医学会杂志》再次提出此病，逐渐引起医学界的重视。1990 年哥本哈根和 1993 年中国香港两次国际会议上，将其正式定义为：以骨量减少及骨组织微结构退变为特征的一种全身性骨骼疾病，伴有骨脆性增加、易于发生骨折。1998 年 WHO 制订骨质疏松症全球防治战略，把骨密度（BMD）作为衡量骨量丢失的指标，并确定了四个分类的诊断标准。

但是，后来的研究发现，骨量减少与骨折的发生之间既统一又矛盾。二十世纪七八十年代采用氟化钠治疗 OP，结果显示骨量虽然增加，但骨折风险没有下降甚至升高[3]。所以专家们转而开始注意骨强度。2001 年美国 NIH 重新修改 OP 定义，提出骨强度概念，并认为骨强度是骨量和骨质量的整合。

正是这个"骨强度"概念，才使我们认识到"少阳主骨"的相关性骨病和"骨质疏松症"之间具有内在同一性。"骨强度"是架在二者之间的一座桥梁，而不仅仅是靠所记述的临床表现非常近似。

---

[1] NIH. Consensus development panel on osteoporosis prevention, diagnosis, and therapy[J]. JAMA, 2001, 285: 785-795.

[2] 郭世绂，罗先正，邱贵兴，等. 骨质疏松基础与临床 [M]. 天津：天津科学技术出版社，2001：1，175，427.

[3] 夏维波. 骨重建在维持骨强度中的意义 [J]. 中华医学杂志，2006，86（6）：363-365.

骨质疏松症一百多年的认识进化史，直至五十多年前，始真正理解它是一种全身性骨骼疾病；20世纪初认识深化，否定了单一骨量的指标，进展到骨强度的概念。而《黄帝内经》却早在两千多年前，就已确定了足少阳经穴与骨强度变化，以及类似骨质疏松骨病三者间的联系。所以，"少阳主骨"学说，有可能是世界上最早认识到类似骨质疏松样的全身性骨骼病症，并发现了体表足少阳可以自身调控骨强度的生理和病理变化，从而对以骨痛和骨折为主要临床表现的骨质疏松症有治疗作用。它的理论意义和临床价值非同小可。

三、更新的原型——骨重建失偶联性骨病

然而，随着研究的不断深入，特别是现代骨生物学的新进展，为我们提供了新的视窗和图景，让我们认识到"少阳主骨"学说所指对的全身性骨病的病谱，有可能覆盖面更广泛，内容更丰富。

骨重建失偶联性骨病，类聚了一些有着共同性病理基础的骨病，都具有全身性骨痛并且易于发生骨折的临床表现，与少阳病理变化所致骨病非常吻合。由于骨重建失偶联，意味着其成骨／破骨的平衡失和调，就演变为多种代谢性骨病共同的病理基础。如癌性溶骨性损害、类风湿关节炎、骨质疏松症等，均是破骨细胞OC功能异常活跃而相对成骨细胞OB功能不足所致；而强直性脊柱炎、牛皮癣性关节炎、糖尿病夏科氏关节病等，还有家族基因缺陷的常染色体隐性遗传病，如骨硬化症（sclerosteosis）及范布切姆病（Van Burchem's disease），却是由于成骨能力超过了破骨能力。

当我们研究发现，"少阳主骨"是强调少阳功能可"和调"骨重建的偶联平衡时，即已经意识到临床病谱发生了本质上改变。所以，我们开始拓展临床应用研究，并回顾性收集上述骨重建失偶联性骨病的"取之少阳"的治疗证据（详见第五章、第六章）。一番努力之后，我们要对读者做个交代：回首当年我们研究之初对临床原型的认识仍是局限的、欠周到的；通过不断深入理解"少阳主骨"的精义，故现今"少阳主骨"涵盖的病谱已经明显扩大了。归纳起来说，少阳功能在生理上可"和调"骨重建的偶联平衡，故在病理上也会导致多种骨重建失偶联性骨病，换言之，凡只要涉及骨重建失偶联的骨病，都可视为少阳经功能发生病变，也都可从少阳经脉寻找治疗方向和方法。

"少阳主骨"所涉及骨病的范围的科学认识，还远没有到尽头。少阳胆腑也可能在病理上影响到骨系统。

2010年我们所作专项研究表明，尽管以往国内罕有胆（少阳）病与骨病

高度相关的研究，但国外确有较多报道。胆源性骨病（biliary bone disease）一词的使用，说明了其流行性之甚。我们当年用该检索词在 PubMed 检出747 篇相关论文，2005 年 33 篇，2008 年 31 篇，2009 年 30 篇。能够引起胆源性骨病的主要病种包括先天性胆管闭锁、原发性硬化性胆管炎（primary sclerosing cholangitis，PSC）、慢性胆汁淤积性肝病如原发性胆汁性胆管炎（primary biliary cholangitis，PBC）或原发性胆汁性肝硬化等[1]。

Collier 报告慢性胆汁淤积性肝病患者的 OP 发生率可能高达 12%～55%，尽管 2/3 的患者伴有低维生素 D 血症，但组织学证实，成人患者却绝少出现骨软化而多并发 OP[2]。这种好发倾向提示胆病与骨重建有密切联系。而Wariaghli 调查 64 例 PBC（48 女，16 男），脊椎和全髋骨密度下降而符合 OP诊断的占 45.3%，是年龄 - 性别配对对照组的 2 倍；胆汁淤积，外加女性和低体重、低身高是 OP 发生的危险因素，而与年龄、是否绝经及肝硬化程度无关[3]。Guichelaar 等调查，156 例 PBC 患者 OP 发生率 43.7% 和骨折发生率 22%[4]；204 例 PSC 患者 OP 发生率 32.5% 和骨折发生率 16%[5]。Frith 观察PBC 患者跌倒发生率 72%；PBC、PSC 肝移植后，在头 3 月骨密度下降更为明显，近 30% 的患者发生跌倒性骨折[6]。2009 年 Nelson 等报道一例临床意义不明的罕见病例，53 岁女性患者腹痛入院，CT 扫描见胆囊腔内高密度影像而疑诊为胆结石，行腹腔镜胆囊切除术后，病理检查镜下见胆囊黏膜层骨化生，而未发现结石和其他损害[7]。

胆源性骨病是否涵盖于"少阳主骨"，病理生理机理是否一致，又能否适用于"和调少阳"的治疗原则和方法，等等，都需要今后通过严格的科学验证，才能最后做出结论。

[1] Parés A, Guañabens N. Osteoporosis in primary biliary cirrhosis: pathogenesis and treatment[J]. Clinics in Liver Disease, 2008, 12(2): 407-424.

[2] JANE COLLIER. Bone disorders in chronic liver disease[J]. Hepatology, 2007, 46(4): 1271-1278.

[3] WARIAGHLI G, MOUNACH A, ACHEMLAL L, et al. Osteoporosis in chronic liver disease: a case-control study.[J]. Rheumatology International, 2010, 30(7): 893-899.

[4] Guichelaar, Maureen M J, Schmoll, et al. Fractures and avascular necrosis before and after orthotopic liver transplantation: long-term follow-up and predictive factors. Hepatology 2007; 46(4): 1198-1207.

[5] Guichelaar, Maureen M J, Kendall, et al. Bone mineral density before and after OLT: long-term follow-up and predictive factors. Liver Transpl 2006; 12(9): 1390-1402.

[6] FRITH J, KERR S, ROBINSON L, et al. Primary biliary cirrhosis is associated with falls and significant fall related injury[J]. Qjm Monthly Journal of the Association of Physicians, 2010, 103(3): 437.

[7] NENLSON J J, KAHN A G. A case of bone metaplasia of the gallbladder epithelium.[J]. Southern Medical Journal, 2009, 102(3): 322-324.

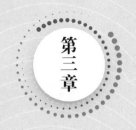

第三章

"少阳主骨"理论的历史评价和
预期展望

如前所述，我们已对《内经》"少阳主骨"学说的基本内容，采用文献考据和科学实验的手段进行了阐述和论证。这里，要对其所取得的理论成就，作出历史的评价，并对其未来学术研究体系的基本形态、发展的空间和诱人的前景进行预测和展望。

第一节 ◈◈ 历史的评价

历史地看,《内经》"少阳主骨"学说,从生理病理、临床表现以至治疗,已形成完整系统的理论。说明当时古贤们的理论思维,按马克思的说法就是"完整的表象蒸发成抽象的规定",已上升到理性抽象的阶段。比如,一两处甚至多处的骨痛,再也不是孤立的、局部的症状,而是凝练为"诸节皆痛"的抽象概念,并与足少阳经脉"主骨所生病"的病理变化形成对应联系[1]。那么,我们非常好奇地想知道,两千多年前这群医学家,究竟做出了何种高度的理论贡献,催生绽放出怎样绚烂的思维之花呢?

一、首次阐明少阳经脉与骨生理功能相关的原理

这应当是具有里程碑意义的贡献:肯定了体表的少阳经脉的功能与内在的骨骼系统存在某种生理关联。虽然,《黄帝内经》中只用"少阳主骨"四个字来概括,也未在字面上明确点出少阳经脉与骨生理功能的密切联系即是"刚气相通",但从各条经文所列综合病理病候反推,却可得出这一结论。

张介宾就是做了这个反推的功夫,注释出了《黄帝内经》原意,并深得《内经》先贤们的旨趣。同时,他凭借深厚的学养,又从胆的功能及临床表现等两方面,加强论证"刚气相通"这个观点罢了[2]。

因此,"少阳主骨"就是指足少阳禀受所连属的胆腑"刚"气,对全身骨骼的质地(强度)具有调节作用,目的是保证骨既能负载又轻捷灵动。作为一种非常特殊的生物力学材料,骨骼必须尽量保证自身在一生的时间里,能够维持坚硬而轻便、刚强而韧忍的统一,所以就需要一个调节者进行斡旋平衡,从而达成既能负重又易于活动的使命。少阳经脉因其禀赋"刚"性,因其具有生发敷和之特性,故充当这个调节者、斡旋者(前文已论证)。通过对骨重建的精准生理活动进行精准的调节和平衡,而最终实现其"因而和之"。可想而知,能够提出这一原理,需要多么敏锐的洞察力和理性思维能力!何况当时是在已知"肾主骨"主宰人骨骼生长发育过程的情形下。

"少阳主骨"一经提出,就与另一个有先天优势的"肾主骨"理论产生了紧张关系。对一个系统一个器官组织,有两个主宰者,这在中医学基本理论中

---

[1] 王鸿度,张丰正,游慧,等."少阳主骨"理论考辨[J].中国针灸.2008.26(6):469-471.

[2] 张介宾.类经[M].北京:人民卫生出版社,1965:420.

是很不习惯的。而且，这主宰者一个是脏，一个却是经脉，容易联想到前者才是正统、正宗。但归根结底，本质的问题却是：骨量是越充实越好，越坚硬越好？还是骨量和骨质量（骨强度）需要整合以保持平衡为好？有了"少阳主骨"这个问题也就有了答案。可是，似乎直到近代，很多人都还没有想清楚！临床中，但凡遇到骨病，一味都是"补肾壮骨"而鲜有"因而和之"的方法。明显这是不对的，或不够的。事实上，《黄帝内经》将"少阳主骨"和"肾主骨"相提并论，就是强调其互补的关系。二者的地位，没有优劣高低之分。

二、首次逻辑地推证了少阳病理主导影响骨病理的原理

"少阳主骨"学说阐明了少阳与骨的病理联系，并明确规定出其阶段性和其机转。《内经》经文循着少阳病理影响骨病理的主线索，推导出从足少阳病理变化过程（主骨所生病、枢折、少阳厥逆、少阳终），因果性对应骨的病理过程（骨痛、诸节皆痛、骨繇而不安于地、机关不利、百节皆纵、死亡）。内在逻辑客观而清晰，各病理阶段的规定性和机转明确而合理，完全符合临床病理机转的顺序演进。因此，今天的我们完全可以据此提出"少阳主骨"病理学，并依据各个病理阶段进行更深入的基础和临床研究。

在不同的病理阶段，我们能够做些什么呢？或者说少阳相关性骨病哪些阶段具有治疗价值？实际上，《内经》中已经做了这样的尝试，据经文载，这类少阳病理相关性骨病，只有在前两个阶段"取之少阳"才具有治疗的价值，即足少阳病理的"骨所生病""枢折"，对应骨病病理"骨痛"或"诸节皆痛""骨繇而不安于地"的两个病理阶段。后面"厥逆"和"终"两个病理阶段，已然是这类骨病的终末期，危证、并发症叠见，即便在现代医疗条件下，抢救亦为难事，预后极差。

总之，关于"少阳主骨"之骨病的病理认识，应当视为中医学对疾病病理认识的典型范例，不论在当时甚或现代都绝对是一个高峰。

三、首次完整地概括出少阳经脉功能失常而引发骨病的临床特征、转归和预后

少阳相关的骨病，主要有两个临床特征，但可出现多种复杂临床表现。两个临床特征是"诸节皆痛"（全身多部位骨痛）；进而是"骨繇而不安于地""百节皆纵"（骨之动摇，惴惴不安稳，即骨强度和力学稳定性下降；骨不承力，欲断已折，即易骨折风险），明显都是骨强度出现问题，或者是破

骨能力超过成骨，或者是成骨能力远大于破骨。这也正是现代所谓"骨质疏松症"，甚或"骨重建失偶联性骨病"等一大类代谢性骨病的两大临床特征。

对其转归和预后，随着少阳及骨病理的恶化，一方面特征性临床证候益发笃重，另外可出现并发症，如并发肠痈，眼系绝及色青白等变化，迅即危及生命。经文中列出两种不同的死证（参阅第二节），作为少阳相关性骨病的终局。譬如："腰不可以行，项不可以顾，发肠痈，不可治，惊者死"，更是对这一类骨强度降低的骨病（典型如骨质疏松症）预后的精确推测。这些内容对现代骨科临床实践仍有较大指导意义。

四、始揭"少阳为枢"理论内涵

《黄帝内经》两篇论著中关于"少阳为枢"，《素问·阴阳离合论》只是提及其名；而《灵枢·根结》却道："少阳为枢……枢折即骨繇而不安于地，故骨繇者取之少阳"，非常清楚地将其引入"少阳主骨"理论学说中。目的是由"枢"的精致内涵揭示骨的重要生理活动特点，节律的、周期的、有规律的骨重建——骨强度的"自和"。前文已论证"枢在骨重建中，枢即和调"的原理，简言之，在骨生理活动中，维持骨重建有周期、有节奏、有规律性地运动的关键因素是少阳功能，即"枢"；它作用部位在骨重建中破骨细胞和成骨细胞的偶联平衡上，它的功能特性是"和调"。

从《灵枢·根结》经文分析，"少阳为枢"的原理是搭建在少阳相关性骨病和临床治则治疗之间的一座桥梁，是产生出"取之少阳"治则的逻辑前提。古人发现骨生理活动特点是"自和"，是少阳功能所维持的；一旦少阳功能发生病理性变化，必然导致骨重建水平的失衡，而产生出骨病理的后果。而对于这类骨病的治疗原则和方法，依然是"取之少阳"，促其"自和"，恢复其原来的平衡。这样的理论思维，这个"和"的处置对策，实在是精彩之至！绝妙之伦！

五、历史上最早提出"自身调治"及"取之少阳"的治疗原则和方法

《灵枢·经脉》载："胆足少阳之脉……是主骨所生病者……为此诸痛，盛则泻之，虚则补之，热则疾之，寒则留之，陷下则灸之，不盛不虚，以经取之。"充分说明当时医学家们已发现并成熟地应用体表足少阳经及其腧穴治疗此类少阳相关性骨病。《灵枢·根结》又道："少阳为枢……故骨繇

者取之少阳。"所以,《内经》强调"取之少阳",有两方面含义:其一,这是少阳经及其腧穴可以自身调节骨强度的最早表述;其二,已明确了骨生理活动,即骨重建是一个"阴阳自和"的稳定系统,其枢就是其"自",如清·柯琴所言:"欲其阴阳自和,必先调其阴阳之所自",所以,一旦平衡被破坏,就应当"取之少阳",调其之"自"。

从第一方面意义讲,少阳经及其腧穴可以"自身"调节骨强度,可谓一个惊世的重大发现。不仅是对针灸学科,对骨科乃至中医基础和临床,都是极其宝贵的。它让后世子孙领悟到体表经穴与骨骼系统之间真实存在的玄邃至理。前已述及,我们几乎所有的实验的干预措施的选择,在方法学上都受教和得益于这一观点;没有它,可能还没有机会验证"少阳主骨"。

在第二方面意义上,"和调少阳"是促进骨重建之阴阳自和的不二法门。其对临床的指导意义巨大。

当今著名骨伤科专家,上海中医药大学原校长施杞教授在治疗骨伤疾病时注重"标本同治""法宗和衡"。据他学生发文记载,先生早年也曾提出从肝肾论治膝骨关节炎的学术思想,但近年来,施先生立足于"少阳主骨"理论,认为少阳失和亦可为膝骨关节炎的致病内因,主张从少阳论治;进而提出和解少阳、调和气血、以衡为期的膝骨关节炎治疗大法,临床常在三期论治的基础上结合圣愈汤加减治疗膝骨关节炎[1]。先生高风亮节,锐意创新,实为医林佳话!

我们课题组也曾使用"小柴胡汤""少阳生骨方",以及电针足少阳经穴等治疗膝骨关节炎、原发性骨质疏松症等,不论在动物实验还是人体试验中均获得较好效果。(参阅第四、五章相关内容)

"取之少阳"这一法门,对当前的骨重建失偶联骨病的治疗困局,可能是一个福音。以骨质疏松症治疗为例,目前国内外存在两种普遍的治疗和预防策略,即抑制骨吸收和刺激骨形成,而绝大多数药物是抑制骨吸收的。但实践表明,单一措施或药物干预效果往往不尽如人意。二磷酸盐作为主流抗骨吸收剂,在临床广泛使用,可新证据[2][3][4]显示,长疗程应用却引起衰弱易

[1] 马勇, 司誉豪, 郭杨, 等. 施杞另辟蹊径论治膝骨关节炎——"少阳主骨"辨析 [J]. 中国中医基础医学杂志, 2017, 23 (11): 1536-1538.

[2] OBVINA C V, ZERWEKH J E, RAO D S, et al. Severely suppressed bone turnover: a potential complication of alendronate therapy[J]. J Clin Endocrinol Metab, 2005, 90: 1294-1301.

[3] FINKELSTEIN J S, HAYES A, HUNZELMAN J L, et al. The effects of parathyroid hormone, alendronate, or both in men with osteoporosis[J]. N Engl J Med, 2003, 349(13): 1216-1226.

[4] WHYTE M P, WENKERT D, CLEMENTS K L, et al. Bisphosphonate-induced osteopetrosis[J]. N Engl J Med, 2003, 349(5): 457-463.

碎的骨生成，不仅造成骨折修复困难，而且抵抗骨合成代谢药物；小儿使用可能严重抑制 OC 活性而出现骨硬化症。反之，骨合成代谢药物，如甲状旁腺素（PHT），持续使用增强骨形成同时也增强骨吸收且占优势，结果仍然骨量丢失[1]。上述事实似说明：骨重建相反相成两部分微妙的平衡，不允许人为地干扰或破坏。因此，"抑制骨吸收同时又维持骨形成"的"协同"治疗理念已逐渐成为共识，却苦于不得门而入。我们倡导"和解少阳"策略，把治疗的着重点转移到"和解"上，体现出中医基本理论及其特殊"和解"方法的特色和优势，也为上述治疗困局找到一条出路。

综上所述，《内经》"少阳主骨"学说，虽散在于六篇论著中，但其观点浑然一体，逻辑俨然，相互羽翼，相互印证，毫无抵牾，连贯无缺，蔚成从生理、病理机制、临床表现及转归、治疗原则和方法等各方面毕具的皇皇大论，呈现出一个医学理论学说所必须具有的尽善尽美的内容。这在《内经》时代，非完成于一人一家之手，是相当罕见的理论成就。

第二节 ◇◇ 预期和展望

此处仅从目前展开的具有一定基础、一定趋势的情形作出预见和展望。"少阳主骨"理论将在以下领域中有所进展，并发挥出其特色和优势。这亦可能是"少阳主骨"学说在未来一段相当时期学术研究体系的基本形态。

一、骨及骨病的研究

在骨的研究中，关于和调骨重建偶联的机制，可能是一个重点，也将是一个难点。从我们已做的工作看，目前仅涉及主控调节骨重建关键的偶联因子 RANKL、NFATc1 两个信号分子。进一步探明它们与其上、下游信号的关系，以及多条信号通路交互作用等，可能对研究电针足少阳经穴对大鼠骨重建偶联过程的和调机制非常有意义。此外，对骨重建所涉及的其他细胞因子的研究，都可能对和调机制的阐明有帮助。骨重建过程中破骨细胞和成骨细胞偶联活动非常复杂，现在已知促进破骨细胞形成的 RANKL、巨噬细胞集落刺激因子（M-CSF）等，都有膜结合形式和可溶性形式，而这两种形式

[1] TEITELBAUM S L. Osteoporosis and integrins[J]. J Clin Endocrinol Metab, 2005, 90(4): 2466-2468.

都能由骨髓间质干细胞及其衍生的成骨细胞生成，可促进破骨细胞由其前体破骨细胞的衍化；前一种膜结合形式是造成 OB 和 OC 细胞间亲密偶联的主要原因。换言之，多种因子都可通过膜结合的方式参与偶联活动的调节，故有学者专家将之形容为"精致如交响乐般"的活动。

"和解少阳"中药方剂对主控调节骨重建关键的偶联因子 RANKL、NFATc1 两个信号分子及相关信号通路的研究，还是一个空白。中国科学院鞠大宏团队从 OPG/RANKL 破骨细胞调控通路和 Wnt/β-catenin（连环蛋白）成骨细胞调控通路角度，证明左归丸、右归丸对不同性别去势大鼠骨质疏松症的作用差异及其机制[1]。这对"和解少阳"方药的研究具有示范意义。

采用"少阳主骨"原则和方法，"取之少阳""和调少阳"，临床治疗多种骨病特别是骨重建失偶联骨病，可能成为应用研究的热点，会呈现相对繁荣局面，如骨质疏松、类风湿关节炎、膝骨关节炎等。若针灸与中药同用，内治与外治结合，则更可望能增加疗效。

骨的研究中另一个重要内容，就是对于软骨的效应研究。我们对膝关节软骨损伤 SD 大鼠模型，使用"少阳生骨方"灌胃治疗，观察结果显示：在体软骨损伤后关节液的 IL-1B 水平明显降低，从而促进软骨细胞的修复，且修复组织更接近透明软骨。进一步对离体软骨细胞，采用"少阳生骨方"血清培养，对第五代软骨细胞去分化研究表明：软骨细胞 II 型胶原表达、cDNA 转录以及细胞增殖情况均优于空白组和骨愈灵对照组。因此，从这些苗头看，"和解少阳"对治软骨损伤的研究以及机理的探讨，大有可为，也还有很多工作需要开展。

二、骨的功能研究

一直以来，人们认为骨骼在运动、保护器官以及维持钙磷稳态等方面发挥着重要的生理功能。但是，最新进展表明，骨的重要功能不仅限于为机体赋形承重、保护内脏、完成各种动作等方面，同时它也是人体最大的能量代谢器官和免疫器官[2][3]。骨骼也是具有生物活性的组织，能合成和分泌如骨调

[1] 付小卫. 基于破骨细胞和成骨细胞调控通路探讨左、右归丸对不同性别去势大鼠骨质疏松症的作用差异及其机制 [D]. 北京：中国中医科学院，2014.

[2] NA K L, SOWA H, HINOI E, et al. Endocrine regulation of energy metabolism by the skeleton[J]. Cell, 2007, 130(3): 456-469.

[3] NAKASHIMA T, TAKAYANAGI H. Osteoimmunology: crosstalk between the immune and bone systems[J]. Journal of Clinical Immunology, 2009, 29(5): 555-567.

节蛋白、生长因子、脂肪因子、炎症因子和心血管活性多肽等多种生物活性的物质，以旁 / 自分泌方式调节骨骼系统的发育和代谢。更有重要的是，其分泌的多种生物活性物质，通过循环系统以远距分泌的方式，调节机体远隔器官组织的代谢和功能，参与多器官功能稳态的维持。如骨组织分泌瘦素、骨钙素及骨保护素等多种维持糖、脂代谢稳态的活性因子，这在维持机体能量代谢中起着重要作用。

例如近年来的研究发现，骨骼通过成骨细胞合成并分泌骨钙素，作用于胰腺、脂肪、肌肉、睾丸、大脑等器官，参与调节能量代谢、雄性生殖、大脑发育等方面。临床研究也表明，骨钙素与糖尿病、心血管疾病等也有着密切的联系。由于骨骼通过分泌骨钙素来调节胰腺中 β 细胞的数量及胰岛素的分泌过程，而胰腺通过分泌胰岛素调节骨重建过程，所以，把骨重建与能量代谢两个过程联系起来[1][2]。我们在实验中也发现，去卵巢 OP 大鼠的体重会明显增加，但是电针足少阳经穴组体重却明显减轻，与假手术组、非经穴组、模型对照组差异有显著性意义（$P<0.01$）。尔后我们对此进行一系列对大鼠体脂代谢的跟进研究，取得一些实验室数据，如表明电针足少阳经穴能够降低正常大鼠血脂，可能会升高正常大鼠胆固醇，与对照组（仅绑扎，未电针）及空白组（正常饮食、自由活动、完全不干预）比较有显著性差异；能够降低正常大鼠的体脂，包括皮下脂肪或腹腔内脂肪（$P<0.01$）；能够提高正常大鼠下丘脑 ob-R 及 P-stat3 蛋白含量（$P<0.01$）。电针后大鼠脂代谢改善的原因可能与 JAK2-STAT3 信号通路激活有关。另外电针足少阳胆经穴可能具有降低正常 SD 大鼠体重，以及 Lee's 指数的效应。

在电针足少阳经穴干预大鼠 OP 模型后，在 OVX + 电针胆经组大鼠股骨远端区域 HE 染色切片中观察到骨髓腔中的脂肪细胞数目明显较 OVX 组少（详见第五章第六节），推测电针足少阳胆经能刺激抑制间充质干细胞分化为脂肪细胞的信号传导途径，并促进它们分化为骨内的成骨细胞。即电针足少阳经穴能对成骨成脂分化起到一定的调控作用，虽然其调节分化的具体机制仍有待进一步研究，但也证明了电针足少阳经穴能促进成骨细胞分化并抑制成脂分化，这为"少阳主骨"理论在骨质疏松病中的应用提供了更多的证据支持。

[1] FERRON M, WEI J, YOSHIZAWA T, et al. Insulin signaling in osteoblasts integrates bone remodeling and energy metabolism[J]. Cell, 2010, 142(2): 296-308.

[2] 刘婷，张丰正，王鸿度. 糖尿病中胰岛素与骨钙素的交互作用 [J]. 中国医学创新，2015，36：140-143.

电针足少阳与骨重建及糖代谢相关性,我们采用子时、辰时电针足少阳胆经经穴的干预,观测 2 型糖尿病大鼠的骨代谢及糖代谢过程的变化(参阅第五章第六节)。实验提示在胆经经气旺盛之时,电针干预足少阳经穴可使血糖有所下降,尤其是子时经穴组血糖下降幅度更大。电针足少阳经穴能改善胰岛素抵抗,提高胰岛素敏感性,增加胰岛素利用率,但不同时辰组间差异不明显。电针足少阳胆经经穴能改善胰腺组织细胞结构的损害状态,促进胰腺细胞再生,恢复部分胰腺功能,从而改善 2 型糖尿病病理状态。大多数 2 型糖尿病大鼠电针干预后对骨密度影响不显著。但糖尿病大鼠与正常组相比血清骨钙素含量明显降低($P<0.01$);电针干预 10 周后,子时经穴组、子时非经穴组较辰时经穴组、辰时非经穴组骨钙素含量高,二者与辰时非经穴组有统计学差异($P<0.05$)。

骨更是一种免疫器官,多种免疫细胞在骨髓中起源,与骨组织细胞共享同样的骨髓微环境、调控因子和受体。骨组织细胞和免疫细胞间存在复杂的相互作用,通过 RANKL/RANK/OPG 这一关键信号通路,二者间的相互调控,也对骨和免疫系统的功能产生重要影响。对免疫系统的调节,我们初步观察到,电针足少阳经穴可使 OP 大鼠的 TNF-β、IL-4 升高。与模型组比较,除平旦组外其余 3 个组 CD3+、CD4+ 有不同程度的升高,与针刺后检测到的 TNF-β、IL-4 升高相符合。子时组 CD3+、CD4+ 细胞、TNF-β、IL-4 升高最为显著。

综上所述,基于"少阳主骨",电针少阳经穴对人体能量代谢、脂肪代谢和骨脂平衡以及免疫系统的调节功能,将可能会成为新的研究热点。这中间涉及大量基础性工作,也蕴藏着突破性机遇。通过"取之少阳""和调少阳",治疗多种代谢性疾病和免疫性疾病,更具有广阔的应用前景和重要价值。

三、关节功能研究

关节是中医"骨"系统中重要的一员。其中,膝关节是全身最大承载和活动的关节。复杂的外因、内因造成膝骨关节炎复杂的病情,它是骨科、针灸科最常见病种。因此,从"少阳主骨"角度,对膝骨关节炎进行病因病机、临床分型分期以及中药针灸各种手段综合治疗的研究,将会成为热点。例如上海中医药大学施杞教授团队,提出和解少阳、调和气血、以衡为期的膝骨关节炎治疗大法。他们以"三点一体"即靶点病变(软骨损伤、退变等)、围靶点病变(肌肉、韧带、滑膜损伤、炎症等)和整体失调证候特点（气血、脏腑失调等），进行分期。临床常在三期论治的基础上结合圣愈汤加减治疗膝骨关节炎。施杞教授认为，圣愈汤中党参、黄芪为补气圣药，通过健运脾胃、化生气血以补胆气；重用柴胡可通三焦之气，疏利肝胆，气机通畅；四物汤具有活血补血的作用，肝藏血，诸药以补肝阴，肝胆相表里，故全方可通过补胆气以补骨气，以达少阳主骨的作用。具体选方为：急性期——圣愈汤加身痛逐瘀汤用于气滞血瘀、筋脉失畅证；亚急性期——圣愈汤加独活寄生汤用于气血不足、痰湿内蕴证；慢性期——圣愈汤合左归丸或右归丸用于肝肾亏虚、精血不足证。我们曾经采用内外结合，针药并用的综合措施，即针刺加少阳主骨方内服，再用该方局部熏洗，治疗膝骨关节炎取得较好疗效。

关节功能表现的另一个侧面，就是骨关节本体感觉。本体感觉是人体控制和协调肢体一些关节运动和位置的传入信息，而机体正是通过整合这些信息来预防和避免因过度运动而导致的韧带损伤等。我们观察电针一方面可以改善软组织的微循环、消除炎症介质、抑制损害性信息的传导，另一方面可以通过增加本体感觉从而对骨关节损伤起到康复治疗作用。"和调少阳"法可以调节和维护关节的本体感觉，这也是一个非常令人感兴趣的研究方向。

前交叉韧带（ACL）是维持膝关节稳定的重要韧带之一。临床上，当ACL因为各种原因导致损伤或者断裂时，不仅会因为其物理结构受损导致膝关节不稳，而且还会因为损伤后本体感觉的缺失而进一步影响膝关节整体稳定性。于是，我们采用"和调少阳"法电针足少阳经穴对食蟹猴ACL损伤模型的膝骨关节本体感觉的影响和机制进行研究。选青年型食蟹猴在关节镜下切断1/4完成ACL损伤模型，分四组：正常组（正常食蟹猴3只）、空白模型组（单侧ACL损伤模型9只）、电针A组（电针损伤侧，9只）和电针B组（电针双侧，9只），分别在干预的4、8、12周时，对空白模型组、电针A组和电针B组进行电生理学（SEPs和MCV）检测。同时检测L2-S1DRG中NT-3、TrkC以及ACL中GAP-43基因和蛋白的表达水平。结果提示，电针足少阳经穴能够通过逆向干预ACL-腘绳肌反射弧，激活NT-3/TrkC信号通路，调节DRG中NT-3、TrkC的表达上升，同时引起局部GAP-43的表达上升，从而实现对膝关节ACL本体感觉的逆向调节。初步验证了电针足少阳经穴对ACL食蟹猴具有恢复本体感觉的作用。

总而言之，"少阳主骨"在骨及骨病的研究，骨的功能的研究以及关节功能的研究等诸多方面，具有广阔的前景，也有巨大的理论和应用价值。

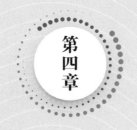

第四章

"少阳主骨"的科学验证及机理研究

我们发掘整理了《黄帝内经》最早记述的关于足少阳经穴与骨强度变化、骨繇病（类似骨质疏松）之间密切关系的经典条文，厘正并凝练升华出"少阳主骨"真实的内涵，称之为"少阳主骨"理论。紧接下来的重要工作，就是在科学实验的基础上，运用现代科技手段和方法，对"少阳主骨"理论进行诸般苛刻的验证，以翔实的实验数据证明古人的论断；并在此基础上深入地探究其作用机制和拓展其临床应用。

根据科学学对理论学说的定义，抽象性、逻辑性、系统性、可证实性与不可证伪性等五大本质特征是必须具备的。可证伪的不科学理论、不可证实也不可证伪的非科学理论均不是理论，而暂未证实也未证伪的学说或假说也不是真正意义上的理论。既然要将"少阳主骨"上升到真正理论学说的高度，就亟须用现代科学的方法去证实它。现代中医已身处一个科学的时代、实验的时代，这也是一个集成生产知识的时代。如果不能用实验数据表现和表达出中医理论中蕴含的智慧和特色，而依旧因循着临床个案积累、不完全性推理的老路，将很难在一定时间里，从整体水平上，得出一个令人信服的结果和普遍性权威性结论。

在国家中医药管理局、国家自然科学基金委员会、四川省中医药管理局、四川省科学技术厅以及四川省教育厅等多项科研课题资助下，我们围绕"少阳主骨"专题开展了一系列饶富成果的研究。这些工作既有对"少阳主骨"理论的直接验证，也有对其背后的规律和机理的探讨，更有可作为旁证的临床应用方面的研究。本书分两章介绍这些成果，尽管可能对部分读者有点枯燥乏味，但设非如此行文讲述，则不足以从多维的角度、应有的理论高度和严格严谨的学术规范来塑造"少阳主骨"理论，并证实其科学价值。"学海无涯苦作舟"，愿读者和研究者共勉！

第一节 ◇◇◇ "少阳主骨"能否被证实？
——理论验证模型到电针 OP 大鼠实验

在完成"少阳主骨"学说的理论挖掘和讨论后，第一步工作就是需要拿出实证以证明该理论学说是站得住足的，即需要对"少阳主骨"学说进行科学验证。这是一项开创性工作，前人没有做过，也没有成功案例可资借鉴。从一个纯理论性的学说，要转变成为一个能够操作的实验过程，其困难程度不亚于搬掉一座大山；更何况这是一个纯粹中医理论学说，语境与现代约有近两千多年的距离。

我们的做法是：解析出《内经》"少阳主骨"学说的基本要素，在此基础上，建立起一个适当的理论模型，再将模型分拆转化为可操作的实验步骤。所以，在归纳演绎了"少阳主骨"的基本要素之后（参前理论探讨），我们形成如下理论验证模型（图 4-1-1），从而实现了该学说从纯理论到科学实验的重要转折。

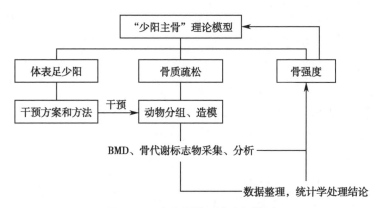

图 4-1-1　少阳主骨理论验证模型

通过对"少阳主骨"理论模型的透视和剖析，我们提出如下工作假说：体表足少阳经穴能够调控骨强度，因而可以治疗骨质疏松（OP），即应具有抗骨质疏松的效应（参上图，理论推衍参见前章）。如果我们应用电针干预足少阳穴位，能够对骨质疏松（OP）大鼠的骨形态和骨代谢功能两个方面都产生影响的话，上述假说就得到验证；进而便可推论"少阳主骨"具有调控骨强度的效应。当一个生命体在形态和功能等两方面的多个指标都发生了变化，说明所施加的干预措施是有效且稳定的。

所以，我们实验中选择了去卵巢的骨质疏松（OP）大鼠模型，电针干预后 3 月、6 月（停针后再观察 3 个月）分层处死实验动物，分别获取骨密度、骨组织学切片等形态学指标，同时测定数种常用的血、尿的骨代谢生化标志物指标，从形态学和功能学两方面来评价其变化，证明所提出的假说[1]。

【目的】验证电针足少阳经穴具有抗骨质疏松效应。

【方法】实验动物为 12 月龄 Wistar 雌性大鼠 80 只，鼠体重（220±10g），按完全随机化方案分组：假手术组（sham control），模型对照组（OVX Control，OVX-C），模型加电针胆经穴组（OVX electracupuncture，OVX-EA），模型加电针非经穴组（OVX non point acupuncture，OVX-N），共 4 组。20 只/组。组内按抽签法再随机分层：分为 3、6 月观察两层。

> **注释**：由于骨密度、骨形成指标的改变要晚于骨吸收指标，所以各组分为两层；干预 3 个月后处理一半动物，其余停止干预，再观察 3 个月，以期获得更有价值更可信的数据。

（1）大鼠手术造模：去卵巢动物模型在子宫角上用线打两个结扎，切断子宫角，将卵巢摘除；假手术组仅摘除卵巢附近相当于卵巢大小的肠系膜。

> **注释**：自 1994 年，美国 FDA 便推荐使用去卵巢（OVX）大鼠模型，用于绝经期 OP 的前临床和临床设计[2][3]。多年研究，OVX 大鼠造模后 14 天，已见近端胫骨干骺端骨量减少，30～60 天达 50%；而股骨颈骨量减少约在 30 天时出现，180 天达 50%。本实验使用 12 月龄鼠，摘除卵巢后等待 3 个月，才开始为期 3 个月的干预，共计 180 天，因此实验时间充分保证骨质疏松模型是可靠的。
>
> OVX 模型现无理想验证方法，诸如子宫湿重、雌激素 E_2 检测等均不能直接判断骨骼变化情况。实验后期我们通过检测骨密度/体重校正指数验证了本次模型是成功的。

---

[1] 王鸿度，陈庄，张丰正，等. 电针足少阳经穴对去卵巢大鼠抗骨质疏松作用的研究[J]. 中医杂志，2011，52（4）：322-325.

[2] JEE W S, YAO W. Overview: animal models of osteopenia and osteoporosis[J]. J Musculoskelet Neuronal Interact, 2001, 1(3): 193-207.

[3] LALOVAS P P, XANTHOS T T, THOMA S E, et al. The laboratory rat as an animal model for osteoporosis research[J]. Comp Med, 2008, 58(5): 424-430.

（2）经穴处方和定位：阳陵泉、环跳、悬钟、京门。定位根据《实验针灸学》（1994 年第一版）。阳陵泉（GB34，距后三里上外侧 5mm 在腓骨头前下方凹陷处，直刺 6mm）、环跳（GB30，后肢髋关节后上缘，直刺 7mm）、京门（GB25，侧腰部，第 12 肋游离端直刺 2mm）、悬钟（GB39，后肢外踝尖直上 10mm 平对三阴交穴）。如图 4-1-2 所示。

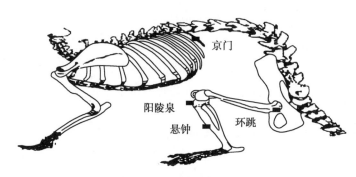

图 4-1-2　大鼠穴位示意图

（3）电针方法：造模术后第 3 个月开始电针，干预时间 3 个月。方法：OVX-EA 组选同侧远近端两穴。OVX-N 组选大鼠后肢内侧任意非经穴处，每次选同侧远近两点，左右侧轮换，其余方法及疗程同上。Sham 组、OVX-C 组不做电针干预。

（4）检测指标及测定方法

1）骨组织形态学指标检测：切片机切片，厚度为 5μm；H-E 染色；二甲苯脱蜡；高至低浓度酒精脱苯；苏木素，伊红染色；低至高浓度酒精脱水；二甲苯透明；中性树胶封固，然后 OLYMPUS-BX51 显微图像采集系统 200 倍下选取，ImagePro Plus 6.0（美国 Media Cybernetics 公司）医学图像分析软件进行计算机图像分析。

2）骨密度检测：使用 LUNAR DPX 双能 X 线吸收法骨密度仪，测量右侧股骨骨密度（BMD），除以处死时的动物体重（g），再乘以 100，得到骨密度 / 体重，$\{$ BMD $[$mg/(cm^2·100g)$]\}$。

3）骨生化代谢指标的测定：骨形成标志物，血清骨钙素（BGP），骨碱性磷酸酶（BAP）和 I 型前胶原氨基端前肽（PINP）；骨吸收指标，尿脱氧吡啶啉（DPD）和 I 型胶原交联氨基末端肽（NTX）；均用 ELISA 法（美国 ADL 公司）。

注释：骨形成指标 BAP 水平与成骨细胞和前成骨细胞活性呈线性关系，是最精确的骨形成标志物。PINP 反映了 I 型胶原的合成水平。骨钙素 BGP，也称 OC，由高度分化的成骨细胞所分泌，新生 OC 部分进入循环；部分结合于骨基质，而在骨吸收过程中又被释放重新进入循环，因此，它是衡量骨代谢变化的主要指标。骨吸收指标中 DPD、NTX 是反映胶原降解和骨吸收的灵敏指标[1]。

【结果】

（1）3 月组（层）各实验组阶段性资料总结

1）骨密度（BMD）体重校正值：如图 4-1-3 所示，电针胆经组高于模型组和非经穴组，差异有显著性（$P<0.05$），而与假手术组无差异，表明电针胆经经穴克服了造模手术所导致骨量加速丢失，使骨密度回复到未摘除卵巢的水平。假手术组与去势模型组有明显差异（$P=0.007$），说明造模成功。假手术组又与非经穴组之间有明显差异（$P<0.001$），说明造模后非经穴组未能扭转骨量严重丢失。

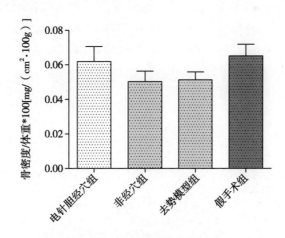

图 4-1-3　大鼠骨密度分组比较

[1] 李旭斌，王桂敏. 二仙汤对去势后大鼠骨质疏松的影响研究 [J]. 中国中药杂志，2014，39（15）：2960-2963.

注释：我们采取以下骨密度体重校正方法，骨密度（BMD, g/mm^2）除以处死时的动物体重（g），再乘以100，得到骨密度/体重*100，{BMD[mg/（cm^2·100g）]}。实验中我们观察到Wister大鼠去卵巢术后，模型组体重明显增加；而电针组和非经穴组大鼠体重降低，尤其以电针组为明显。前者与国内陆泽元等观察一致，即体重增加可部分抵消实际BMD下降[1]；后者又与使用一些常能抑制未育大鼠去卵巢引起增重效应的药物（如雌激素）的情况相似，即体重下降亦可部分抵消BMD增加[2]。实验室测量结果显示，体重与骨密度及骨的几何尺寸的相关性在0.85～0.97之间[3][4]。所以很多专家建议采用DEXA测定大鼠BMD必须考虑体重因素[5][6]。本实验因此采用了BMD体重校正方法，观察结果与下面骨组织学切片是相符的。

2）骨组织HE切片：图4-1-4所示，A图为电针经穴组：骨质较规则，较宽阔，分化较成熟，可见骨髓腔结构（鼠号1-1-a-19）；B图为假手术组：骨质规则，宽阔，分化成熟，可见板层结构，可见髓腔结构（鼠号1-2-6-11）；C图为模型对照组：骨质变薄，骨基质排列较乱，呈网状，骨细胞数目少，骨基质少，骨小梁外形不规则（鼠号1-3-a-23）；D图为电针非经穴：骨质变薄，呈网状，骨细胞数目较少，骨基质较少，骨小梁外形不规则（鼠号1-4-a-31）。可见电针胆经组骨微结构变化较其他组明显改善。

---

[1] 陆泽元，廖二元. DXA测量活体大鼠骨的精密性及骨丢失的检测 [J]. 中国骨质疏松杂志，2001，7（3）：199-201，229.

[2] 韦永中，陶松年. 依普拉芬和雌激素对实验性骨质疏松作用的初步观察 [J]. 中国骨质疏松杂志，2001，7（1）：76-78.

[3] 杨定焯，张倩，杨惠，等. 用骨强度概念探索骨密度测量的诊断指标 [J]. 中国骨质疏松杂志，2002，8（1）：10-12.

[4] B Lawrence Riggs, L Joseph Melton III, Richard A Robb, et al. Population-Based Study of Age and Sex Differences in Bone Volumetric Density, Size, Geometry, and Structure at Different Skeletal Sites[J]. J Bone Miner Res, 2004, 19(12): 1945-1954.

[5] 郑高利，郑筱祥. 大鼠BMD、BMC与体重和月龄关系的二元回归分析 [J]. 浙江省医学科学院学报，2001，12（4）：5-8.

[6] 伍贤平，陆泽元. 双能X线吸收法测定大鼠骨量的评价及去卵巢骨丢失敏感区的选择 [J]. 中华内分泌代谢杂志，2000，16（4）：212-215.

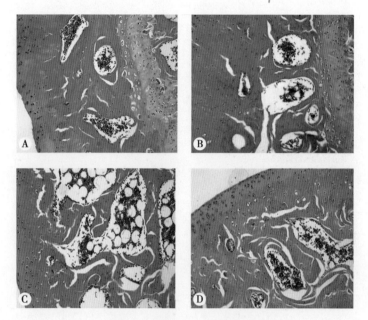

图 4-1-4 骨组织 HE 切片观察

3）骨形成指标：如图 4-1-5 所示，图中集合三种骨形成指标综合显示，电针胆经经穴后大鼠骨重建的成骨活动较其他组更活跃。

图 A、图 A′：BAP（骨碱性磷酸酶），电针胆经穴组与假手术组对照、去势模型组对照，$P<0.05$；与非经穴组对照，$P>0.05$；后三组之间对照，$P>0.05$。

图 B、图 B′：PINP（Ⅰ型前胶原氨基端前肽），电针足少阳组与假手术组对照，$P>0.05$；假手术组与去势模型组、非经穴组对照，$P<0.05$。

图 C、图 C′：BGP，也称 OC（血清骨钙素），各组间无显著性差异，原因见讨论。

4）骨吸收指标：如图 4-1-6 所示，两个最常用骨吸收指标亦同时提示非经穴组、模型组较其他组破骨活动强烈，而电针胆经组骨吸收降低，与假手术组无差异（$P<0.05$）。表明电针体表足少阳经穴能够调节骨平衡，增加骨量，对 OP 具有自身调节的治疗效应。

图 A，DPD（尿脱氧吡啶啉），电针足少阳经穴组与去势模型组对照，$P<0.05$；与非经穴组、假手术组对照无显著性；去势模型组与非经穴组、假手术组对照，$P<0.05$。图 B，NTX（Ⅰ型胶原交联氨基末端肽），各组间无显著性差异（见讨论）。

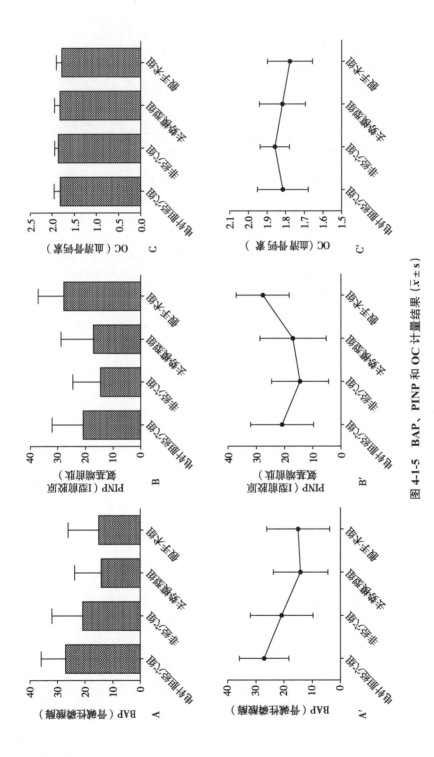

图 4-1-5 BAP、PINP 和 OC 计量结果 ($\bar{x} \pm s$)

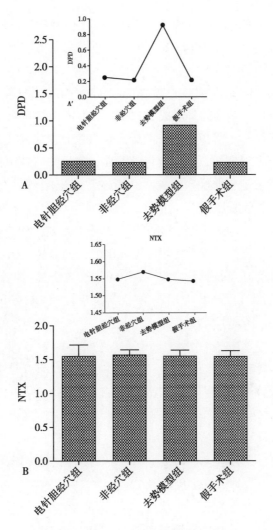

图 4-1-6　DPD、NTX 计量结果（$\bar{x} \pm S$）

　　从骨吸收指标（图 4-1-6）分析，尿 DPD 是 NTX 和 CTX 的终末代谢产物，以原形从尿排出，不再发生进一步降解，测定结果也不受食物和运动的影响，是反映胶原降解和骨吸收的灵敏指标[1]。本资料中，尿 DPD 在非经穴组升高较其余 3 组均有显著统计学意义；去势模型组亦显著高于电针胆经穴组、假手术组（$P < 0.05$）。提示非经穴组较其他三组破骨活动更加活跃；而去势模型组破骨活动又高于另两组。电针胆经穴组骨吸收降低，与假手术组

---

[1] 周学瀛，夏维波. 骨转换生化标志物 [J]. 基础医学与临床，2007，27（10）：1093-1100.

无差异，表明去卵巢的作用被扭转。血清 NTX 是破骨细胞降解骨 I 型胶原的直接产物；而本次血清 NTX 指标在各组间均无显著差异，不排除该指标昼夜节律性变化的影响[1]。

再看骨形成指标（图 4-1-5），血清 BAP 水平与成骨细胞和前成骨细胞活性呈线性关系，是最精确的骨形成标志物[2]。本资料电针胆经穴组血清 BAP 明显高于假手术组和去势模型组，差异有显著统计学意义（$P<0.05$）。该组 BAP 亦明显高于非经穴组，虽无统计学差异，也反映出电针胆经经穴后，大鼠骨重建的成骨活动较非经穴组更活跃的趋势（图 4-1-5A、图 4-1-5A'）。血清 PINP 反映了 I 型胶原的合成水平，并与骨组织形态学测定结果高度一致[3]。本实验显示电针胆经穴组 PINP 明显高于非经穴组和去势模型组，差异虽未及显著性水平，但与假手术组亦无显著性；而非经穴组和去势模型组较假手术组降低却有显著统计学意义（$P<0.05$）。这仍提示电针胆经穴后成骨活动加强（图 4-1-5B、图 4-1-5B'）。本次实验中血清 OC 各组变化无显著性意义（图 4-1-5C、图 4-1-5C'）。

> **注释**：本资料 OC、NTX 两指标在各组均无统计学差异，主要原因可能受昼夜节律性影响。大鼠骨形成指标峰值在 01：00 到 05：00，表明大鼠骨形成活动高峰在夜间。而已知大鼠血清 OC 昼夜节律与骨吸收指标 DPD 及 NTX 等同步，其峰值在 09：00 到 13：00，可能是破骨细胞骨吸收释放骨基质中 OC 的叠加效果。因此，本实验 OC 值仅提供各组动物实时骨代谢高低的信息。
>
> 据报道大鼠血清 NTX、OC、PYD（吡啶啉）、TRAP（抗酒石酸酸性碱磷酶）和 Ca（钙）等，其峰值都在 09：00 到 13：00。而本实验取血在 08：00—09：00，正值动物骨吸收活跃，NTX 和 OC（骨吸收时结合于骨基质的 OC 又被释放重新进入循环）值趋于最大时，故组间差异反不明显。DPD 采集 24 小时尿液，故未出现上述问题。

[1] SHAO P, OHTSUKA-ISOYA M, SHINODA H, et al. Circadian rhythms in serum bone markers and their relation to the effect of etidronate in rats[J]. Chronobiol Int, 2003, 20(2): 325-336.

[2] 方应培，杨正久，汪漫江，等. 贵州省男青年骨形成生化标志物及形态指标分析 [J]. 中国学校卫生，2014，35（3）：388-390.

[3] Abe Y, Ishikawa H, Fukao A. Higher efficacy of urinary bone resorption marker measurements in assessing response to treatment for osteoporosis in postmenopausal women[J]. Tohoku J Exp Med, 2008, 214(1): 51-59.

【结论】 从以上 3 月层的资料看：电针足少阳经穴后可使骨质疏松大鼠的 BMD 体重校正值增加，与非经穴组和模型组有显著差异；组织学切片可见骨微结构明显改善；诸种骨形成标志物升高而骨吸收标志物下降至假手术组水平，表明电针刺激体表足少阳经穴对骨质疏松大鼠具有自身调节的治疗效应。

（2）3 月、6 月组（层）资料汇总分析

由于增加时间分层水平，需采用双因素方差分析（Two-way ANOVA），故使用统计软件 SigmaPlot for Windows Version 11.0（2008 Systat Software, Inc.）处理全部数据。

首先 SigmaPlot 软件使用 Kolmogorov-Smirnov 检验来检查资料正态分布，然后检查组均数的变异性（分别 $P < 0.05$）。方差分析效力或敏感性，$P < 0.05$ 表示差异有统计学意义，$P < 0.01$ 表示差异有非常显著统计学意义。方差分析如发现有显著性，就执行多组配对比较（Fisher LSD test），$P < 0.05$。

双因素方差分析要求高，所以，骨转换标志物（BTM）中，如 NTX 等数个指标不能满足分布和齐性检验而退出分析；满足要求的只有 DPD 和 BAP。

1）骨转换标志物（BTM）的变化：检测的骨吸收标志物尿脱氧吡啶啉（urine DPD）和骨形成标志物血清骨碱性磷酸酶（serum BAP），在不同的实验组都显示有显著性的变化。

尿脱氧吡啶啉（uDPD）指标不仅在组间和时间分层水平上变化有显著性差异，而且在两者间有交互作用。在 3 月组（层）水平上，如图 4-1-7A、A′ 所示，电针胆经组明显较非经穴组和模型对照组降低（分别 $P < 0.01$），与假手术组则无差异。而非经穴组与模型对照组也有差异（$P < 0.05$）。提示在 3 个月电针干预后，电针胆经组与假手术组 uDPD 指标不变，电针胆经组抵抗住了 OVX 造模引起的破骨加强；而非经穴组和模型对照组显著性增高，呈现骨吸收过程加速的态势。这里可见非经穴干预是增强破骨的。6 月组（层）水平上，电针胆经组由于停针已 3 个月，uDPD 指标较假手术组增高（$P < 0.05$），而非经穴组（因为干预停止破骨缓解）和模型对照组（因为去卵巢太久获得代偿）uDPD 却陡降，以致 3、6 月组（层）呈现明显的差异（$P < 0.01$）（图 4-1-7A、图 4-1-7A′）。

血清骨碱性磷酸酶（sBAP）：如图 4-1-7B、图 4-1-7B′ 所示，在 3 月组（层）水平上，电针足少阳经穴组明显较假手术组和模型对照组增高（$P < 0.05$），但非经穴组与前三组均无显著性差异。提示电针足少阳经穴 3 个月后，大鼠

骨形成过程显著性加速，明显超过假手术组和模型对照组。如果结合上述电针胆经组的骨吸收标志物与假手术组基本一致的证据，表明该组净骨转换是骨形成加速并抑制了去卵巢后的快速骨吸收。6月组（层）水平上，sBAP指标在各组间的差异均无统计学意义。

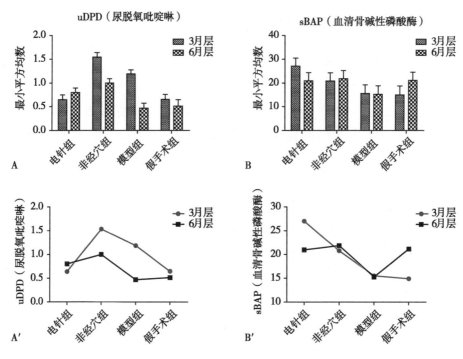

图 4-1-7　3 月层、6 月层骨代谢标志物的改变

2）骨密度体重校正值：如图 4-1-8 所示，在 3 月组（层）电针胆经组非常显著地高于非经穴组和模型对照组（$P<0.01$；$P<0.05$），而与假手术组无差异。非经穴组和模型对照组与假手术组比较，则明显减少（$P<0.01$）。这与前述 3 月阶段资料的结果是一致的，表明电针胆经经穴克服了造模手术所导致骨量加速丢失，使骨密度回复到未摘除卵巢的水平；而假手术组与去势模型组有明显差异，说明造模是成功的；假手术组又与非经穴组之间有明显差异（$P<0.001$），说明造模后非经穴组未能扭转骨量严重丢失。

6月组（层）水平上，电针胆经组骨密度明显较假手术组减少（$P<0.01$）；而非经穴组和模型对照组之间差异有显著性（$P<0.05$），但电针胆经组与两者均无差异。

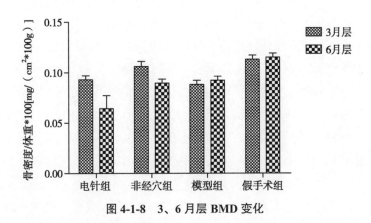

图 4-1-8　3、6 月层 BMD 变化

【结论】综上所述，本实验分 3 月、6 月两层观察。

在 3 月水平上（造模 3 个月并干预 3 个月后），电针足少阳经穴后可使骨质疏松大鼠的 BMD 体重校正值增加，与非经穴组和模型组有显著差异；组织学切片可见骨微结构明显改善；诸种骨形成标志物升高，同时骨吸收标志物下降至假手术组水平，表明电针刺激体表足少阳经穴对骨质疏松大鼠具有自身调节的治疗效应。即 3 月资料以经典的骨质疏松大鼠模型和经典的骨科学实验研究指标（骨形态的和功能的），验证了电针足少阳经穴对去卵巢大鼠具有抗骨质疏松作用。

在 6 月水平上（停止干预 3 个月后），实验组的各项既定指标均与模型对照组无明显差异，提示停止电针足少阳经穴 3 个月后大鼠因去卵巢而诱发的骨质疏松亦重复加重。这一时间水平的结果表明，实验组先前各项指标的改变，是纯粹因为电针刺激足少阳经穴的缘故。

本实验首次验证了电针足少阳经穴对去卵巢 OP 大鼠具有抗骨质疏松作用。为"少阳主骨"学说关于少阳与骨强度相关和足少阳及其经穴可自身调节骨强度而治疗骨质疏松症的论断，提供了科学的实验证据。

第二节 ◇◇◇ 从足少阳功能特性再证实
——足少阳功能时辰变化的影响

前一实验首次验证了电针足少阳经穴对去卵巢 OP 大鼠具有抗骨质疏松作用，这是一个首创性工作，是"少阳主骨"学说的最基础最重要的科学实验。虽然该研究从骨形态和骨代谢功能等两方面证据，能够充分证明足少阳及其经穴可自身调节骨强度而治疗骨质疏松症的论断，但也许有人会问：这一效应是源于穴位的性质，还是足少阳经的功能？

这确实是一个棘手的问题。因为我们根据实验要求在足少阳经选穴，自然会优先选择诸如环跳、阳陵泉和悬钟等。而这些穴位的穴性，前贤古籍中皆称"环跳为治痹痛要穴""筋会阳陵""髓会绝骨"，等等。那么，究竟是经脉和穴位一致性的共同效应呢？还是这几个穴位独立或独有的效应呢？

回答这个问题，关系到"少阳主骨"观点能否成立！因为如果只是穴位的独立效应的话，那就不能再说"少阳主骨"了。所以，必须将足少阳经脉功能的变化考虑到实验中，必须强调少阳功能变化是其效应产生的根本原因。但这可不是件容易的事。因为所谓"功能的变化"，必须能被实验所测量和反映出来，并体现在相应的观测指标上，而且必须同时得到中医和现代医学两种不同基本理论的合理解释。众所周知，经脉是祖国医学独有的理论，现代医学和科技迄今尚不能完全解释，因而经脉功能所能联系的实验指标是极其有限的，在经脉功能上中医和现代医学能够契合之处少之又少。

我们复习文献发现，成骨细胞成熟分泌两种蛋白，骨钙素和Cbfa1，都是采取"顿泄"方式在午夜排出（即两种蛋白在细胞内合成后并不马上分泌，待到午夜时分骤然排出）[1]；更耐人寻味的是，成骨细胞和破骨细胞虽来源及功能不同，但各种反映其活动性的骨代谢生化标志物却存在近似的昼夜节律性变化[2]。其峰值一般出现在夜间或凌晨，谷值出现在下午或中午。骨转换生化标志物的昼夜节律性变化，本质上反映出骨组织内成骨细胞和破骨细胞活动性的生物节律，而与其体内代谢清除速度无关。因此表明OB与OC细胞活动在夜间最为活跃，且有明显的昼夜节律性。

在中医学理论，十二经脉经气运行盛衰有时，也有明显的昼夜节律。其中，足少阳经气旺于每日子时（夜半23：00—1：00），此为少阳胆经值令之时。俗称"子时一阳生"，一阳即指少阳，足少阳经功能旺盛之时，也是一身之阴阳运动的关键之点。

[1] DUCY P. Cbfa1: a molecular switch in osteoblast biology. Dev Dyn, 2000, 219(4): 461-471.

[2] 王鸿度，陈庄，扶世杰，等. 骨转换生化标志物昼夜节律的研究进展 [J]. 中国骨质疏松杂志，2009，15（3）：61-66.

这一巧合似乎不能以偶然性来解释。这说明古人观察足少阳经脉功能的活动性特点，暗合于现代骨生物学的认识。如果足少阳经脉功能与骨的生理和代谢二者之间，都出现同步性的昼夜节律，说明它们在生理功能上确实存在内在的联系。

因此，我们考虑，如果利用足少阳经脉经气旺衰变化的昼夜节律，再结合电针足少阳经穴的干预措施，观察骨质疏松大鼠模型在不同时辰接受干预后骨微形态以及 BMD 指标的变化，就可证明是否存在经脉与穴位的同一性功能效应；同时也从另一个角度再次验证"少阳主骨"的观点。

> **注释：** 关于针刺时辰效应的研究，有对单个穴位研究的报道，如在子、卯、午、酉四个时辰电针软组织损伤家兔的"合谷"穴观察对痛阈及血浆 5- 羟色胺的影响，结果显示，家兔痛阈呈现午时高而子时低的昼夜节律。电针治疗能使痛阈升高，子时与卯时最为显著。家兔血浆 5- 羟色胺昼夜节律为午、酉时高，子、卯时低，电针治疗能降低血浆 5- 羟色胺，子、卯、酉时更为显著[1]。采用针刺治疗 OP 的实验及临床研究，主要侧重于针刺手法，针刺取穴，以及配合其他疗法等方面，未见结合时辰变化的研究。几乎没有对针刺胆经经穴的时辰特性的实验报道，对足少阳经脉的昼夜节律的功能研究更是空白。

于是，我们拟选择四个有经典意义的时辰（子、卯、午、酉），对 OP 大鼠模型进行分组，使用电针足少阳经穴的干预，观察比较其骨形态学的变化。该实验获得四川省中医药管理局青年基金项目立项。

【**目的**】通过不同时辰电针足少阳经穴干预去卵巢骨质疏松大鼠模型，观察大鼠骨密度、骨组织结构的变化，进一步验证"少阳主骨"学说关于少阳与骨强度相关和足少阳及其经穴可自身调节骨强度而治疗骨质疏松症的论断。

【**方法**】实验动物为雌性 SD 大鼠 70 只，鼠龄 10 月，体重（300 ± 10g）按完全随机化分组（方法同前），分成假手术组（sham group），模型对照组（OVX Control，OVX-C），电针胆经组各四组（OVX Acupuncture，OVX-A）

---

[1] 陈晓莉，宋开源. 不同时辰电针软组织损伤家兔合谷穴的镇痛作用及对血浆 5- 羟色胺的影响 [J]. 成都中医药大学学报，2001，24（3）：25-26.

（分为子时组、卯时组、午时组、酉时组），空白对照组（normal group）共 7 个组，每组 10 只。

> **注释：** 时辰的确定，中医理论认为，"日有十二辰"者，夜半为子，日中为午，日出为卯，日入为酉。子位于北，午位于南，卯位于东，酉位于西。子午为经，卯酉为纬。又"阳始于子前，末于午后，阴始于午后，末于子前。阴阳盛衰，各在其时，更始更末，无所休息。"可知，午为阴之始，阳之末，而子为阳之始，阴之末，子、午为阴阳的转折点；卯为日出之时，酉为日落之时，卯、酉为阴阳的平衡点。根据经脉气血流注盛衰的时间规律，子时胆经当令，此时胆经气血最为旺盛。经络气血最旺与最衰之时正好相差半日，约六个时辰。因此，午时为胆经气血最衰之时。综上，故选子时组（23：00—1：00）、卯时组（5：00—7：00）、午时组（11：00—13：00）、酉时组（17：00—19：00）作为时辰针刺时点。

（1）造模、经穴方案和电针方法、检测指标及测定方法（同前实验）。

（2）本实验加测骨组织形态学指标

OLYMPUS-BX51 显微图像采集系统 200 倍下选取，ImagePro Plus6.0（美国 Media Cybernetics 公司）医学图像分析软件进行计算机图像分析，对左侧胫骨近端 1/3 部分直接测量以下几个参数，总组织面积（T，Ar），骨小梁面积（Tb，Ar）和骨小梁周长（Tb，pm），用校正公式计算以下几个参数：

骨小梁面积百分率 $=[\%Tb，Ar=(Tb，Ar/T，Ar)\times 100\%]$；

骨小梁厚度 $=[Tb，Th=(2/1.99)\times(Tb，Ar/Tb，pm)]$；

单位面积的骨小梁数目 $=[Tb，N=(11/992)\times(Tb，Pm/T，Ar)]$。

另测免疫学指标，将在后文报告（第五章第一节）。

【结果】

（1）**BMD 测量：** 如图 4-2-1 所示，电针足少阳经穴各时辰组 OP 大鼠的 BMD 与模型对照组比较均增加，尤以子时组增加最为明显（$P<0.05$），酉时组、卯时组、午时组 BMD 虽有一定增加，但差异无统计学意义（$P>0.05$）。提示电针足少阳经穴干预去卵巢所致的 OP 大鼠，对其 BMD 有一定的提高作用，并且胆经子时组要优于其他时辰组。

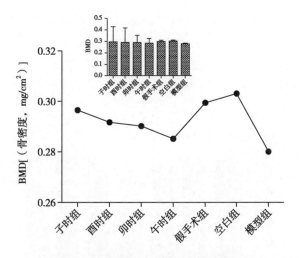

图 4-2-1 各组大鼠 BMD 值比较图

注：子时组与模型组比较，$P<0.05$；酉时组、卯时组、午时组与模型组比较，$P>0.05$。

（2）切片观察：如图 4-2-2 所示，可见模型对照组的大鼠骨小梁明显变细、变小，并且之间连接减少，断点增多，间隙增大，可看见较大的空白区域；而电针足少阳经穴 3 个月后，各个时辰组的骨微结构呈现骨小梁排列更为紧密，宽度明显增宽，间隙变窄，其中尤以胆经子时组更为明显。

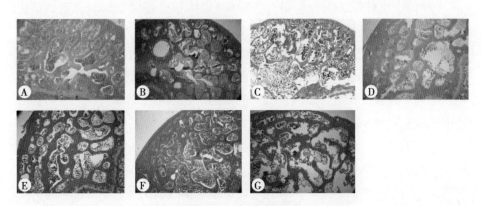

图 4-2-2 骨组织切片

注：A. 正常对照组；B. 假手术组；C. OVX 模型对照组；D. 子时电针组；E. 酉时电针组；F. 卯时电针组；G. 午时电针组。

（3）骨小梁面积百分比（骨组织形态计量学参数）：见图 4-2-3 所示，电针足少阳经各时辰组、空白组，假手术组与模型对照组比较差异显著，有统计学意义（$P<0.01$）。电针足少阳经各时辰组之间比较，子时组较卯时组、

午时组差异明显，有统计学意义（$P<0.01$）；卯时组较子时组、午时组、酉时组有明显差异，具有统计学意义（$P<0.01$）；午时组与子时组、酉时组、卯时组比较，差异明显，具有统计学意义（$P<0.01$）；酉时组与卯时组及午时组比较差异显著，具有统计学意义（$P<0.01$）。

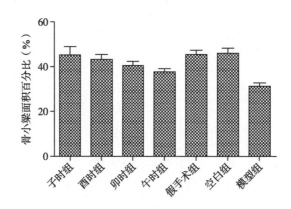

图 4-2-3　各组大鼠骨小梁面积百分比

注：各时辰组、假手术组及空白组与模型组比较，$P<0.01$；卯时组、午时组及模型组与假手术组比较，$P<0.01$；但子时组、酉时组及假手术组与空白组比较，$P>0.05$；子时组与卯时组、午时组、模型组比较，$P<0.01$。

【结论】电针胆经各时辰组对去卵巢 OP 大鼠骨密度增加和骨组织结构改善的情况存在差异，子时组要优于其他时辰组，其次为酉时组、卯时组，午时组增加最低。实验表明电针足少阳经穴对大鼠的抗骨质疏松作用有时辰变化的差异，且与足少阳经气血盛衰同步。本实验证明少阳经脉的功能变化，是调节骨强度和抗骨质疏松效应的主因。足少阳经脉和其腧穴在对骨的功能效应上是同一的。

本实验提示"少阳主骨"的效应具有昼夜时间节律性，根本原因在于足少阳经脉的活动性的昼夜节律变化。假如其效应是穴位作用主导，则不同时辰不会出现显著性差异；只有其效应由足少阳经脉主导，才会出现与其经气盛衰同步的变化。可见，上实验从足少阳经脉功能的活动特性，回答了电针足少阳经穴的抗骨质疏松效应不仅仅是所选穴位的穴性决定的，而是足少阳经脉内在功能所决定。它从新的不同角度，印证和支持了前一个实验的结论，而且也解释了为何治疗骨病骨痛的穴位都聚集在足少阳经上，即足少阳气血旺衰与骨生理活动的昼夜节律同步，故经上诸穴通过调节本经气血活动而对骨痛等生效。

综上所述，我们从两个独立的科学实验，验证了"少阳主骨"的观点；验证了电针足少阳经穴抗骨质疏松的效应是经脉与穴位的同一性效应。

第三节 ◇◇◇ 令人诧异的实验现象
——缘何减重及"双向"效应？

在前面的实验中，一个有趣的现象引起我们注意：实验动物在造模（去卵巢术）后体重均持续增加明显，但是，唯有电针足少阳经穴组，干预前体重先是增加的，而干预后又明显减少，甚至低到假手术组水平。也就是说，电针足少阳经穴在刺激大鼠骨密度增加的同时，产生了使大鼠普遍体重明显下降的现象。

另一个不同寻常的现象是，从骨代谢生化标志物指标来看，我们发现，电针足少阳后大鼠的成骨标志物呈上升之势，而破骨标志物则趋于下降。

这两个实验现象，都与既往文献报道的雌激素、二磷酸盐类等药物治疗骨质疏松的数据相矛盾。这是什么原因呢？难道说电针足少阳经穴的作用机制，与药物（如雌激素、二磷酸盐类）的机理完全不同？难道电针足少阳经穴能够针对性同步调节骨重建的两个相反相成的过程，既抑制骨吸收同时又加强骨形成？

令人费解的这两个现象，使我们对电针足少阳经穴抗骨质疏松的效应机制产生浓厚兴趣，也为下一步的研究工作提供了切入点！本节将介绍两个相关的实验，说明我们是如何渐次地揭开两个现象的神秘面纱，深入到其本质——电针足少阳的效应机制及其分子机理。

一、鼠体重、雌激素及瘦素变化的相关性

如前所述，我们用两个独立的实验证明了电针足少阳经穴对 OP 大鼠具有抗骨质疏松的效应：可使 OP 大鼠骨密度增加；组织学切片可见骨微结构明显改善；骨形成标志物升高而骨吸收标志物下降等。但是，我们发现电针足少阳经穴在使大鼠骨密度增加的同时，也引起了大鼠体重出现明显的下降。

然而，以往彭维杰等报告，将 40 只 8 月龄 SD 大鼠分为假手术组、去卵巢模型组、雌激素小剂量组、雌激素大剂量组；3 个月后，双能 X 线骨密度仪检测全身总 BMD，离体腰椎、股骨、胫骨 BMD，结果发现雌激素可升高各部位 BMD。在给予高低剂量雌二醇（E_2）治疗后，去卵巢大鼠在骨密

度增加的同时，体重均较治疗前出现了增加的现象。高剂量组由治疗前骨密度 0.1633 ± 0.0015（g/cm^2）增加到 0.1712 ± 0.0028（g/cm^2），体重则由治疗前 318 ± 9（g），在治疗第一个月后增加到 331 ± 11（g），治疗第二个月后增加到 339 ± 11（g），且治疗前后体重比较差异有统计学意义。低剂量组骨密度 0.1620 ± 0.0032（g/cm^2）增加到治疗后的 0.1687 ± 0.0022（g/cm^2），治疗前体重 314 ± 9（g），在治疗第一个月后增加到 340 ± 9（g），治疗第二个月后增加到 345 ± 10（g），与治疗前体重比较差异有统计学意义[1]。周轶琳等也报道，将4月龄SD大鼠，分为假手术组、去卵巢模型对照组和雌激素组，喂养含 β-E_2 的饲料7周。实验发现雌激素可有效减少骨量丢失，增强骨密度，增加骨钙含量。但同时也观察到雌激素具有增加大鼠体重的作用，使大鼠体重由 282.8 ± 17.3（g）增加到 296.8 ± 17.29（g）[2]。所以，雌激素治疗对OP大鼠的骨量和体重，是同步增加的作用。

由上可知，既往药物研究的资料与我们观察到的这个现象是相互矛盾的。这提示电针足少阳经穴抗骨质疏松的作用机制可能跟雌激素、二磷酸盐类等药物不同。为了弄清事实，再次确认这一现象，我们重复进行了电针足少阳经穴干预去卵巢OP大鼠实验，同时观察其体重、骨密度、瘦素、雌二醇变化情况。

【目的】重复观察电针足少阳经穴对OP大鼠体重、骨密度、瘦素、雌二醇的影响。

【方法】同前实验。实验大鼠40只，采用酶联免疫法测量血清瘦素（LP），采用竞争性放射免疫分析法测量血清雌二醇（E_2），骨密度测量。

注释：瘦素（LP）是一种内分泌激素，瘦素对骨代谢的整体作用，取决于瘦素中枢神经效应与外周效应的平衡结果。瘦素能通过其中枢神经下丘脑神经元、交感神经系统神经元的细胞膜瘦素受体，活化神经系统瘦素受体信号通路，活化蛋白激酶JAK、转录因子STAT，促进产生神经信号，产生骨量减少效应。瘦素也能通过其外周效应，直接作用于骨髓基质细胞、成骨细胞、破骨细胞及破骨细胞膜瘦素受体，并活化这些细胞的瘦

[1] 彭维杰，李岱，罗丹，等. 雌激素治疗去卵巢大鼠骨丢失的不同部位效应观察 [J]. 中国骨质疏松杂志, 2007, 13（2）: 108-111.

[2] 周轶琳，赵敏，杨杏芳，等. 雌激素对去卵巢大鼠生长发育及骨代谢影响 [J]. 中国公共卫生, 2008:（24）2: 244-245.

素受体信号通路和蛋白激酶 JAK- 转录因子 STAT，导致骨量增加。

雌激素经雌激素受体信号通路，能促进成骨细胞增殖、分化，促进骨形成，减少骨吸收。雌激素受体信号通路活化后，能抑制巨噬细胞、T 细胞分泌白介素 1、肿瘤坏死因子 α；可诱导调节性 T 细胞增殖、成熟，能抑制破骨细胞活性；能刺激成骨细胞产生护骨素（OPG），抑制核因子受体活化蛋白配体 RANKL/ 核因子受体活化蛋白受体 RANK 信号通路活性，使破骨细胞活性降低；能促进成骨细胞、骨细胞产生一定水平的转化生长因子 β，促进破骨细胞凋亡，促进成骨细胞增殖。但过高水平的转化生长因子 β 能引发破骨细胞活化。

雌激素缺乏时，能促进外周血单核细胞高水平表达白介素 1、肿瘤坏死因子 α、IL-6/7、巨噬细胞集落刺激因子、活化 T 细胞分泌破骨细胞生长因子（SOFAT）等，能活化破骨细胞，促进骨吸收。

【结果】

（1）各组体重改变情况：见图 4-3-1 所示，本实验通过对各组大鼠造模 3 个月，再电针干预 3 个月后的体重进行比较，发现造模 3 个月后非经穴组、胆经经穴组、模型对照组与假手术组比较体重明显增加，差异有显著统计学意义（$P<0.01$）；而胆经经穴组与非经穴组、模型对照组比较体重无明显改变，差异无统计学意义（$P>0.05$）。

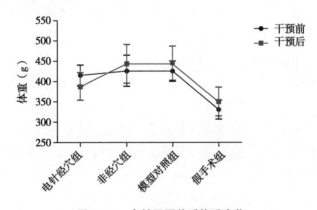

图 4-3-1 电针干预前后体重变化

注：干预前电针经穴组、非经穴组及模型对照组与假手术组比较，$P<0.01$；干预后电针经穴组与假手术组、非经穴组及模型对照组比较，分别为 $P<0.05$，$P<0.01$；非经穴组及模型对照组与假手术组比较，$P<0.01$。

干预 3 个月后，假手术组、非经穴组、模型对照组体重与干预前体重比较均有增加，胆经经穴组体重减轻；假手术组与非经穴组、模型对照组比较差异有统计学意义（$P<0.01$）；胆经经穴组与非经穴组、模型对照组比较有显著差异（$P<0.01$），与假手术组比较有统计学意义（$P<0.05$）；非经穴组与模型对照组无差异（$P>0.05$）。干预前后非经穴组、模型对照组与假手术组体重基本处于增加趋势，胆经经穴组在干预前后则出现先增后减趋势（图 4-3-2）。

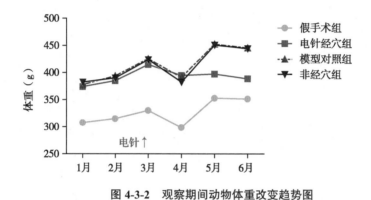

图 4-3-2　观察期间动物体重改变趋势图

模型对照组、经穴组、非经穴组在造模后到 3 个月内体重出现了快速增加的过程，而假手术组体重未发现快速增加现象，此现象与大鼠在造模后卵巢被摘除体内雌激素的迅速减少有关，假手术组由于卵巢未被摘除故未出现此现象。当开始电针干预的 3 个月过程中，经穴组却出现了体重的降低，而模型对照组与非经穴组体重仍在继续增加，假手术组体重变化不大。提示电针足少阳经穴可明显降低 OP 大鼠体重。

（2）**各组 BMD 改变情况**：如图 4-3-3 所示，电针足少阳经穴干预后对各组骨密度比较分析，电针经穴组与非经穴组、模型对照组比较明显增高，差异有显著统计学意义（$P<0.01$），与假手术组比较无统计学意义（$P=0.487$）；非经穴组、模型对照组与假手术组比较骨密度体重校正值显著下降（$P<0.01$），非经穴组与模型对照组比较无差异（$P=0.774$）。结合体重来分析，干预 3 个月后，经穴组的体重较非经穴组、假手术组明显降低，而其 BMD 较非经穴组和假手术组比较则显著升高，说明电针干预足少阳经穴组后具有增高 BMD 的同时使体重降低的作用；非经穴组和模型对照组体重治疗前后一直呈增加趋势，然而其 BMD 在干预后没有得到明显改善，说明单纯的体重增加无法起到增加 BMD 的作用，甚至可能降低 BMD。

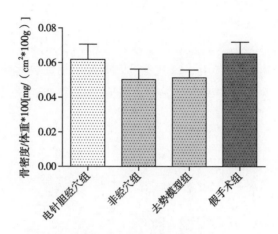

图 4-3-3　各组大鼠 BMD（$\bar{x} \pm s$）

注：电针足少阳经穴与假手术组比较无显著性，与模型对照组、非经穴组比较，$P<0.01$；模型对照组、非经穴组与假手术组比较，$P<0.01$；非经穴组与模型对照组比较无显著性。

既往大量的动物实验也证明，对于去卵巢骨质疏松大鼠给予雌激素干预后同样也会造成大鼠在骨密度增加的同时体重随之增加，段水竹等[1] 将 40 只雌性大鼠建成去势模型后，随机分为尼尔雌醇组、利维爱组、对照组和去卵巢组四个组，干预后尼尔雌醇组体重由 210.74 ± 16.51（g）增加到 296.53 ± 20.02（g），利维爱组由 206.74 ± 16.51（g）增加到 376.78 ± 25.16（g），两组大鼠骨密度与去卵巢组比较均有显著增加（$P<0.01$）。而我们通过电针足少阳经穴后大鼠在 BMD 增加的同时体重出现减轻，从 415.340 ± 25.55（g）降至 389.180 ± 33.35（g），提示电针足少阳经穴与雌激素替代疗法比较而言，可能在抗 OP 效应上具有不同的作用机制。

（3）各组大鼠瘦素 LEPTIN 改变情况： 如图 4-3-4 所示，干预 3 月后，对各组血清瘦素 LEP 进行检测，模型对照组 LEP 比假手术组、胆经经穴组、非经穴组出现增高，差异无统计学意义（$P>0.05$）；非经穴组与假手术组、胆经经穴组比较降低，差异无统计学意义（$P>0.05$）；胆经经穴组比假手术组略有增高，比较无差异（$P>0.05$）；非经穴组与模型对照组比较 LEP 出现显著下降，差异有统计学意义（$P<0.05$）。有报道，LEP 可以通过外周途径起作用抑制骨吸收，从而最终致使骨量的增加。Burguera 等对去卵巢骨质疏

[1] 段水竹，赵旭晔，单联则. 利维爱和尼尔雌醇对去卵巢大鼠骨质疏松症的实验研究 [J]. 临床医药实践，2006，02：96-98.

松大鼠采用 LEP 干预后，大鼠骨量丢失减少一半[1]；Holloway 等认为，LEP 可通过在 OPG/RANKL/RANK 系统上发挥作用，参与到 OC 的调节生成中，从而对骨重建过程造成影响；LEP 还可以通过中枢途径起到抑制骨形成的作用[2]。但本实验似乎 LEP 变化无明显意义，可能与电针足少阳的措施不同有关。

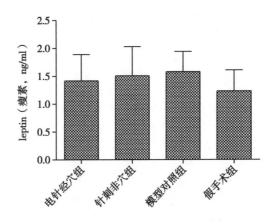

图 4-3-4　大鼠瘦素 LEPTIN 变化情况

注：非经穴组与模型对照组比较，$P=0.031$；其余各组无显著性差异。

（4）各组大鼠雌激素 E_2 改变情况：如图 4-3-5 所示，电针足少阳经穴干预后，经穴组与非经穴组、模型对照组比较 E_2 水平增高，差异有统计学意义（$P<0.05$），与假手术组比较无差异（$P=0.148$）；非经穴组、模型对照组与假手术组比较 E_2 水平显著降低（$P<0.01$）；非经穴组与模型对照组比较无意义。

本实验结果显示：非经穴组、模型对照组 E_2 水平与假手术组比较明显降低，说明造模后大鼠 E_2 减少，出现骨量丢失，发生 OP；电针足少阳经穴组与非经穴组、模型对照组比较有所提高（$P<0.05$），与假手术组比较无显著差异。说明电针干预足少阳胆经可以逆转 E_2 的丢失，使 E_2 水平基本恢复至正常大鼠水平。

[1] BURGUERA B. Leptin reduces ovariectomy induced bone loss in rats[J]. Endocrinology, 2001, 142(8): 3546-3553.

[2] HOLLOWAY W R, COLLIER F M, AITKEN C J, et al. Leptin inhibits osteoclast generation[J]. Bone Miner Res, 2002, 17(2): 200-209.

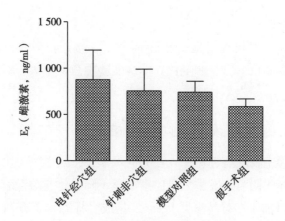

图 4-3-5 各组大鼠雌激素 E_2 变化情况

注：电针经穴组与非经穴组、模型对照组比较，$P<0.05$，与假手术组无显著性；假手术组与非经穴组、模型对照组比较，$P<0.01$，非经穴与模型对照组比较无显著性。

我们知道人体女性及雌性动物体内的 E_2 主要由卵巢产生，关于绝经后雌激素的转化来源，吴瑞芳等证明在绝经后妇女体内雌激素水平与雄激素水平呈负相关性，证实在芳香化酶作用下雄激素可以转化为雌激素，且是绝经后妇女体内雌激素主要来源[1]；另有研究表明高体重者可以在绝经后经脂肪组织中芳香化酶的作用转化出相对较多的雌激素，可见绝经后雌激素主要由雄激素或脂肪组织转化而来[2]。

我们发现大鼠通过电针足少阳经穴干预后，血清 E_2 较非经穴组和模型对照组出现明显升高，而非经穴组与模型对照组无差异，说明电针经穴组大鼠增加的 E_2 可能与大鼠的体重减轻有关，电针足少阳增加的 E_2 或许由其体内脂肪组织转化而来。我们推测电针足少阳提高血清 E_2 水平的作用机制可能是通过神经 - 内分泌 - 免疫网络系统、下丘脑 - 垂体 - 肾上腺（性腺）轴来完成的，有待于进一步实验研究。

【结论】

本实验表明，电针足少阳经穴后大鼠在 BMD 增加的同时体重出现减轻，从 415.340 ± 25.55（g）降至 389.180 ± 33.35（g），提示在抗 OP 效应上，电针足少阳经穴与常用抑制骨吸收的药物疗法比较，可能具有不同的作用机

---

[1] 吴瑞芳，杨银芝，张丽，等. 绝经后妇女甾体激素间转化及与体重的关系 [J]. 河北医科大学学报，1996. 17（1）：13-15.

[2] DICK I M, DEVINE A, BEILBY J, et al. Effects of endogenous estrogen on renal calcium and phosphate handling in elderly women[J]. Am J Physiol Endocrinol Metab, 2005, 288(2): 430-435.

制，需要进一步探索。

电针足少阳胆经可通过提高血清 E_2 水平，接近正常大鼠水平，可部分实现增加骨密度的目的。LEP 变化在本次实验中意义不大，需要重复实验才能得出结论。

二、什么因子导致"双向"效应？

我们在实验中发现有趣而令人诧异的现象：一是电针足少阳经经穴在使大鼠骨密度增加的同时，发生大鼠体重明显下降，这与雌激素治疗后大鼠骨密度与体重均增加不一样（参见上）；二是成骨标志物上升而破骨标志物下降，这也与药物治疗骨质疏松的实验结果不符。

Odvina（2005）和 Whyte（2003）分别报道，阿仑膦酸钠等二膦酸类药物的机理是抑制骨转换率，却也会同时削弱成骨活性[1][2]。相应的,Finkelstein（2003）报道：骨合成代谢药物，如甲状旁腺素（PHT），持续使用增强骨形成同时也增强骨吸收且占优势，结果仍然是骨量丢失[3]。

我们的电针实验，则出现与以往实验相矛盾的结果。说明电针足少阳经穴对骨系统的作用机制可能有异于药物疗法（如雌激素、二磷酸盐类及 PHT 等），它并非像药物治疗一样明显抑制 OP 大鼠骨转换率，而是对骨重建的成骨和破骨两个相反相成的活动进行平衡（和解）调整。因此，我们设想，电针足少阳经穴对骨重建平衡和调，可能是影响到骨重建偶联过程的某些关键因子。寻找出这些因子，对明了电针足少阳的抗骨质疏松效应的细胞和分子机制非常重要。

于是，我们针对可能影响大鼠骨重建的多种因子，进行了初步筛查，以了解电针足少阳经穴后这些因子的变化。筛查因子包括局部细胞因子和全身性激素两方面，如核因子 κB 受体活化因子配体（RANKL）、护骨素（OPG）、核结合因子 a1（Cbfa1），以及雌激素 E_2、瘦素（Leptin）等。

【目的】筛查大鼠骨重建相关的多种因子，目的是寻找电针足少阳经穴有可能影响骨重建偶联的因子。

---

[1] ODVINA C V, ZERWEKH J E, RAO D S, et al. Severely suppressed bone turnover: a potential complication of alendronate therapy[J]. J Clin Endocrinol Metab, 2005(90): 1294-1301.

[2] WHYTE M P, WENKERT D, CLEMENTS K L, et al. Bisphosphonate-induced osteopetrosis[J]. New England Journal of Medicine, 2003, 349(5): 457-463.

[3] FINKELSTEIN J S, HAYES A, HUNZELMAN J L, et al. The effects of parathyroid hormone, alendronate, or both in men with osteoporosis[J]. N Engl J Med, 2003, 349(13): 1216-1226.

【方法】实验基本同前，实验指标如下。

全身性激素包括雌激素 E_2、瘦素（Leptin）等。放免法检测血浆瘦素（sLeptin）和竞争性放射免疫分析法测定雌激素 E_2 水平，方法见（第四章第一节）实验。

局部细胞因子如核因子 κB 受体活化因子配体（RANKL）、护骨素（OPG）、核结合因子 a1（Cbfa1）等，使用 RT-PCR 技术检测相关基因 OPG、RANKL、NFATc1mRNA 表达水平，方法从略。

注释：雌激素 E_2、瘦素（Leptin）的生理意义前文已详。

核因子 κB 受体活化因子配体（RANKL）能活化 RANK 信号通路，使 NF-κB、JNK、Akt、NF-AT 活化，促进破骨细胞增殖、抗凋亡，促进骨吸收增加。也可特异性诱导前体破骨细胞形成破骨细胞。

护骨素（OPG）是核因子受体活化蛋白配体 RANKL 的假受体，护骨素结合 RANKL 后，使核因子受体活化蛋白配体 RANKL 的生理活性被抑制，使 RANK 信号通路不能活化，抑制破骨细胞活化。

核心结合因子 α1（Cbfa1，也称 RUNX2）作为成骨细胞特异性转录因子，是促进成骨细胞增殖、分化、骨形成的关键分子。Cbfa1 激活后，能促进骨髓间充质干细胞增殖、分化成为成骨细胞，能促进成骨细胞表达骨钙素、Ⅰ型胶原、骨桥蛋白、骨唾液酸化蛋白、碱性磷酸酶、骨联素等。但过高水平的 Cbfa1 能抑制成骨细胞成熟和成骨细胞表达Ⅰ型胶原等。Cbfa1 还参与软骨细胞的分化和软骨内成骨，能在软骨发育早期促进软骨细胞分化和增殖，但不是软骨发育所必需的。Cbfa1 还可促进转录因子成骨因子（Osterix）的表达，能促进成骨细胞的分化。Cbfa1 有促进骨形成、抑制骨吸收的作用。

【结果】

采用实时 PCR 法，检测大鼠骨组织 OPG，RANKL，Cbfa1mRNA 表达，获得的初步资料如下。（图 4-3-6）

经 F 分析，大鼠骨组织中 OPG、RANKL、Cbfa1mRNA 表达在不同组别间有显著性差异。具体分组比较如下。

如图 4-3-6B 所示，电针后，胆经经穴组骨组织 OPGmRNA 表达明显低于模型对照组和假手术组（$P < 0.001$）。胆经经穴组高于非经穴组，但差异无显著

意义。电针干预后，胆经组的骨组织 RANKLmRNA 表达显著低于模型对照组（$P<0.001$），与假手术组穴组无差异。而模型对照组与其余两组比较，也有统计学差异。但是，综合图 4-3-6A 和图 4-3-6B 情况，计算 OPG/RANKL 的比值，胆经经穴组却明显大于非经穴组和模型对照组。OPG/RANKL 的比值是判断成骨和破骨哪方力量更大的重要指标，临床使用较为多见[1][2]。本实验的这一比值提示，胆经组骨形成较骨分解更为活跃，而非经穴组和模型对照组正相反。

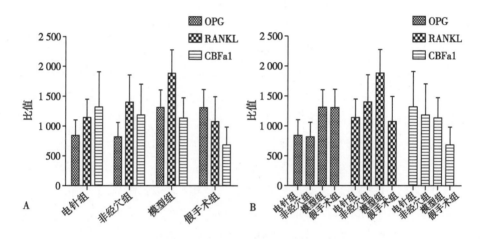

图 4-3-6　OPG/RANKL/Cbfa1

如图 4-3-6 所示，电针后，胆经组的骨组织 Cbfa1mRNA 表达显著升高于与假手术组；但升高比较非经穴组、去势模型组仍无统计学意义。非经穴组、去势模型组与假手术组差异有显著意义。Cbfa1 是 OB 最重要的特异性转录因子，提示电针胆经经穴能刺激 OB 表达 Cbfa1。

用放免法检测血浆瘦素（sLeptin）和雌激素 E_2 水平，资料如下：

如图 4-3-7 所示，干预后，经方差分析各组血浆瘦素水平无差异。但雌激素 E_2 水平有差异（$P<0.05$）；胆经经穴组雌激素 E_2 水平与假手术组有非常显著统计学差异（$P<0.01$），但其余三组间无差异。瘦素因对骨系统有双向作用，亦被列为偶联因子之一，但本实验显示电针后各组血浆瘦素水平变化无统计学差异。E_2 改变的意义如上一节讨论，不需重复。

[1] KARSENTY G. Transcriptional control of skeletogenesis[J]. Annu Rev Genomics Hum Genet, 2008, 9(1): 183-196.

[2] BOYCE B F, XING L. Functions of RANKL/RANK/OPG in bone modeling and remodeling[J]. Archives of Biochemistry & Biophysics, 2008, 473(2): 139-146.

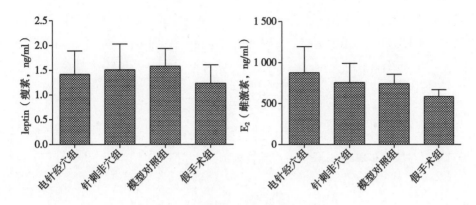

图 4-3-7　瘦素 LEPTIN 和雌激素 E_2

实验结果表明：电针后骨组织 RANKL mRNA 表达降低，同时 OPG 表达亦降低，但 OPG/RANKL 的比值却明显大于非经穴组和模型对照组。这一比值说明胆经组骨形成较骨分解更为活跃，而非经穴组和模型对照组正相反。OB 的主要特异性转录因子 Cbfa1 表达升高，说明 OB 分化、增殖及功能活化加强。但 OB 功能加强而 RANKL 表达并未升高，提示有更复杂的调节机制制约（比如 NFATc1 信号参与）[1]，从而保证电针足少阳经穴后骨形成占优势。

【结论】本实验从 RNA 水平再次证明我们前期工作的结论：电针足少阳经穴能够抑制骨吸收刺激骨形成。从实验结果看，我们推测电针足少阳经穴和调骨重建偶联，可能是通过 RANKL、NFATc1 信号蛋白调节 OC 及 OB 功能相偶联而实现的。

第四节 ◇◇◇ 电针足少阳经穴"和调"骨重建偶联的机制

前一节讲述我们用两个实验，明确了先前两个实验现象产生的原因：电针足少阳对骨作用的机理不同于雌激素等药物；同时找到进一步探索电针足少阳抗骨质疏松作用机制的关键因子，RANKL、NFATc1 信号蛋白。

骨代谢调节的研究中，已相继发现 OPG/RANKL/RANK 信号通路和

---

[1] WINSLOW M M, PAN M, STARBUCK M, et al. Calcineurin/NFAT signaling in osteoblasts regulates bone mass[J]. Dev Cell. 2006. 10(6): 771-782.

Wnt/β- 连环蛋白信号通路及信号，在调节骨重建偶联和骨量方面扮演重要角色。RANKL 和 NFATc1 是两个得到公认的主控的信号因子。如图 4-4-1 所示：

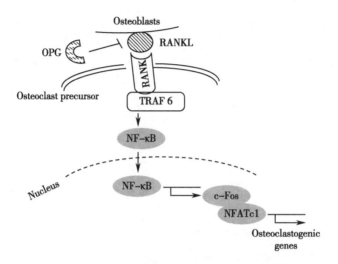

图 4-4-1 OB、OC 经 RANKL 和 NFATc1 相偶联

注：生理条件下，OB 表达 RANKL 结合于 OC 上 RANK，募集接口蛋白 TRAF6，激活经典 NF-κB 通路，而后核转位增加 c-Fos 表达，交互作用于 NFATc1，触发 OC 生成性基因转录。

［转引自 BOYCE B F, XING L. Biology of RANK, RANKL, and osteoprotegerin[J]. Arthritis Res Ther, 2007, 9(1): 1-7.］

骨重建中 OB 和 OC 相偶联，有两个转录因子发挥关键调衡作用。

（1）核因子 κB 受体活化因子配体（RANKL）：OB 细胞谱系表达 RANKL 结合巨噬细胞上的核因子 κB 受体活化因子（RANK）受体，促使 OC 分化、成熟、功能活化；另一方面，OB 细胞谱系又合成护骨素（OPG）与 RANKL 结合，竞争性阻断 RANKL 结合于 RANK，反向抑制 OC 生成，终止骨吸收[1][2]。有资料说，OB 骨形成和 OC 骨吸收相偶联，是通过 RANKL 发生"串话"（cross talk），RANKL 可能是"偶联因子"（coupling factor）[3]。RANKL 的产量受到 Wnt 信号通路调节，Dickkopf-1（DKK1）是 Wnt 信

[1] TEITELBAUM S L. Osteoclasts: what do they do and how do they do it[J]. Am JPathol, 2007, 170(2): 427-435.

[2] BOYCE B F, XING L. The RANKL/RANK/OPG pathway[J]. Curr Osteoporos Rep, 2007, 5(3): 98-104.

[3] TEITELBAUM S L, ROSS F P. Genetic regulation of osteoclast development and function[J]. Nat Rev Genet. 2003, 4(8): 638-649.

号拮抗剂，可阻滞 OB 的增殖和分化而影响 RANKL 表达[1]。硬化蛋白（sclerostin，SO）也能抑制 Wnt 经典信号通路，上调 RANKL 下调 OPG，从而增加 OC 生成[2]。

（2）激活 T 细胞核因子（NFATc1）：RANKL 与 RANK 结合后，激活一条关键的下游信号通路，钙调磷蛋白磷酸酶（Calcineurin）/激活 T 细胞核因子（NFATc1）信号。NFATc1 是 OC 形成中的主调节因子，是 RANKL 诱导的多条信号通路的汇聚点，能促进 OC 特异性基因表达；该信号又能够调节 OB 增殖从而协调骨形成和骨吸收[3][4]。

在前面一系列实验中，我们已证明电针足少阳经穴具有骨合成的特异性作用，而且对 OP 大鼠具有抗骨质疏松的治疗效应。但是，电针足少阳并非像药物治疗一样明显抑制 OP 大鼠骨转换率，而是同步针对性调节骨重建的两个相反相成的过程，即抑制骨吸收同时又加强骨形成。这提示电针足少阳经穴的作用机制可能有异于药物疗法（如雌激素、二磷酸盐类）。如联系《内经》"少阳为枢""因而和之"等观点，是否其机制主要在于"和调"大鼠骨重建的破骨和成骨偶联平衡？

由于 RANKL 和 NFAc1 是关键的偶联因子，RANKL、OPG 在 OB 表达的产量受到 Wnt 信号的调节，NFAc1 信号促进成骨活动而不增加 RANKL 和 OPG 表达，它被阻滞时活体表现为 OB 受抑制为主的骨量减少。所以，RANKL 及其下游信号分子 NFATc1，在 OPG/RANKL/RANK 信号通路和 Wnt/β-连环蛋白信号通路等的共同影响下，发挥平衡骨重建偶联的关键作用。因此，我们提出如下假说：电针足少阳经穴对大鼠骨重建偶联的和调机制，是和调两个关键偶联因子 RANKL 和 NFATc1，通过其上、下游（反馈）信号，以再建破骨和成骨活动正常的偶联平衡。

为验证这一假说，我们把工作重点放到活体动物模型和相关转导信号上、下游关系及信号阻滞剂的使用上。分别以去卵巢大鼠+抗 DKK1 抗

[1] GOLDRING S R, GOLDRING M B. Eating bone or adding it: the Wnt pathway decides[J]. Nature Medicine, 2007, 13(2): 133.

[2] C W G M Löwik, R L van Bezooijen. Wnt signaling is involved in the inhibitory action of sclerostin on BMP-stimulated bone formation[J]. J Musculoskelet Neuronal Interact, 2006, 6(4): 357.

[3] YEO H, MCDONALD J M, ZAYZAFOOD M. NFATc1: a novel anabolic therapeutic target for osteoporosis[J]. Ann N Y Acad Sci, 2006(1068): 564-567.

[4] KURODA Y, HISSATSUNE C, NAKAMURA T, et al. Osteoblasts induce Ca^{2+} oscillation-independent NFATc1 activation during osteoclastogenesis[J]. Proc Natl Acad Sci U S A, 2008, 105(25): 8643-8648.

体（Wnt 信号加强剂）处理模型及 FK506（NFATc1 信号阻滞剂）处理大鼠模型为研究对象，使用 RQT-PCR、ELISA 及骨密度、骨形态学等方法，选择分子水平、整体功能水平及形态学的综合指标体系，探讨研究电针足少阳经穴对大鼠骨重建偶联的和调机制是否通过两个主控转录因子 RANKL 和 NFATc1，影响其上、下游（反馈）信号，从而分别调控破骨和成骨活动，产生和调骨重建过程、再建正常偶联的净效应。

一、抗 DKK1 抗体处理实验

【目的】求证电针足少阳经穴对骨组织中 OPG、RANKL 的产量的贡献，阐述电针足少阳经穴"和调"RANKL。

> 注释：本实验数据可分析，加强 Wnt 信号前后，SO 水平与 OPG、RANKL，以及 NFATc1mRNA 表达的变化及其相关性；论证电针足少阳经穴对这一相关性的影响，以及 OPG、RANKL 在不同分组中的行为，与 Wnt 信号变化的关系等。

【方法】本实验以 10 月龄雌性 wester 大鼠 25 只，按完全随机化（随机方法同前）分 5 组，每组 5 只。20 只先行 OVX 造模。1 个月后其中 2 组 10 只进行抗 DKK1 抗体处理，然后 1 组 5 只进行电针干预，其余 5 只对照。另 2 组 10 只模型动物，1 组为电针组，1 组模型对照组。

（1）抗体处理方法：100μg 抗 DDK1 抗体加入 100μl 磷酸盐缓冲液（PBS）皮下注射，每周 5 天，连续 4 周[1]。

> 注释：此方法所用抗体对大鼠 DKK1 有 50% 的交叉反应活性，而与 DKK2、DKK3 及 DKK4 无交叉反应活性。文献多有报道，是较为成熟的 Wnt 信号加强措施[2]。

（2）实验指标检测：实时荧光定量 PCR 法、骨组织形态学测量及 ELISA

---

[1] Yaccoby S, Ling W, Zhan F, et al. Antibody-based inhibition of DKK1 suppresses tumor-induced bone resorption and multiple myeloma growth in vivo[J]. Blood. 109(5), 2007. 2106-2111.

[2] Song I, Kim JH, Kim K, et al. Regulatory mechanism of NFATc1 in RANKL-induced osteoclast activation[J]. FEBS Lett. 2009, 583(14): 2435-2440.

法，检测大鼠骨组织 OPG、RANKL、NFATc1mRNA 表达以及血浆硬化蛋白（SO）水平。

骨组织常规 HE 制片。

【结果】

（1）**骨组织切片 HZ 染色及骨小梁面积比**：骨组织切片 HZ 染色观察，如图 4-4-2 所示，OVX 模型组（图 4-4-2B）出现明显骨质疏松表现，证明 OVX 造模成功；而 OVX 加电针（图 4-4-2E）则改善了 OVX 的后果；加用 Wnt 信号激动剂后，骨质疏松仍较明显；但电针足少阳经穴 + OVX + 抗 DKK1 抗体（图 4-4-2D）骨质疏松却获得改善。电针足少阳经穴 + OVX + 抗 DKK1 抗体和 OVX + 电针，均显示骨小梁粗大，排列较紧密，成块状、片状，骨小梁连接成网状，连续性较好，髓腔变小（图 4-4-2D、图 4-4-2E）。提示电针足少阳经穴对 OVX 大鼠及 OVX + 抗 DKK1 抗体大鼠都有改善骨质疏松的效果，使用 Wnt 信号激动剂似乎加重 OVX 大鼠骨质疏松。

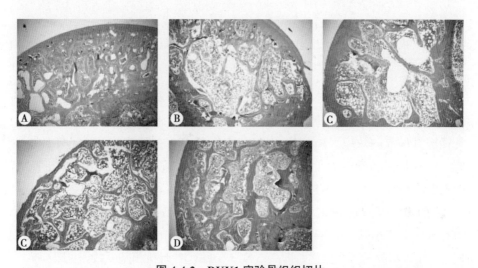

图 4-4-2　DKK1 实验骨组织切片

注：A 图（空白组）. 骨小梁排列紧密，成块状、片状，骨小梁连接成网状，连续性好，髓腔未见明显改变；B 图（模型组）. 与空白组比较，骨小梁排列比较紊乱、疏松，连续性较差，骨小梁宽度变细、变窄，骨小梁间距变大，髓腔明显变大；C 图（模型 + DKK1）. 与模型组比较，骨小梁排列明显紊乱、疏松，连续性很差，骨小梁数量明显变少，宽度变细，变窄，骨小梁间距更大，髓腔变大更明显；D 图（模型 + DKK1 + 针）. 与模型 + DKK1 比较，骨小梁数量增多，骨小梁排列紊乱稍轻微，连续性稍好，宽度稍大，髓腔变小；E 图（模型 + 针）. 与模型组比较，骨小梁粗大，排列较紧密，成块状、片状，骨小梁连接成网状，连续性较好，髓腔变小。

骨小梁面积比（%）：如图 4-4-3 所示，各组骨小梁面积比的统计结果，提示 OVX 大鼠的比值明显低于其他组别，加用电针则比值升高，二者有显著性差异；电针＋模型组除了与正常空白组无统计学差异外，与其他组别都有显著性差异；OVX 组与电针＋OVX、OVX＋抗 DKK1 抗体模型组无差异。

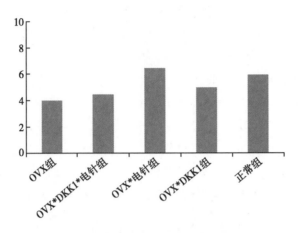

图 4-4-3　DKK1 实验骨小梁面积比（%）

注：F 检验，P=0.047。组间比较，OVX 模型组与模型加电针组，正常对照组均有显著性差异；模型加 DKK1 加电针组与模型加电针组亦有显著性差异。

OVX＋抗 DKK1 抗体组与 OVX 组切片比较，并未见明显不同；骨小梁面积比虽高于 OVX 组却未见显著性，似乎本实验注射抗 DKK1 抗体未见显著促进骨形成的效应。Agholme（2011）报道 100mg/kg×3 次，可增加骨形成、修复骨折和骨废用。离体抗 DKK1 抗体时，阻滞 DKK1 虽能促进成骨细胞上调 OPG 下调 RANKL，但在活体可能还需多种因子配合。

（2）RT-PCR 检测：使用 RT-PCR 技术，检测涉及骨重建的关键基因 OPGmRNA、RANKLmRNA、NFATc1mRNA 及 Cbfa1mRNA 表达的变化。采用相对定量方法分析基因表达，即 2-$\triangle\triangle$CT 方法。各组所测基因数据见表 4-4-1。

表 4-4-1　各基因表达量描述性资料

	空白组	针 &DKK1	针	DKK1	模型
Cbfa1	1	0.037 ± 0.04	32.83 ± 55.75	2.48 ± 3.23	0.39 ± 3.60
RANKL	1	1.17 ± 0.98	1.62 ± 1.08	0.37 ± 0.24	1.64 ± 1.51
OPG	1	0.153 ± 0.13	0.76 ± 0.40	0.42 ± 0.21	27.44 ± 23.14
NFATc1	1	3.29 ± 4.29	26.65 ± 24.43	3.78 ± 2.68	66.24 ± 98.13

在对所得数据的分布类型进行正态性检验时，发现各组数据不服从正态性分布。因此，采用成组设计多样本秩和（kruskal-wallis H）检验（表 4-4-2）。

表 4-4-2　各基因表达量的变化 H 检验

	中位数					H	P
	空白组	针 &DKK1	针	DKK1	模型		
Cbfa1	1	0.02	0.78	1.06	8.13	8.863	0.065
RANKL	1	0.62	1.24	0.24	0.79	6.950	0.139
OPG	1	0.11	0.66	0.45	16.90	11.986	0.017
NFATc1	1	1.41	22.31	3.26	179.55	10.408	0.034

由于实时 PCR 采用相对定量的 2-△△CT 方法，所得各组数据不服从正态分布，故采用 H 检验。表 4-4-2，各组大鼠骨组织的受试基因 mRNA 表达，OPG、NFATc1 两因子有统计学意义，而 Cbfa1 的 P 值为 0.06 稍微 >0.05，RANKL 则无显著性。但如结合 2-△△CT 值的均数变化，也可获得较多信息。

从均数变化看（表 4-4-1）：① OVX 模型组与空白组对照 Cbfa1、RANKL 下调，OPG 及 NFATc1 上调，尤其后者过表达，加强了破骨活动，所以仍表现为骨质疏松（见后）；②当 OVX 大鼠经电针足少阳经穴的干预，未刺激 Wnt 信号通路条件下，4 种受试基因在骨组织中表达充分；其中 OPG、NFATc1mRNA 表达较正常骨组织高 0.7 倍和 26 倍（有显著统计学意义），而 RANKL、Cbfa1 分别高 1.6 倍和 32 倍强；③使用抗 DKK1 抗体刺激 Wnt 信号通路，OPG、NFATc1mRNA 表达较正常骨组织高 0.4 倍和 2.5 倍（有显著统计学意义），而 RANKL、Cbfa1 分别高 0.3 倍和 2.3 倍；④抗 DKK1 抗体刺激 Wnt 信号通路，又再加以电针足少阳经穴的干预，OPG、NFATc1mRNA 表达较正常骨组织高 0.14 倍和 3.2 倍（有显著统计学意义），而 RANKL、Cbfa1 分别高 1.16 倍和 0.04 倍。从 OPG/RANKL 的值看，分别为 0.8/1.6=0.5（OVX + 电针）；0.4/0.4=1（OVX+D）；0.2/1.2=0.17（OVX+D + 电针）。

由上，电针足少阳经穴对 OVX 大鼠能够比较稳衡地调节各基因表达产量，并获得较理想的 OPG/RANKL 值。而当 Wnt 信号激动，虽然可上调

OPG 和下调 RANKL，OPG/RANKL 值最大，但 RANKL 的下游基因 NFATc1 表达减少，进而影响到成骨活动。文献报道，NFATc1 升高，既能破骨又能成骨，活体中表现为成骨活动占优势，反之亦然。当 Wnt 信号激动，加电针足少阳经穴干预，则似乎抑制了抗 DDK1 抗体的效应，虽然 OPG/RANKL 值最小，但所有受试基因表达比较平衡。本实验似提示：电针足少阳经穴似通过上调 Cbfa1、下调 OPG 而大幅降低 NFATc1。激动 Wnt 信号，轻微上调 Cbfa1，下调 RANKL 和 OPG，而严重下调 NFATc1。加上电针则 RANKL 上调，Cbfa1 下调。在各实验组 RANKL 数值波动在 0.3～1.6，幅度很小；NFATc1 波动幅度却在 3～66 之间。

对照前述形态学观察结果，可获得一致的印象。

（3）**ELISA 方法检测 sost**：各组大鼠血浆 sost 变化，但 F 分析未见有统计学意义的差异。sost 是骨细胞分泌蛋白，可抑制经典 Wnt 信号通路。

【结论】

骨组织切片观察和各组骨小梁面积比计量，均显示电针足少阳经穴干预 OVX 大鼠和 OVX + 抗 DKK1 抗体大鼠均优于 OVX 模型组。提示电针对此两组大鼠的骨形态有明显改善，但 OVX + 抗 DKK1 抗体组未见显著促进骨形成的效应。

OPG、NFATc1、RANKL、Cbfa1 表达提示，当 Wnt 信号激动，虽 OPG 上调 RANKL 下调，但导致下游基因 NFATc1 表达减少，而影响到成骨活动；Wnt 信号激动后，再加电针干预似乎抑制了抗 DDK1 抗体的效应，轻微下调 OPG 上调 RANKL，而 NFATc1 变化很小。当仅电针干预，4 种受试基因在骨组织中表达充分，其中 NFATc1 高 26 倍。结合骨形态学研究和基因测定，电针似通过调节 NFATc1 表达进而平衡成骨和破骨活动。

NFATc1 是 OC 形成中 RANKL 诱导的各条信号通路的汇聚点，能促进 OC 特异性基因表达；它的靶基因 ephrinB2 是 OC 的跨膜配体，和表达在 OB 上它的受体 EphB4 结合产生双向信号。后向信号从 OB 到 OC，抑制 NFATc1 和 Fos，终止骨吸收，促使 OC 凋亡；而前向信号从 OC 到 OB，刺激 OB 分化标志物表达，诱生 OB 关键转录基因如 Cbfa1、Osterix 等，从而协调骨形成和骨吸收。NFATc1 还可能增加 Wnt4 及卷曲蛋白 9，这些 Wnt 成分经自分泌或旁分泌形式发挥作用，加强 Wnt 信号，增强 OB 的骨形成。有趣的是，它在活体过表达增加骨量同时也增加 OC 活动，但 OC 发生加强不是通过 OB 表达的 RANKL 和 OPG 变化所驱动的 [1]。这与我们的实验所见很类似。

二、FK506 处理实验

【目的】求证电针足少阳经穴可经 NFATc1 信号加强成骨活动。

> **注释**：FK506 是 NFATc1 信号阻滞剂，本实验试图在不影响 RANKL（是 NFATc1 信号上游）条件下阻滞 NFATc1 信号，观察电针足少阳能否恢复 NFATc1 信号，反转 FK506 作用，进而确定它可经 NFATc1 信号加强成骨活动。同时依据不同分组中 NFATc1 信号变化，阐述电针足少阳如何和调之。

【方法】4 周龄雄性 SD 大鼠 40 只，按完全随机化（方法同前）分 4 组，预处理组（预先一周电针足少阳经穴处理）（PreEAGB+FK506）、电针胆经穴组（EAGB+FK506）、FK506 模型对照组（FK506）和正常对照组（Control）等；每组 10 只。

（1）**FK506 处理方法**：选 3 组共 30 只都进行为期 7 天皮下注射 FK506（注射剂量：0.3ml/g；FK506 浓度：1mg/ml）；随机选择 1 组，注射前预先进行 7 天电针足少阳经穴的实验。1 组为对照。此方法根据文献报道能够成功造出鼠骨质疏松模型 [2]。

（2）**电针**：FK506 处理结束 3 天后，开始电针足少阳经穴的干预 1 月，电针穴位及方法同前。

（3）**指标**：处死动物后采集和测试指标同前。测试方法及统计学方法同前。

【结果】

（1）**骨组织切片 HZ 染色及骨小梁面积比**

1）骨组织切片：如图 4-4-4 所示。

---

[1] STERN P H. The calcineurin-NFAT pathway and bone: intriguing new findings[J]. Mol Interv, 2006, 6(4): 193-196.

[2] KOGA T, MATSUI Y, ASAGIRI M, et al. NFAT and Osterix cooperatively regulate bone formation[J]. Nat Med, 2005, 11(8): 880-885.

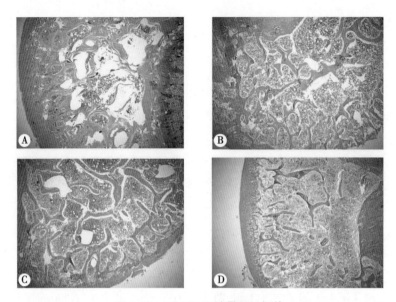

图 4-4-4　FK506 实验骨组织切片

注：A（空白组）．骨小梁排列紧密，成块状、片状，骨小梁连接成网状，连续性好，髓腔未见明显改变；B（FK506＋针）．与 FK506 组比较，骨小梁排列较规则，连续性稍好，骨小梁数量明显增多，宽度变粗，骨小梁变得粗大，骨小梁间距缩小，髓腔明显变小，与 FK506＋预针组区别不明显；C（FK506＋预针）．与 FK506 组比较，骨小梁排列较规则，连续性稍好，骨小梁数量明显增多，宽度变粗，骨小梁变得粗大，骨小梁间距缩小，髓腔明显变小；D（FK506）．与空白组比较，骨小梁排列非常紊乱、数量明显减少，连续性差，骨小梁宽度变细，变窄，骨小梁间距明显变大，髓腔明显变大。

2）骨小梁面积比（%）：如图 4-4-5 所示。

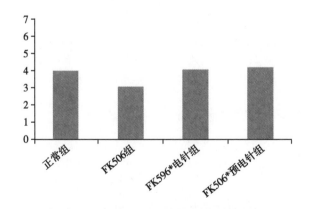

图 4-4-5　FK506 实验骨小梁面积比（%）

注：F 检验，$P=0.006$。组间比较：FK506 加电针及预电针组与 FK506 组有显著性差异。

骨组织切片 HZ 染色观察：Fk506（4 周龄 SD 雄性大鼠 FK506 处理）组与空白组比较，骨小梁排列非常紊乱、数量明显减少，连续性差，骨小梁宽度变细，变窄，骨小梁间距明显变大，髓腔明显变大（图 4-4-4A、图 4-4-4B）。

注释：FK506 是 NFATc1 拮抗剂，在活体引起骨量减少，有报道 NFATc1 拮抗剂 FK506 在活体引起骨量减少，主要是它抑制骨形成较抑制骨吸收更为有力。

而预针 +FK506（预先电针 1 周再行 FK506 处理）和 FK506+ 电针（FK506 处理行电针）组，则骨小梁排列较规则，连续性稍好，骨小梁数量明显增多，宽度变粗，骨小梁变得粗大，骨小梁间距缩小，髓腔明显变小（图 4-4-4C、图 4-4-4D）。骨小梁面积比的统计结果也同样表现出明显的组间差异（图 4-4-5）。

本实验以 4 周龄 SD 雄性大鼠，首次采用 FK506 制造骨质疏松模型，并从形态学上验证电针足少阳经穴能够预防和治疗此类骨质疏松。

（2）RT-PCR 检测：使用 RT-PCR 技术，对涉及骨重建的关键基因，如 OPG、RANKL、NFATc1 及 Cbfa1mRNA 表达的变化进行检测（表 4-4-3）。

表 4-4-3　FK506 处理后的 OPGmRNA 等基因表达变化

	空白组	预针 +FK506	FK506+ 电针	FK506	F	P
Cbfa1	1.00 ± 0.00	1.59 ± 2.24	5.37 ± 4.00	31.32 ± 49.28	1.131	0.393
RANKL	$1.00 \pm 0.00^{\square}$	$0.43 \pm 0.23^{\square}$	$2.08 \pm 0.70^{\square}$	$10.09 \pm 7.62^{\blacktriangle \triangle \blacksquare}$	4.164	0.047
OPG	1.00 ± 0.00	1.60 ± 1.44	1.16 ± 0.91	0.96 ± 0.34	0.343	0.795
NFATc1	1.00 ± 0.00	1.19 ± 0.60	2.02 ± 0.93	2.31 ± 1.04	2.075	0.182

注：① "▲" 代表与空白组差异有统计学意义。
　　② "△" 代表与预针 +FK506 组差异有统计学意义。
　　③ "■" 代表与 FK506+ 电针组差异有统计学意义。
　　④ "□" 代表与 FK506 组差异有统计学意义。

实时 PCR 仍采用相对定量的 2-△△CT 方法，采用 F 检验，各组大鼠骨组织受试基因 mRNA 表达，RANKL 有统计学意义，OPG、NFATc1 和 Cbfa1 则无显著性。从 2-△△CT 值的均数分析，使用 FK506 阻滞 NFATc1 信号，预电针和电针都不能翻转 FK506 对 NFATc1 的作用（$P>0.05$）。FK506

导致 RANKL 表达较正常骨组织高 10 倍（$P=0.047$），是其产生骨质疏松的原因，据本资料看似乎与 Cbfa1 高表达（较正常骨组织高 31 倍强）有关。

> **注释：**已知 Cbfa1 是成骨细胞（OB）的特异性转录因子，它刺激 OB 可上调 RANKL，从而加强骨吸收。ephrinB2 是 NFATc1 的靶基因，是 OC 的跨膜配体，它和表达在 OB 上它的受体 EphB4 结合产生双向信号，又将 OC 和 OB 亲密接触、相互偶联，从而协调骨形成和骨吸收。当 NFATc1 受阻滞，可能通过此信号诱导 Cbfa1 和 RANKL 的异常升高。

预先电针和电针足少阳经穴，似能阻止 Cbfa1 高表达（正常骨组织的 1.5 倍和 5.4 倍）而下调 RANKL 表达（0.4 倍和 2.8 倍）。

大鼠血浆 sost 变化经方差分析，各组无显著性差异。sost 是骨细胞分泌蛋白，可抑制经典 Wnt 信号通路。本实验使用 ELISA 检测各组血浆硬化蛋白，但未见有统计学意义的差异。可见电针以及抗 DKK1 抗体等，均不涉及 sost 变化。

【结论】

预针＋FK506（预先电针 1 周再行 FK506 处理）和 FK506＋电针（FK506 处理行电针）组，骨小梁排列较规则，连续性稍好，骨小梁数量明显增多，宽度变粗，骨小梁变得粗大，骨小梁间距缩小，髓腔明显变小（图 5-4-4）。骨小梁面积比的统计结果也同样表现出明显的组间差异（图 5-4-5）。本实验以 4 周龄 SD 雄性大鼠，首次采用 FK506 制造骨质疏松模型，从形态学上验证电针足少阳经穴能够预防和治疗此类骨质疏松。

预先电针和电针足少阳经穴，似能阻止 Cbfa1 高表达（正常骨组织的 1.5 倍和 5.4 倍）而下调 RANKL 表达（0.4 倍和 2.8 倍）。

上述两个不同实验，从骨形态学研究和基因测定，初步探明，电针足少阳经穴似通过调节 NFATc1 表达量进而平衡成骨和破骨活动；但当抗 DDK1 抗体激动 Wnt 通路时，由于上调 OPG 和下调 RANKL 导致 NFATc1 表达随之减少，进而影响到成骨活动；电针又可抑制抗 DDK1 抗体的效应而加强骨形成。如果 NFATc1 信号被阻断，则 Cbfa1 高表达，而致 RANKL 过表达，则雄性大鼠出现明显骨质疏松；预电针和电针都不能翻转 FK506 对 NFATc1 信号的阻滞，但似能阻止 Cbfa1 高表达而下调 RANKL。实验中，Sost 的变化与电针、信号激动剂和信号阻滞剂使用无关系。

　　综上所述，由于骨分解和骨形成相互偶联的研究，是一个不能在培养皿中适当地复制的原位（in situ）现象，是科学研究所面对的严重挑战；而且针刺效应研究的特殊性也苛刻限制着细胞技术的使用。因此，我们把解决问题的关键点放到活体研究和加强或阻滞相关上、下游转导信号以观察其相互关系上。所设计的实验，从不同层次探讨电针足少阳经穴对 RANKL 及 NFATc1 信号分子的影响，构成严密的论证链。所选择使用的指标，也形成分子、全身功能及形态结构综合印证的体系。而抗 DKK1 中和抗体和 NFATc1 信号阻滞剂 FK506 在针刺研究中，使用尚属首次。主要指标如 SO，以及骨组织 OPG、RANKL、NFATc1 mRNA 表达等，在活体动物的针刺研究中尚未见文献报道。

　　我们根据实验结果，提出电针足少阳经穴对大鼠骨重塑偶联的和调机制，可能涉及调节主调控骨重建关键的偶联因子 NFATc1 的表达；通过这信号分子协调 Cbfa1，进而影响 OPG、RANKL 的产出，以获得骨重建动态平衡的净效应。这一学术思想的创新点是"和"的理念：和调少阳，调衡骨重建，纠正骨重建失偶联。本实验不仅将会为《内经》"足少阳与骨相关性"原理提供分子水平的实验证据，也拓展了足少阳及其经穴的性用，而且对丰富中医基础理论、骨生理病理学以及骨病防治等都会有积极的贡献。

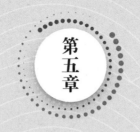

第五章

"和调少阳"的应用研究

上一章，讲述我们如何验证了"少阳主骨"观点，证明电针足少阳能够自身调节骨强度而具有抗骨质疏松的效应；并且，进一步证明电针足少阳的作用机制是"和调少阳"，促使骨重建过程取得整体性净平衡。本章重点则是转入临床应用研究。其目的是，一方面在临床应用研究中，探索"少阳主骨"的适应证范围和有效性；另一方面则是通过临床治疗取得支持的旁证。

从先前的基础实验研究中，我们获得大量的新成果、新认识，必须付诸临床实践，方能使之完善并发挥其理论指导意义。于是我们选择临床最为常见的骨质疏松症和膝骨性骨关节炎作为突破口。第一个方向是拓宽"取之少阳"治疗方法和途径，第二个方向是进行人体临床试验，第三方向是进一步对治疗骨病的机理，以及"和调"骨重建平衡的骨外效应进行研究。试图通过人体或动物实验，对骨、软骨及骨病、关节功能（包括关节本体感觉）、骨功能的临床新发现等，进行较为系统而深入的研究。

第一节 ◇◇ "和解少阳"：小柴胡汤亦治骨质疏松

从骨质疏松症预防和治疗的实践看，主要有两种方法，抑制骨吸收或者刺激骨形成，其中又以抑制骨吸收的药物占主导地位。但愈来愈多的研究发现，过分抑制骨重建只会导致功能衰弱的骨生成。所以，近年很多学者呼吁，应开发抑制骨吸收同时又刺激骨形成的"协同（synergetic）"治疗措施[1]，并已展露苗头。

前已讨论，骨重建是一个"阴阳自和"的自稳定系统。根据"少阳主骨"理论中"取之少阳"观点，我们推测"和解少阳"的经典中医方剂也应该和针灸一样，都可能具有促使骨重建中阴阳双方的破骨细胞 OC 及成骨细胞 OB 功能之间"自和"的作用，一定程度上有助于恢复正常的骨重建过程。"和解少阳"可能是治疗骨质疏松的一种新策略。

这一学术思想，把治疗的着重点转移到"和解"上；作用目标是少阳，因为少阳是阴阳刚柔进退的枢机和要冲，也因为"少阳主骨"学说已阐明少阳与骨强度生理病理的关系，并发现足少阳可以治疗 OP 相关病症。因此，新策略体现出中医基本理论中特殊"和解"方法的特色和优势。

经典中医剂小柴胡汤是"和解少阳"的代表方，同时电针足少阳对骨重建有"和调"作用，我们采用此两种不同方法干预去卵巢骨质疏松大鼠，观察其骨密度、骨组织形态学指标的变化，试图证明"和解少阳"方药及电针都具有刺激成骨活动并抑制破骨活动的效应，而对 OP 有一定的治疗效果。《内经》对少阳病理相关性骨病有"取之少阳"之训。意味着治疗此类骨病不限于针灸方法。如果能够证明诸如小柴胡汤等"和解少阳"的千古名方，与电针足少阳经穴一样有相同或相近的抗骨质疏松效应，那么《内经》"取之少阳"的意义也就彰显无遗了。

【目的】分别采用电针足少阳经穴的方法和小柴胡汤灌胃，证明二者都具有刺激成骨活动并抑制破骨活动的效应，而对 OP 有一定的治疗效果，也证明"和解少阳"以治疗骨质疏松的新策略。

【方法】40 只 6 月龄 SD 雌性大鼠（重 280g ± 10g），按完全随机化方案分为假手术组（sham group）、模型加电针胆经穴组（电针胆经组，OVX-A）、

---

[1] LEFEBVRE V. Roles and regulation of SOX transcription factors in skeletogenesis[J]. Curr Top Dev Biol, 2019(133): 171-193.

小柴胡汤组（*Xiaochaihu Tang* group）、去势模型对照组（模型对照组，OVX-C），10 只 / 组。其中小柴胡汤组随机分为低剂量组 3 只、中剂量组 4 只和高剂量组 3 只三个组。

造模及经穴电针等同前。

（1）经典"小柴胡汤"制备方法：柴胡 12g，黄芩 9g，人参 6g，半夏 9g，炙甘草 5g，生姜 9g，大枣 4 枚（10g）；《伤寒论》原方原量。先将大枣掰破，半夏捣碎，人参、生姜切片备用。以上七味，柴胡、黄芩、半夏、炙甘草、大枣加适量蒸馏水浸泡 30min，然后加热煮沸。开始用强火，煮沸后改用文火，保持沸腾至 20min，加入生姜，搅拌，继续煮沸 10min，趁热过滤。药渣再加蒸馏水煎煮 1 次，煮沸时间 20min，过滤，合并滤液。人参单独加适量蒸馏水煎煮 2 次，分别煮沸 30min，收集滤液，与前一滤液合并，浓缩至 1g/ml，过滤，即得。质量控制：原料药材按照《中华人民共和国药典》规定品种，由原泸州医学院生药教研室进行品种和品质鉴定。

（2）制备地点和保存：泸州医学院药学院药研所制剂室；冰箱 2～5℃冷藏（临用之前制备，保存 6 天）。

"小柴胡汤"用法：小柴胡汤组大鼠按 2.5g/kg、5g/kg、10g/kg 灌胃给药，即高、中、低剂量组，折算为成人剂量分别为 2.5 倍、5 倍和 10 倍。每周灌胃 6 次，连续给药 12 周。

（3）指标检测：骨密度检测和骨组织形态学观察同前。

成骨细胞，破骨细胞数量观察方法：在一张 HE 染色切片中，先在光镜低倍镜（20×）下观察成骨细胞、破骨细胞的位置，然后换成高倍镜（40×），按照从上到下，从左至右的顺序，随意选取 5 个区域，行股骨远侧干骺端成骨细胞及破骨细胞计数 [1]。

> **注释**：成骨细胞呈圆柱体形，有细长的突起，胞核大呈椭圆状，胞浆内有丰富的内质网，较大的高尔基复合体，并含有丰富的胶原蛋白分泌小泡，光镜下，胞浆呈嗜碱性染色；破骨细胞是多核巨细胞，其直径在 20～100μm 之间，胞浆多呈泡沫状，光镜下，胞浆呈嗜酸性染色，每立方微米骨骼中仅有 2～3 个破骨细胞，在骨转换比较活跃的干骺端，其数目相对较多。

[1] TEITELBAUM S L. Osteoclasts: what do they do and how do they do it?[J]. Am J Pathol, 2007, 170(2): 427-435.

【结果】

（1）**各组大鼠 BMD 改变**：如图 5-1-1 所示，经实验干预后各组大鼠骨密度体重校正值比较，模型对照组较假手术组、电针胆经组和小柴胡汤组显著下降，差异有显著统计学意义（$P<0.01$）；小柴胡汤组、电针胆经组与假手术组相较差异无统计学意义（$P>0.05$）；小柴胡汤组与电针胆经组相较差异无统计学意义（$P>0.05$）。

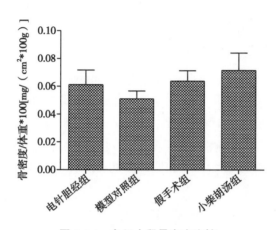

图 5-1-1　各组大鼠骨密度比较

注：小柴胡汤组、电针胆经组与假手术组相较，$P>0.05$；模型对照组较假手术组、电针胆经组和小柴胡汤组，$P<0.01$；小柴胡汤组与电针胆经组相较，$P>0.05$。

模型对照组其骨密度体重校正值较假手术组显著下降（$P<0.01$），说明造模成功；小柴胡汤组、电针胆经组与假手术组相较差异无统计学意义（$P>0.05$），说明小柴胡汤、电针胆经组都可以增加骨量，提高 BMD 到近似未摘除卵巢时水平。

（2）**骨组织 HE 切片观察（×200）**：本实验于光镜下观察实验干预后各组大鼠的骨组织形态学指标的变化。模型对照组（图 5-1-2A）骨髓腔较宽大、骨小梁外形不规则。小柴胡汤组（图 5-1-2C）和电针胆经组（图 5-1-2B）骨小梁排列较连续，可见骨髓腔结构，与假手术组（图 5-1-2D）对比无明显差异。结果提示：模型对照组骨小梁稀疏、断裂，说明造模成功；假手术组骨小梁致密，排列整齐；电针胆经组、小柴胡汤组与模型对照组比较，骨小梁连接成网状，排列整齐；与假手术组比较无明显差异，说明小柴胡汤、电针足少阳都通过"和解少阳"的机制对骨微结构有改善作用。这些形态学指标变化与骨密度的变化相一致，可知"和解少阳"经典方剂小柴胡汤，以及电针足少阳经穴都能提高去卵巢骨质疏松大鼠骨密度，改善骨组织形态学指标，"和解少阳"而改善骨重建。

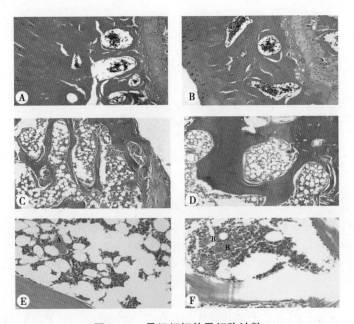

图 5-1-2　骨组织切片及细胞计数
　　注：A.模型对照组；B.电针胆经组；C.小柴胡汤组；D.假手术组；E、F 为骨细胞计数（成骨细胞标识为 A，破骨细胞标识为 B）。

　　成骨细胞、破骨细胞计数：大鼠左侧股骨远侧干骺端成骨细胞计数如图 5-1-3（左）所示，模型对照组成骨细胞数较假手术组、电针胆经组和小柴胡汤组显著下降，差异有显著统计学意义（$P<0.01$）；小柴胡汤组、电针胆经组与假手术组相较差异无统计学意义（$P>0.05$）；小柴胡汤组与电针胆经组相较差异无统计学意义（$P>0.05$）。如图 5-1-3（右）所示，则显示模型组破骨细胞计数显著升高，与其他三组均有统计学意义（$P<0.01$）。

【结论】

　　本实验在"少阳主骨"理论指导下，在电针足少阳经穴和调骨重建研究的基础上，采用小柴胡汤、电针足少阳经穴干预去卵巢骨质疏松大鼠，其结果表明"和解少阳"经典方剂小柴胡汤，能提高 OP 大鼠的骨密度、改善骨组织形态学指标，并且升高骨组织中成骨细胞数，降低破骨细胞数，与模型组对照分别有非常显著统计学差异。证明"和解少阳"的小柴胡汤对骨重建具有"和调"作用，小柴胡汤与电针足少阳经穴的效应相同。提示"和解少阳"的中药制剂和针灸方法都具有抗骨质疏松的作用，而"和解少阳"可能是临床治疗骨质疏松的新策略。

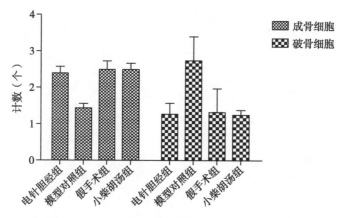

图 5-1-3　各组大鼠成骨细胞、破骨细胞计数（个）

　　注：模型对照组与假手术组、电针胆经组和小柴胡汤组比较，$P<0.01$；小柴胡汤组、电针胆经组与假手术组相较，$P>0.05$；小柴胡汤组与电针胆经组相较，$P>0.05$。

第二节 ◈◈ 自制"少阳生骨方"对膝骨性关节炎合并原发性骨质疏松症临床研究

　　膝骨性关节炎和原发性骨质疏松症都涉及软骨和骨的代谢失平衡。这可能是膝关节骨性关节炎的一个共同的病理生理过程。学术界提出"骨平衡紊乱性膝骨关节炎"的概念，它可能是膝关节骨性关节炎的一种类型，也可能是膝关节骨性关节炎共同的病理基础或者归宿。膝骨性关节炎是由于软骨细胞代谢异常，原发性骨质疏松是由于骨的代谢异常，骨和软骨有密切联系，这两种疾病同时并发，是骨和软骨的代谢平衡紊乱所致。

　　细胞因子对软骨细胞的损害作用，是目前在骨性关节炎发病机制中研究的热点。研究表明，在骨性关节炎软骨损害过程中对软骨细胞起损伤作用的炎性因子很多，包括 IL-1、TNF-α、IL-6、IFN-γ 等，现研究发现其中 IL-1、TNF-α 对软骨细胞的损害尤为明显。Kourbeti IS 等研究发现 IL-Lra 及 IL-1 单克隆抗体或 II 型 IL-1 受体可阻滞骨和软骨细胞的破坏[1]；对膝骨性关节炎患者

[1] ZSUZSA, JENEI-LANZL, ANDREA, et al. Interleukin-1β signaling in osteoarthritis-chondrocytes in focus[J]. Cellular signalling, 2019(53): 212-223.

膝关节滑膜细胞和软骨细胞体外培养发现合成的 IL-1α、IL-1β 较正常明显升高 [1]。刘忠厚等认为骨组织高转化状态常常伴有骨组织和外周血单核细胞培养液中 IL-1 浓度升高，认为它与骨质疏松有密切关系，并且认为它有激活破骨细胞和促进破骨细胞分化的作用；同时认为 TNF 也可使破骨细胞含量和活性增强，骨吸收增加，成骨细胞减少，骨形成减少，导致骨质疏松发生 [2]。从上可推测出 IL-1、TNF-α 在骨性关节炎和骨质疏松发病过程中起了双重作用。

根据我们既往对"少阳主骨"学说的研究，这种软骨与骨代谢出现平衡紊乱，应该是"少阳主骨"或"和调少阳"的主要适应证。通过和解少阳的方法治疗骨质疏松症，同时对膝骨性关节炎也有预防和治疗作用。因此，本项临床观察希望明确"和调少阳"的方法，能够改善骨和软骨的代谢平衡紊乱，降低血清中 IL-1、TNF-α 含量，而起到治疗膝骨性关节炎并发骨质疏松症的作用。

和解少阳的方法适合膝骨性关节炎合并原发骨质疏松症的治疗。我们选择柴胡桂枝汤加减，基本药物：柴胡、桂枝、白芍、黄芪、当归、鸡血藤、续断、杜仲、骨碎补、生姜、大枣、炙甘草等。本方根据膝骨性关节炎合并骨质疏松症的病机特点而设，方中柴胡清解少阳之邪，舒畅气机之郁滞；桂枝散风寒以解肌表，助卫阳，通经络，利关节，辅以白芍敛阴和营，使桂枝辛散而不致伤阴；以黄芪、当归、鸡血藤予补益气血、通络化瘀、祛痰散结；续断、杜仲、骨碎补肾壮阳，强筋健骨；姜、枣配伍，为补脾和胃，调和营卫；甘草调和诸药。全方配伍，具有和解少阳、调和枢机、舒筋通络、补气益血等功效。

本研究从《内经》"少阳主骨"的思想，采用和解少阳法，针对骨平衡紊乱性膝骨关节炎进行临床疗效评价，取得了较好的临床疗效。

【目的】评价"少阳生骨方"治疗骨平衡紊乱性膝骨关节炎的疗效及初步探索其机理。

【方法】纳入膝骨性关节炎合并原发骨质疏松症患者 60 例，均为 2011 年 1～9 月在我院中医骨科住院或门诊就诊患者。随机分为研究组和对照组各 30 例，两组在年龄、性别、发病时间、病情轻重等方面差异均无统计学意义，具有可比性。

[1] NASI S, EA H K, SO A, et al. Revisiting the Role of Interleukin-1 Pathway in Osteoarthritis: Interleukin-1α and-1β, and NLRP3 Inflammasome Are Not Involved in the Pathological Features of the Murine Menisectomy Model of Osteoarthritis[J]. Front Pharmacol, 2017, 13(8): 282.

[2] 刘忠厚，丁桂芝，于世凤，等. 骨矿与临床 [M]. 北京：中国科学技术出版社，2006：167-172.

（1）诊断标准

膝骨性关节炎诊断标准＋X线标准：参照美国风湿病学会于1986年提出膝骨性关节炎的诊断标准。略。

骨质疏松诊断标准：参照2017年《原发性骨质疏松症诊疗指南》。

治疗效果评定标准：参照《中药新药临床研究技术指导原则》。

纳入标准、排除标准：略。

（2）指标检测：两组疗效指标均于实验开始前1周内、实验开始后1个月、3个月、6个月各观察1次并记录，不良反应指标于实验开始前及疗程结束后1周内进行，随时记录。两组患者均行患膝 Lysholm 评分系统评估患者膝关节功能，空腹采集血检测细胞因子 IL1、TNF-α（用 ELISA 双抗体夹心法）。

（3）服药方式

研究组：采用中医和解少阳治疗，自制"少阳生骨方"，基本药物见前。每日1剂，分3次服用，于餐前30分钟服用，8周为一疗程，连续用1个疗程。

对照组：服用盐酸氨基葡萄糖胶囊＋阿仑膦酸钠片，口服盐酸氨基葡萄糖胶囊（香港奥美制药），一次0.75g（一次1粒），每日2次，随餐服用；口服阿仑膦酸钠片（海南凯健制药），一次10mg（一次1粒），每日1次，餐前1小时服用，两种药物均口服，8周为一疗程，连续1个疗程。治疗期间嘱患者减少膝关节负重，避免过度活动。

【结果】

60例患者均完成了1个疗程的治疗，研究组和对照组治疗前后查肝肾功、血常规均未出现异常改变。

两组患者 Lysholm 评分系统评估患者膝关节功能在治疗前、治疗第1个月、第3个月、第6个月比较（图5-2-1）。研究组和对照组比较，两组治疗前差异无统计学意义（$P>0.05$），第1个月对照组高于研究组（$P<0.05$），而第3个月、第6个月研究组高于对照组（$P<0.05$）；治疗前后自身比较，研究组第1个月与治疗前差异无统计学意义（$P>0.05$），第3个月、第6个月高于治疗前（$P<0.05$）；对照组第6个月与治疗前差异无统计学意义（$P>0.05$），第1个月、第3个月高于治疗前（$P<0.05$）。

两组患者白介素1（IL-1）在治疗前，治疗第1个月、第3个月、第6个月比较（图5-2-2）。研究组与对照组比较，治疗前、第3个月差异无统计学意义（$P>0.05$），第1个月研究组高于对照组（$P<0.05$），第6个月研究组低于对照组（$P<0.05$）；治疗前后自身比较，研究组第1个月、第3个月、

第 6 个月均低于治疗前（$P<0.05$）；对照组第 6 个月与治疗前差异无统计学意义（$P>0.05$），对照组第 1 个月、第 3 个月均低于治疗前（$P<0.05$）。

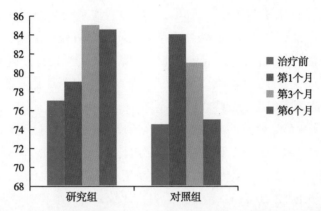

图 5-2-1　治疗前、治疗第 1 个月、第 3 个月、第 6 个月 Lysholm 评分

　　注释：IL-1 与骨质疏松关系密切，骨组织的高转化状态常常伴有外周血和骨组织中 IL-1 的升高。在类风湿关节炎病情进展过程中，目前发现关节软骨被破坏、遗留后遗症这一病理改变与 IL-1 密切相关。IL-1 通过刺激关节的滑膜细胞、软骨细胞、成纤维细胞分泌大量的 PGE_2，从而对软骨细胞造成损伤。IL-1 还可促进基质金属蛋白酶及其他分解产物的释放，参与关节滑膜、软骨的病理损伤过程。IL-1 在骨性关节炎和骨质疏松的发病过程中都起到重要作用。

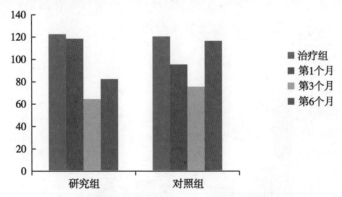

图 5-2-2　治疗前、治疗第 1 个月、第 3 个月、第 6 个月白介素 -1 比较（pg/ml）

　　从上图中可看出，白介素 -1 研究组和对照组比较，第 1 个月研究组高于对照组（$P<0.05$），第 6 个月研究组低于对照组（$P<0.05$）；治疗前后自身

比较，研究组第 1 个月、第 3 个月、第 6 个月均低于治疗前（$P<0.05$）；对照组第 1 个月、第 3 个月均低于治疗前（$P<0.05$）。本次研究发现，两种治疗方式均有降低 IL-1 的作用，而 IL-1 是导致骨质疏松症发生和关节软骨损伤的重要细胞因子之一，推测两种治疗方式均有预防和治疗膝骨性关节炎合并骨质疏松症的作用。治疗后研究组 IL-1 降低较缓慢，持续时间较长，对照组给药后第 1 个月开始降低，停药后 4 个月（第 6 个月）与治疗前已无明显改变，推测可考虑第二个疗程治疗。

两组患者肿瘤坏死因子 -α（TNF-α）在治疗前，治疗第 1 个月、第 3 个月、第 6 个月比较（图 5-2-3）。研究组与对照组比较，治疗前、第 3 个月差异无统计学意义（$P>0.05$），第 1 个月研究组高于对照组（$P<0.05$），第 6 个月研究组低于对照组（$P<0.05$）；治疗前后自身比较，研究组和对照组第 1 个月、第 3 个月、第 6 个月均低于治疗前（$P<0.05$）。

> 注释：肿瘤坏死因子根据来源可分为三种，TNF-α、TNF-β、TNF-γ。其中，TNF-α 与骨质疏松关系密切。TNF 可使破骨细胞数量及活性增强，骨吸收增加，成骨细胞数量减少，骨形成降低。在 20 世纪 80 年代后期，TNF 在骨性关节炎和类风湿关节炎发病机制中的作用已受到重视，现已证实 TNF-α 能诱导产生一些细胞因子，如 IL-1、IL-6 等，还可刺激滑膜细胞产生 PGE_2，对骨和软骨细胞的破坏。丁元洪等研究发现，膝骨性关节炎的患者，血清和关节液中 IL1 和 TNF-α 都同时增高，他们认为，关节液中这两种细胞因子含量增加，造成对软骨细胞的破坏，因此，细胞因子可用于诊断骨性关节炎的指标之一。

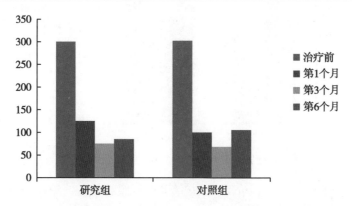

图 5-2-3 治疗前、治疗第 1 个月、第 3 个月、第 6 个月肿瘤坏死因子 -α 比较（pg/ml）

本次研究发现，两种治疗方式均有降低 TNF-α 的作用，可推测两种治疗方式均有预防和治疗膝骨性关节炎合并骨质疏松症的作用。

【结论】

本次研究证明了和解少阳法在治疗骨平衡紊乱性膝骨关节炎患者疗效显著，患肢膝关节 Lysholm 系统评分升高，膝关节功能明显改善。

和解少阳法可降低血清中对骨和软骨细胞损伤的细胞炎性因子含量，起到防治骨平衡紊乱性膝骨关节炎的作用，为临床治疗骨平衡紊乱性膝骨关节炎提供理论依据。

本次研究对照组采用治疗骨质疏松的药物阿仑膦酸钠和改善关节退变的盐酸氨基葡萄糖胶囊同时给药，结果显示药物疗效较显著。但也有明显的不足，如骨形成也被抑制，患者的症状及对骨和软骨起损害作用的细胞因子，在停药后 4 个月与治疗前比较已无差异等。而采用"和解少阳"的方法，却取得了较满意的疗效，有促进骨和软骨细胞代谢达到平衡的作用，并且疗效维持时间较长。

第三节 ◇◇ 对膝关节 ACL 本体感觉的调节机制

本体感觉是人体控制和协调肢体一些关节运动和位置的传入信息，而机体正是通过整合这些信息来预防和避免因过度运动而导致的韧带损伤。由于骨关节本体感觉是关节功能表现的一个重要侧面，根据"少阳主骨"，有可能电针足少阳经穴对此也具有和调的作用。

前交叉韧带（ACL）是维持膝关节稳定的重要韧带之一[1]，它主要负责膝关节内关节前向稳定性。当 ACL 受到胫骨前向移位所带来的牵拉，通过腘绳肌的收缩会对抗胫骨前移，起到保护 ACL 的作用，这就是 ACL- 腘绳肌反射弧[2]。它是反射性调节膝关节肌张力和协调运动的一种反馈机制，可以通过本体感觉来具体表现，而其中的本体感觉传导信息主要是通过其中的神经

---

[1] LANSDOWN D A, RIFF A J, MEADOWS M, et al. What Factors Inf luence the Biomechanical Properties of Allograft Tissue for ACL Reconstruction? A Systematic Review[J]. Clin Orthop Relat Res, 2017, 475(10): 2412-2426.

[2] 张磊，郭晓光，祁翼，等. 食蟹猴单膝 ACL 损伤模型中 ACL 与腘绳肌本体感受器的变化 [J]. 中国临床解剖学杂志，2017，35（3）：30.

组织来完成传递的[1][2]。临床上，当 ACL 因为各种原因导致损伤或者断裂时，不仅会因为其物理结构受损导致膝关节不稳，而且还会因为损伤后本体感觉的缺失而进一步影响膝关节整体稳定性。许多研究发现，NT-3 以及它的特异性受体 TrkC，在本体感觉的神经传递、损伤康复以及再生等方面发挥着重要作用[3][4]。因此，有效地激活 NT-3/TrkC 信号通路对本体感觉的恢复有着至关重要的作用。

鉴于目前还没有电针足少阳经穴对关节本体感觉影响的实验及临床相关的研究报道，于是，我们采用食蟹猴 ACL 损伤模型，研究"和调少阳"法电针足少阳经穴对食蟹猴模型的膝骨关节本体感觉的影响和机制。本实验利用少阳经脉自身调节特点，观察电针足少阳经穴逆向干预 ACL- 腘绳肌反射弧，激活本体感觉 NT-3/TrkC 信号通路，从而探讨 ACL 本体感觉变化的作用机制。本实验将从另一个角度再次验证"少阳主骨"的观点，并开拓"少阳主骨"对关节本体感觉作用的新应用。

《素问·脉要精微论》记载有"膝者，筋之府"，膝关节相关疾病与足少阳经脉有密切联系。有研究表明，应用低频脉冲电流刺激膝关节 ACL，反射性引起相关肌群收缩，并协同神经肌肉的反馈机制调节膝关节的整体稳定性，从而维持膝关节的正常活动[5]。稳定性一旦加强，本体感觉可以得到较好的恢复，进而预防 ACL 的再次损伤[6][7]。上述研究为我们的工作假说提供了可行性

[1] LEI Z, YAN Z, JI Q, et al. Mechanism of Activating the Proprioceptive NT-3/TrkC Signalling Pathway by Reverse Intervention for the Anterior Cruciate Ligament-Hamstring Reflex Arc with Electroacupuncture[J]. Biomed Research International, 2018(2018): 1-10.

[2] DELLE VEDOVE A, STORBECK M, HELLER R, et al. Biallelic Loss of Proprioception-Related PIEZO2 Causes Muscular Atrophy with Perinatal Respiratory Distress, Arthrogryposis, and Scoliosis[J]. Am J Hum Genet, 2016, 99(6): 1406-1408.

[3] WANG XY, GU PY, CHEN SW, et al. Endogenous neurotrophin-3 promotes neuronal sprouting from dorsal root ganglia[J]. Neural Regen Res, 2015, 10(11): 1865-1868.

[4] KUO L T, TSAI S Y, GROVES M J, et al. Gene expression profile in rat dorsal root ganglion following sciatic nerve injury and systemic neurotrophin-3 administration[J]. J Mol Neurosci, 2011, 43(3): 503-515.

[5] BISCARINI A, BOTTI F M. Selective contribution of each hamstring muscle to anterior cruciate ligament protection and tibiofemoral joint stability in leg-extension exercise: a simulation study[J]. Eur J Appl Physiol, 2013, 113(9): 2263-2273.

[6] SHEN M, CHE S, YE D, et al. Effects of backward walking on knee proprioception after ACL reconstruction[J]. Physiother Theory Pract, 2019(21): 1-8.

[7] BARCELLONA M G, MORRISSEY M C, MILLIGAN P, et al. The effect of knee extensor open kinetic chain resistance training in the ACL-injured knee[J]. Knee Surg Sports Traumatol Arthrosc, 2015, 23(11): 3168-3177.

依据，但是，迄今未见相关研究明确阐述电针改善本体感觉障碍的机制。

我们在实验中选取阳陵泉、膝阳关、中渎穴及风市穴这几个穴位，所有穴位均属足少阳胆经。在膝关节的局部循经取穴，利用穴位的近治作用对经脉的调整。电针可通过刺激足少阳经相关穴位，使 ACL 本体感受器兴奋，将感知到的运动变化和皮肤感觉信息经传入神经投射到大脑中枢，促使正常的感觉、运动模式的形成与恢复，反射性激活屈、伸肌群以达到稳定膝关节的作用，进而重建关节本体感觉的功能。

【目的】基于 ACL- 腘绳肌反射弧，通过介导 NT-3/TrkC 信号通路，来探讨电针足少阳经穴对膝关节 ACL 本体感觉的逆向调节机制。

【方法】选取 SPF 级青年型食蟹猴 30 只，均为雄性，由云南英茂生物科技有限公司提供。饲养条件：猴子被安置稳定组笼子里进食、休息和睡觉；每个单独的笼子规格：1.5m（高）×2m（长）×1.5m（宽）。每天光照 12 小时，室温 22～24℃，湿度 45%～65%，常规普通饲料 500g/ 天，饮用水随时供应。在食蟹猴情绪烦躁时，可给予播放音乐和动画来舒缓心情。此外，所有动物每天有 6～8 小时的自由活动时间，活动空间的笼子规格：4m（高）×12.5m（长）×8m（宽）(图 5-3-1)。

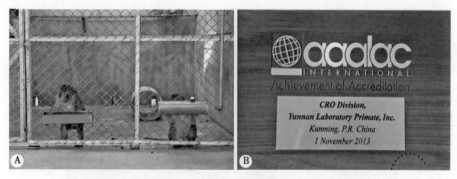

图 5-3-1 食蟹猴日常活动条件和 AAALAC 认证
注：A. 食蟹猴日常活动情况；B. AAALAC 认证证书。

（1）分组及造模：将正常食蟹猴分为正常组（正常食蟹猴 3 只）、空白模型组（单侧 ACL 损伤模型，9 只）、电针 A 组（电针损伤膝，9 只）和电针 B 组（电针双膝，9 只）。然后对空白模型组、电针 A 组和电针 B 组的食蟹猴进行单膝 ACL 损伤造模。采用关节镜微创技术建立单膝 ACL 损伤模型，分组后的食蟹猴先进行适应性喂养一周，再进行造模。空白模型组不做任何干预，正常饲养即可。

ACL 损伤造模手术方式：给予食蟹猴注射用盐酸替来他明盐酸唑拉西泮（5mg/kg，肌内注射）全身麻醉后，动物取仰卧位，术区备皮，切口标记，止血带安置于手术侧下肢近腹股沟部，常规消毒铺巾，作膝关节前内侧、前外侧关节镜入路切口，切口约 1cm，先探查膝关节腔（图 5-3-2A、图 5-3-2B）组织结构，关节镜下可见：股骨关节面和胫骨关节面关节软骨、ACL、后交叉韧带、半月板等组织结构均完好无损，无滑膜增生、水肿、充血等异常情况。接下来，我们用钩刀将 ACL 横行切断 1/4（图 5-3-2C、图 5-3-2D），并给予电凝充分止血，最后用 0.9% 生理盐水反复冲洗膝关节腔及手术切口，缝合关节镜手术入路切口，敷料包扎固定，术毕。

> **注释：** 所用食蟹猴的 ACL 损伤造模手术均由同一组骨科医生完成，术后密切观察食蟹猴全身情况以及伤口愈合情况。术中及术后 3 天给予造模食蟹猴静滴抗生素（盐酸左氧氟沙星氯化钠注射液 8mg/kg，1 次 /12h，静脉滴注）预防感染，同时密切观察伤口情况，必要时给予换药处理。术后三天使用镇痛药（注射用盐酸曲马多 2mg/kg，1 次 /d，肌内注射）镇痛。

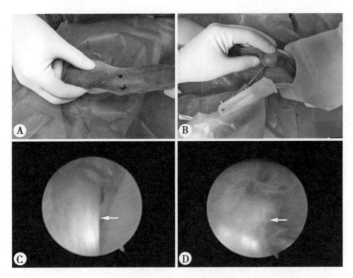

图 5-3-2 食蟹猴膝关节 ACL 损伤模型造模手术

注：A. 消毒，标记关节镜手术入路切口；B. 关节镜在膝关节腔内操作；C. 关节镜下观察正常的 ACL（白色箭头所示）完整、连续、光滑，有张力；D. 利用钩刀对 ACL 造成 1/4 断裂损伤（白色箭头所示）。

（2）模型鉴定

MRI 观察：于术前和术后 2 周在麻醉状态下（注射用盐酸替来他明盐酸唑拉西泮，5mg/kg，肌内注射）对 3 组食蟹猴分别行手术侧膝关节 MRI 检查。

动物生理学的观察：于术前和术后 2 周在麻醉状态下（注射用盐酸替来他明盐酸唑拉西泮，5mg/kg，肌内注射）测量 3 组食蟹猴手术侧大腿周径、小腿的周径、关节屈伸度、Anterior Drawer 试验、Lachman 试验、Pivot-shift 试验。

注释

测量双侧大腿的周径：在麻醉状态下，食蟹猴取仰卧位，双下肢伸直，大腿周径于髌上 5cm 处测得（人体测大腿周径在髌上 10～15cm 处测，因食蟹猴身高和大腿段长度较人类短，因此本实验测量双侧大腿周径的位置设定在髌上 5cm 处测）。（图 5-3-3A）

测量双侧小腿的周径：在麻醉状态下，食蟹猴取仰卧位，双下肢伸直，小腿周径于小腿最粗处测得。（图 5-3-3B）

关节屈伸度：在麻醉状态下，食蟹猴取仰卧位，被动最大限度伸直、屈曲膝关节，测量其角度（图 5-3-3C）。因麻醉状态下关节都可伸直到 0°，只存在屈曲时的度数差别，故数据只表示膝关节最大屈曲时的度数。

Anterior Drawer 试验：在麻醉状态下，食蟹猴取仰卧位，中立位屈膝 90°，检查者一只手固定小腿远端，另一只手向前牵拉小腿近端，以胫骨向前移动程度为参考标准（图 5-3-3D）。0+，双胫骨前移相等；1+，患侧胫骨迁移大于健侧，胫骨前移 <5mm；2+，患侧胫骨迁移大于健侧，胫骨前移 5～10mm；3+，患侧胫骨迁移大于健侧，胫骨前移 >10mm。

Lachman 试验：在麻醉状态下，食蟹猴取仰卧位，中立位屈膝 30°，检查者一只手握住大腿远端，另一只手握住小腿近端，双手反向用力观察其移动度（图 5-3-3E）。分度同 Anterior Drawer 试验。

Pivot-shift 试验：在麻醉状态下，食蟹猴取仰卧位，完全伸直膝关节，检查者一只手置于膝外侧，另一只手握住足部使小腿内旋。沿膝关节纵轴逐渐施加力量，当患侧膝关节脱离"扣锁"位后，胫骨外侧髁开始向前半脱位，当屈曲达到 20° 左右时可以感觉到外侧胫骨平台向前移位的弹响，即为阳性（图 5-3-3F）。

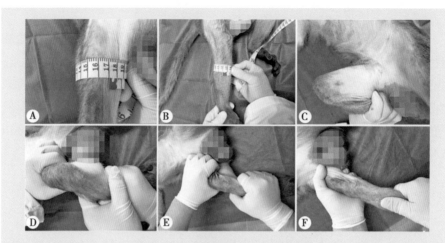

图 5-3-3　食蟹猴膝关节生理学检查

注：A. 测量大腿周径；B. 测量小腿周径；C. 检查膝关节屈伸度；D. Anterior Drawer 试验；E. Lachman 试验；F. Pivot-shift 试验。

（3）电针干预

对电针 A 组和电针 B 组的模型，选取阳陵泉（小腿外侧，当腓骨头前下方凹陷处）、膝阳关（膝外侧，当阳陵泉上 3 寸，股骨外上髁上方的凹陷处）、中渎穴（大腿外侧，风市下 2 寸，或腘横纹上 5 寸，股外肌与股二头肌之间）、风市穴（正坐屈膝时，位于股骨外上髁上方的凹陷处），用指切进针法进针，进针后针尖略向内上倾斜，进针约 0.5～0.8 寸，施以提插捻转，待腘绳肌有所抽动即可。

刺激方法：采用穴位神经刺激仪行电针治疗，频率 20Hz、强度 3mA，每次 20min，每天治疗 1 次，1 周治疗 7 次，4 周为一个疗程。正常组和空白模型组不给予任何干预，电针 A 组给予单侧患膝电针干预，电针 B 组给予双侧膝关节（患膝和健膝）电针干预（图 5-3-4）。

分别在干预的第 4、8、12 周时，对空白模型组、电针 A 组和电针 B 组进行以下实验，而正常组在分组完后即开始实验，用于空白对照。

（4）电生理学检查

1）体表诱发电位 SEPs：设置记录电极点，两耳尖连线和鼻根部到枕外隆突连线交点往后 1cm（下肢皮层区）；参考电极点，鼻根部；同时地线接于刺激侧耳鬓处。在室温条件下（26～28℃）进行 SEPs 的测定。采取双极表面电极，分别刺激 ACL 偏两极骨附着部位对应体表处（恒压，单方波刺激，波宽：0.1ms，强度：15～20mA）。使用光电 MEB-9402C 诱发电位仪记录食蟹猴体表诱发电位，将电流刺激结果输入微机操作系统，检测并分析 SEPs 图形、潜伏期和波幅指标（图 5-3-5A）。

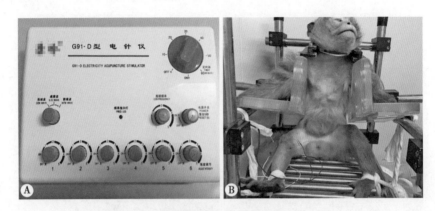

图 5-3-4 食蟹猴在清醒状态下进行电针干预

注：A. 穴位神经刺激仪；B. 食蟹猴接受电针干预。

2）运动神经传导速度 MCV：选取刺激电极点，腘窝处；记录电极点，腘绳肌肌腹；参考电极点，记录电极旁开 2cm，在室温条件下（26～28℃）进行。采取双极表面电极，分别刺激 ACL 偏两极骨附着部位对应体表处（恒压，波宽：0.1ms，频率：2Hz，强度：25～30mA）。用光电 MEB-9402C 诱发电位仪监测并记录，分析 MCV 波形和潜伏期（图 5-3-5B）。

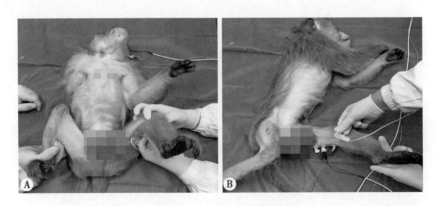

图 5-3-5 神经电生理检测

注：A. 为体感诱发电位（SEPs）检测；B. 为运动神经传导速度（MCV）检测。

（5）标本提取：处死动物取膝关节 ACL 标本，快速暴露并取材脊背神经节 DRG 和前交叉韧带 ACL（图 5-3-6），用无 RNA 酶的生理盐水洗涤，一部分标本用于病理实验；另一部分置入 5ml 冻存管并快速投入液氮中，然后再放入 –80℃冰箱中冷冻保存，以备用于分子生物学实验。

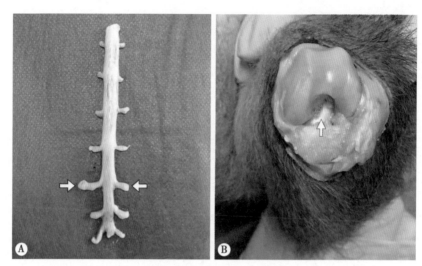

图 5-3-6　实验标本的获取

注：A. 白色箭头所指为脊背神经节（DRG）；B. 白色箭头为前交叉韧带（ACL）。

（6）RT-qPCR：方法略。

（7）Western blot：方法略。

（8）统计学方法：RT-qPCR 实验结果均采用 2-△△Ct 法进行统计学分析，进行 3 次独立实验并收集数据。

【结果】

（1）神经电生理指标：在第 4、8、12 周三个时间点，与正常组相比，空白模型组、电针 A 组和电针 B 组的 SEPs、MCV 潜伏期延长，波幅下降，同时电针 B 组的结果甚于电针 A 组，电针 A 组的结果甚于空白模型组，均有统计学差异（$P<0.05$）。在空白模型组、电针 A 组和电针 B 组中比较 3 个时间点，SEPs、MCV 潜伏期随时间逐渐延长，波幅逐渐下降，有统计学差异（$P<0.05$）。详见图 5-3-7 至图 5-3-10。

以上神经电生理指标提示，通过电针足少阳经穴位逆向刺激 ACL- 腘绳肌反射弧，可以激活 NT-3/TrkC 信号通路，使得腘绳肌中的本体感受器 NT-3 表达增加，并逆向运输 DRG 的神经元细胞，与相应的 TrkC 受体相结合，受体激动后可促发胞质内 TrkC 的磷酸化，使得 TrkC 活性增强，同时也使 ACL 中 GAP-43 被激活，使 GAP-43 在 ACL 本体感受器内聚合能力加强，从而增加了 ACL 本体感受器的活性。

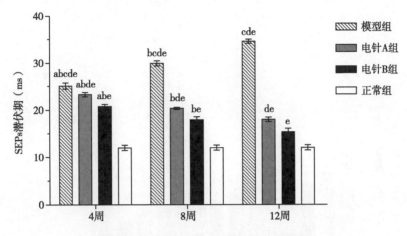

图 5-3-7　四组间 SEPs 潜伏期的比较情况

注：a. $P<0.05$ vs 同组 8 周；b. $P<0.05$ vs 同组 12 周；c. $P<0.05$ vs 同一时间点电针 A 组；d. $P<0.05$ vs 同一时间点电针 B 组；e. $P<0.05$ vs 空白对照组。

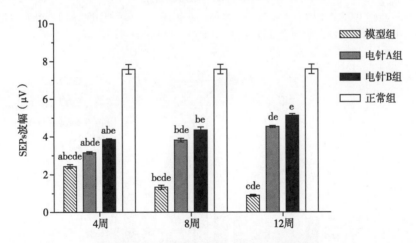

图 5-3-8　四组间 SEPs 波幅的比较情况

注：a. $P<0.05$ vs 同组 8 周；b. $P<0.05$ vs 同组 12 周；c. $P<0.05$ vs 同一时间点电针 A 组；d. $P<0.05$ vs 同一时间点电针 B 组；e. $P<0.05$ vs 空白对照组。

（2）RT-qPCR 和 Western blot： 在同一时间点，在 DRG 中 NT-3、TrkC 的 mRNA 和蛋白相对表达量上，空白模型组、电针 A 组和电针 B 组均低于正常组，但电针 B 组的结果高于电针 A 组，电针 A 组的结果高于空白模型组，均有统计学差异（$P<0.05$）。在 ACL 中 GAP-43 的 mRNA 和蛋白相对表达量上，空白模型组、电针 A 组和电针 B 组均高于正常组，且电针 B 组的结果高于电针 A 组，电针 A 组的结果高于空白模型组，均有统计学差异（$P<0.05$）。

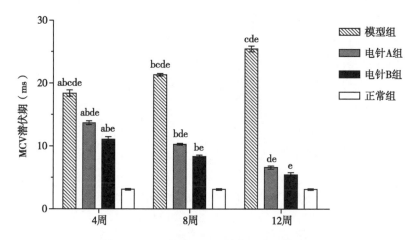

图 5-3-9 四组间 MCV 潜伏期的比较情况

注：a. $P<0.05$ vs 同组 8 周；b. $P<0.05$ vs 同组 12 周；c. $P<0.05$ vs 同一时间点电针 A 组；d. $P<0.05$ vs 同一时间点电针 B 组；e. $P<0.05$ vs 空白对照组。

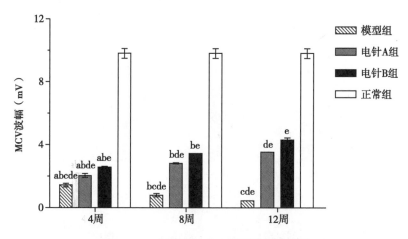

图 5-3-10 四组间 MCV 波幅的比较情况

注：a. $P<0.05$ vs 同组 8 周；b. $P<0.05$ vs 同组 12 周；c. $P<0.05$ vs 同一时间点电针 A 组；d. $P<0.05$ vs 同一时间点电针 B 组；e. $P<0.05$ vs 空白对照组。

在空白模型组、电针 A 组和电针 B 组不同时间点，NT-3、TrkC 的

mRNA 和蛋白相对表达量比较，均低于正常组，但电针 A 组和电针 B 组随干预时间的增加而表达上升，且有统计学差异（P<0.05），空白模型组随时间的增加而表达下降，且有统计学差异（P<0.05）。而 GAP-43 的 mRNA 和蛋白相对表达量在空白模型组、电针 A 组和电针 B 组不同时间点，均高于正常组，且随干预时间的增加而表达上升，且有统计学差异（P<0.05）。详见图 5-3-11 至图 5-3-17。

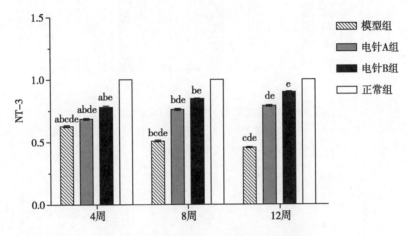

图 5-3-11　四组中 NT-3 mRNA 表达的情况

注：a. P<0.05 vs 同组 8 周；b. P<0.05 vs 同组 12 周；c. P<0.05 vs 同周电针 A 组；d. P<0.05 vs 同周电针 B 组；e. P<0.05 vs 空白对照组。

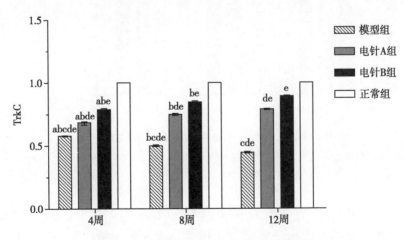

图 5-3-12　四组中 TrkC mRNA 表达的情况

注：a. P<0.05 vs 同组 8 周；b. P<0.05 vs 同组 12 周；c. P<0.05 vs 同周电针 A 组；d. P<0.05 vs 同周电针 B 组；e. P<0.05 vs 空白对照组。

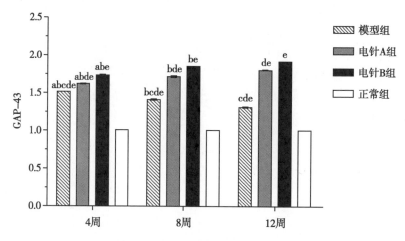

图 5-3-13 四组中 GAP-43 mRNA 表达的情况

注：a. $P<0.05$ vs 同组 8 周；b. $P<0.05$ vs 同组 12 周；c. $P<0.05$ vs 同周电针 A 组；d. $P<0.05$ vs 同周电针 B 组；e. $P<0.05$ vs 空白对照组。

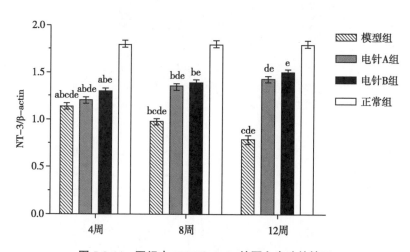

图 5-3-14 四组中 NT-3/β-actin 的蛋白表达的情况

注：a. $P<0.05$ vs 同组 8 周；b. $P<0.05$ vs 同组 12 周；c. $P<0.05$ vs 同周电针 A 组；d. $P<0.05$ vs 同周电针 B 组；e. $P<0.05$ vs 空白对照组。

提示通过 DRG 为节点可调节双侧 ACL 的本体感觉，且双膝电针足少阳经穴干预模式优于单膝干预模式。此外在实验中我们也发现，电针足少阳经穴干预的效果也随干预时间的增加而更佳，且有统计学差异（$P<0.05$）。

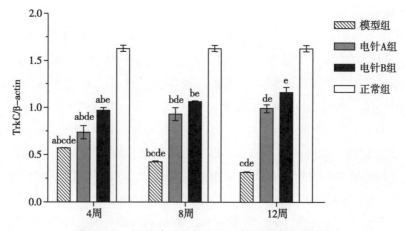

图 5-3-15 四组中 TrkC/β-actin 的蛋白表达的情况

注：a. $P < 0.05$ vs 同组 8 周；b. $P < 0.05$ vs 同组 12 周；c. $P < 0.05$ vs 同周电针 A 组；d. $P < 0.05$ vs 同周电针 B 组；e. $P < 0.05$ vs 空白对照组。

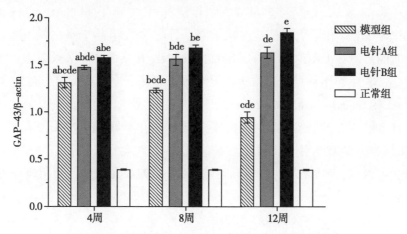

图 5-3-16 四组中 GAP-43/β-actin 的蛋白表达的情况

注：a. $P < 0.05$ vs 同组 8 周；b. $P < 0.05$ vs 同组 12 周；c. $P < 0.05$ vs 同周电针 A 组；d. $P < 0.05$ vs 同周电针 B 组；e. $P < 0.05$ vs 空白对照组。

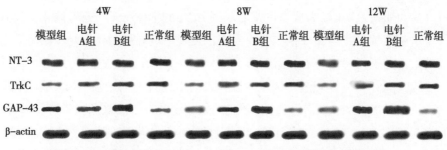

图 5-3-17 四组中 NT-3、TrkC、GAP-43 和 β-actin 蛋白的表达情况

【结论】

在第 4、8、12 周三个时间点，与正常组相比，空白模型组的 SEPs、MCV 潜伏期延长，波幅下降。在空白模型组中比较 3 个时间点，SEPs、MCV 潜伏期随时间逐渐延长，波幅逐渐下降。此外，在同一时间点，在 DRG 中 NT-3、TrkC 的 mRNA 和蛋白相对表达量上，空白模型组低于正常组，而在 ACL 中 GAP-43 高于正常组。空白模型组不同时间点，NT-3、TrkC 的 mRNA 和蛋白相对表达量随时间的增加而表达下降，而 GAP-43 随干预时间的增加而表达上升。这实验结果说明当 ACL 损伤时，DRG 神经元细胞中 NT-3 与相应的 TrkC 受体表达下降，使得 TrkC 受体激动后磷酸化水平也下降，进一步导致 TrkC 活性降低，同时 ACL 损伤时，本体感受器中的 GAP-43 被激活，使 GAP-43 在 ACL 本体感受器内表达上升，这一系列的细胞因子表达水平的变化最终导致本体感觉减退。

在第 4、8、12 周三个时间点，与正常组相比，空白模型组、电针 A 组的 SEPs、MCV 潜伏期延长，波幅下降，且电针 A 组甚于空白模型组。在同一时间点，在 DRG 中 NT-3、TrkC 的 mRNA 和蛋白相对表达量上，空白模型组、电针 A 组均低于正常组，但电针 A 组高于空白模型组。在 ACL 中 GAP-43 的 mRNA 和蛋白相对表达量上，空白模型组、电针 A 组均高于正常组，且电针 A 组高于空白模型组。这说明通过电针体表足少阳经穴逆向刺激 ACL-腘绳肌反射弧，可以激活 NT-3/TrkC 信号通路，使得腘绳肌中的本体感受器 NT-3 表达增加，并逆向运输 DRG 的神经元细胞，与相应的 TrkC 受体相结合，受体激动后可促发胞质内 TrkC 的磷酸化，使得 TrkC 活性增强，同时也使 ACL 中 GAP-43 被激活，使 GAP-43 在 ACL 本体感受器内聚合能力加强，从而增加了 ACL 本体感受器的活性。

电针 B 组无论在神经电生理检测上，还是在 DRG 中 NT-3、TrkC 和 ACL 中 GAP-43 的 mRNA 和蛋白相对表达量上，恢复情况比电针 A 组效果好。这说明通过 DRG 为节点可调节双侧 ACL 的本体感觉，且双膝干预模式优于单膝干预模式。此外在实验中我们也发现，电针刺激体表足少阳经穴干预效果也随干预时间的增加而更佳。

综上所述，电针刺激体表足少阳经穴能够通过逆向干预 ACL-腘绳肌反射弧，激活 NT-3/TrkC 信号通路，调节 DRG 中 NT-3、TrkC 的表达上升，同时引起局部 GAP-43 的表达上升，且双膝干预模式优于单膝干预模式。本实验首次为"少阳主骨"学说，关于少阳与本体感觉相关和足少阳及其经穴可自身调节 DRG 中 NT-3、TrkC 而治疗 ACL 本体感觉减退的论断，提供了科学的实验证据。验证了电针足少阳经穴对 ACL 食蟹猴具有恢复本体感觉作用。

第四节 ◇◇◇ 对骨性关节炎的软骨修复机制研究

本节介绍"和调少阳"的自拟少阳主骨方，对骨关节炎软骨损害的修复及其机理的研究工作。对于软骨修复功能的研究，是"少阳主骨"学说的应用的一个重要方面，在临床中也有非常重要价值。

这里首先以食蟹猴自然退变性膝骨关节炎（KOA）模型，观察少阳主骨方对 p19Arf-p53-p21^{Cip1} 信号通路的调控关节软骨作用，并探索其促进软骨细胞的增殖，延缓关节软骨退变的分子机制。其次，又分别以离体软骨细胞含药血清培养试验，和在体软骨损伤后少阳主骨方对软骨组织形态和基质胶原表型表达的影响试验，证明少阳主骨方修复软骨的作用及其机理。

一、少阳主骨方调控自然退变食蟹猴 KOA 模型关节软骨退变机制

膝关节骨性关节炎（knee osteoarthritis，KOA）是一种以关节软骨退行性变和关节周围骨质增生为病理性特征的慢性退行性骨关节病，其病理改变常表现为关节软骨破坏、软骨基质减少、软骨细胞衰老及凋亡[1]。随着人口老龄化、肥胖、年龄等因素的影响，膝关节骨性关节炎在我国的发病率有明显的上升趋势，严重影响着人们的身体健康和生活质量。如何延缓软骨细胞的衰老和凋亡是预防和治疗 KOA 的关键所在[2]。

细胞衰老是通过信号转导通路阻滞实现的[3]，处于衰老诱导途径核心位置的常为抑癌基因，包括 p19^{Arf}、p21^{Cip1} 及 p53 等，当这些关键调节因子发生突变，细胞将延缓衰老或绕过衰老程序继续增殖[4]。p19^{Arf}-p53-p21^{Cip1} 信号

[1] HENRICSDOTTER C, ELLEGAARD K, KLOKKER L, et al. Changes in ultrasound assessed markers of inflammation following intra-articular steroid injection combined with exercise in knee osteoarthritis: exploratory outcome from a randomized trial[J]. Osteoarthritis Cartilage, 2016, 24(5): 814-821.

[2] MATSUSHITA T, TANAKA T. Aging and homeostasis Aging of articular cartilage and chondrocytes[J]. Clin Calcium, 2017, 27(7): 933-939.

[3] CARLSON M E, SILVA H S, CONBOY I M. Aging of signal transduction pathways, and pathology[J]. Experimental Cell Research, 2008, 314(9): 1951-1961.

[4] 刘品月，晋贞超，邓小兰，等. 自然衰老过程中小鼠海马神经发生的改变 [J]. 中国组织工程研究，2016，020（11）：1564-1569.

通路在细胞分化过程中对细胞增殖的调控起着重要作用[1]。而细胞周期的调控是 p16 和 p19^{Arf} 共同作用的结果[2]。p21^{Cip1} 基因是一种细胞周期抑制因子，又是肿瘤抑制因子 p53 的直接靶点，p53 可以导致细胞周期停滞或者细胞凋亡。细胞周期蛋白依赖性激酶抑制剂 p21^{Cip1} 是调节细胞周期的重要基因，是引起 G1 期阻滞的直接原因。p21^{Cip1} 在阻滞细胞进入 S 期起着重要作用。几种抑癌基因彼此相互作用，共同调控细胞周期，通过抑制相关基因表达可能是延缓关节软骨退变和软骨细胞衰老的重要机制。

基于"少阳主骨"理论，课题组在"和解少阳"及小柴胡汤的基础上，组成了"少阳主骨方"，前期临床运用发现其对 KOA 患者具有一定效果，但是其机制尚不明确。本研究从 p19^{Arf}-p53-p21^{Cip1} 信号通路入手研究其对软骨细胞的调控机制，探究其如何调控软骨细胞增殖与退变从而延缓 KOA 进程，为"少阳主骨方"的进一步研究提供基础依据。

【目的】根据"少阳主骨"理论，研究少阳主骨方介导 p19^{Arf}-p53-p21^{Cip1} 信号通路调控关节软骨退变的机制。

【方法】SPF 级老年食蟹猴 13 只，均为雄性，年龄 18～23 岁；体重 6.3～6.8kg。

（1）造模与分组：随机选取 1 只食蟹猴麻醉后实行安乐死，去关节软骨进行病理观察进一步明确软骨退变情况。其余 12 只老年食蟹猴通过随机数表法分为 3 组，少阳主骨方组、氨糖美辛组、生理盐水组，每组 4 只。食蟹猴适应性饲养 1 周后开始干预。

（2）少阳主骨方制备和使用：柴胡 10g、法半夏 10g、党参 10g、甘草 6g、黄芩 6g、大枣 10g、骨碎补 10g、怀牛膝 6g、山茱萸 10g，由西南医科大学附属中医医院药剂科提供。该剂量为临床成人有效用药量，药物剂量和浓度按人与猴用药量比进行换算（Meeh Rubner 公式）。

少阳主骨方组以少阳主骨方汤剂灌胃，氨糖美辛组以氨糖美辛肠溶片溶于同体积蒸馏水灌胃，生理盐水组食蟹猴以等体积生理盐水灌胃，每日上午、下午各一次，连续 8 周。

---

[1] ZHOU X, ZHANG L, FU S J, et al. Shaoyangzhugu Formula regulates p19Arf-p53-p21Cip1 signaling pathway to ameliorate cartilage degeneration in aged cynomolgus monkeys with knee osteoarthritis[J]. Journal of Southern Medical University, 2018, 38(3): 346.

[2] DHAWAN S, TSCHEN S I, BHUSHAN A. Bmi-1 regulates the Ink4a/Arf locus to control pancreatic beta-cell proliferation[J]. Genes Dev, 2009, 23(8): 906-911.

（3）**标本制备与 HE 染色**：药物干预 8 周后麻醉下对食蟹猴实行安乐死，显露膝关节腔，生理盐水冲洗，观察关节软骨大体形态，完整切取关节软骨，置于无菌操作台上，分为两份，一份生理盐水清洗后以 1.4% 多聚甲醛 4℃固定 12h~24h；固定结束后以 0.2mol/L 磷酸缓冲液充分漂洗备用。另一份用 0℃无菌生理盐水反复冲洗，置入冻存管内，液氮暂时保存后转入 −80℃冰箱冻存备用。

按 HE 染色流程操作。每个膝关节标本随机选取 2 张病理切片通过 Mankin 评分 [1] 评价软骨破坏程度。

（4）**RT-qPCR**：检测关节软骨中 p19Arf、p53、p21Cip1 的表达，按照说明书进行操作。

（5）**Western blot**：检测关节软骨中 $p19^{Arf}$、p53、$p21^{Cip1}$ 蛋白的表达水平，按照说明书进行操作。

【结果】

食蟹猴膝关节 X 线表现及软骨 HE 染色：膝关节 X 线检查见关节软骨出现退变，关节软骨变薄，关节面模糊，有不均匀骨赘增生，软骨下骨硬化，符合关节软骨退变的影像学表现（图 5-4-1）；HE 染色见软骨表面可见磨损，软骨层变薄，潮线模糊（图 5-4-2）。

Mankin 评分中，少阳主骨方组（7.38 ± 0.52）< 氨糖美辛组（7.88 ± 0.83）< 生理盐水组（8.38 ± 0.74），具有统计学差异（$P<0.05$）。

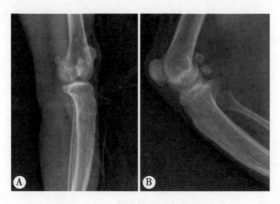

图 5-4-1 食蟹猴膝关节 X 片

注：A. 食蟹猴关节正位片；B. 食蟹猴关节侧位片。

[1] SLUIJS J, GEESINK R, LINDEN A, et al. The reliability of the Mankin score for osteoarthritis[J]. J Orthop Res, 1992, 10(1): 58-61.

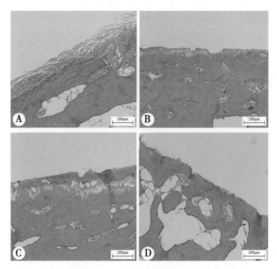

图 5-4-2　关节软骨 HE 染色

注：A. 自然退变食蟹猴 KOA 模型关节软骨 HE 染色；B. 少阳主骨方组关节软骨 HE 染色；C.氨糖美辛组关节软骨 HE 染色；D.生理盐水组关节软骨 HE 染色。

食蟹猴膝关节软骨中 p19^{Arf}、p53、p21^{Cip1} 基因水平表达：RT-qPCR 检测发现 p19^{Arf} 的表达少阳主骨方组＜氨糖美辛组＜生理盐水组，具有统计学差异（$P<0.05$）；p53 的表达少阳主骨方组＜氨糖美辛组＜生理盐水组，具有统计学差异（$P<0.05$）；p21^{Cip1} 的表达少阳主骨方组＜氨糖美辛组＜生理盐水组，具有统计学差异（$P<0.05$）(图 5-4-3)。

食蟹猴膝关节软骨中 p19^{Arf}、p53、p21^{Cip1} 蛋白水平表达：Western-blot 检测，p19^{Arf} 的表达少阳主骨方组＜氨糖美辛组＜生理盐水组，具有统计学差异（$P<0.05$）；p53 的表达少阳主骨方组＜氨糖美辛组＜生理盐水组，具

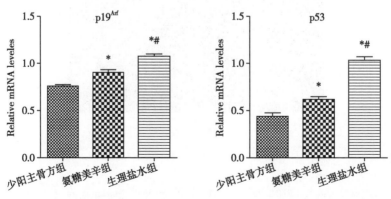

图 5-4-3　三组食蟹猴关节软骨 p19^{Arf}、p53、p21^{Cip1}mRNA 相对表达量

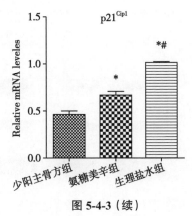

图 5-4-3（续）

注：* vs 少阳主骨方组，$P<0.05$；# vs 氨糖美辛组，$P<0.05$。

有统计学差异（$P<0.05$）；p21^{Cip1} 的表达少阳主骨方组＜氨糖美辛组＜生理
盐水组，具有统计学差异（$P<0.05$)(图 5-4-4、图 5-4-5）。

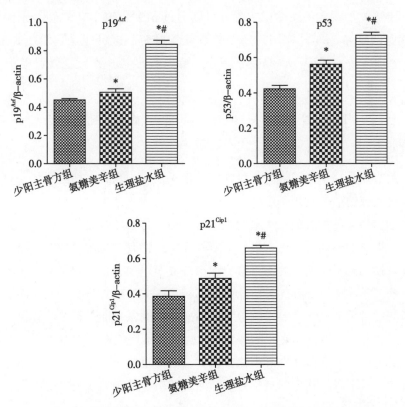

图 5-4-4 三组食蟹猴关节软骨 p19^{Arf}、p53、p21^{Cip1} 蛋白相对表达量

注：* vs 少阳主骨方组，$P<0.05$；# vs 氨糖美辛组，$P<0.05$。

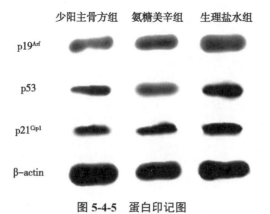

图 5-4-5　蛋白印记图

【结论】

综上所述,自然退变的食蟹猴 KOA 模型软骨细胞中 p19^{Arf}、p53、p21^{Cip1} 表达上升,通过"和解少阳"的"少阳主骨方"干预后 p19^{Arf}、p53、p21^{Cip1} 可在一定程度下调,说明少阳主骨方可以通过 p19^{Arf}-p53-p21^{Cip1} 信号通路对软骨细胞的增殖起促进作用,延缓关节软骨退变,这可能是其治疗 KOA 的分子机制之一,但是从 Mankin 评分上可以看出其并不能逆转已有的软骨破坏。

二、少阳主骨方对大鼠体外软骨细胞培养及在体软骨损伤的影响

关节软骨损伤已经成为骨科临床的常见疾病。软骨损伤的修复一直是关节外科领域的难点及研究热点。

创伤和各种关节疾患所致的关节软骨损伤是临床常见原因,涉及各个年龄段;损伤的早期通常出现损伤关节的疼痛,伴有关节运动功能受限,但关节软骨损伤到了晚期,都不可避免地出现关节退变,包括软骨下骨质的废用性疏松与骨质增生并存、关节软骨表面粗糙、关节软骨变性缺损,出现严重的退变性骨关节炎,明显影响患者生活质量,通常只能进行关节置换,长期治疗及关节置换费用昂贵,给患者和社会造成沉重的经济负担[1]。

关节软骨由于其特殊的理化性质,自身修复能力有限,因此,促进关节软骨和软骨下骨损伤后的自然修复、回复关节的运动功能是需要解决的重要

[1] DELANOIS R E, MISTRY J B, GWAM C U, et al. Current Epidemiology of Revision Total Knee Arthroplasty in the United States[J]. Journal of Arthroplasty, 2017, 32(9): 2663-2668.

问题。既往用于修复关节软骨缺损的方法包括：关节灌洗术、关节清理术、骨髓刺激技术（磨削关节成形术、软骨下骨钻孔术、微骨折术）、自体或异体软骨膜或骨膜移植术、自体或异体骨软骨块、关节软骨移植等；但是修复组织多以纤维软骨为主，缺乏正常透明软骨的力学性能及耐用性[1]。

软骨细胞生存环境的改变是其发生去分化的主要原因。生存环境的改变主要包括软骨细胞体外培养环境中形态改变、理化因素的改变及软骨细胞在体外培养环境中失去了与幼稚软骨细胞和软骨膜细胞的相互作用等。软骨细胞离开其生存的特异的微环境后，尽管获得了大量扩增的能力，但是细胞的性质也在发生相应的变化，在一定的传代次数内应用类似仿生学的方法改变软骨细胞的物理化学环境，可以诱导去分化的软骨细胞发生再分化，从而为组织工程提供更充足有效的种子细胞同时软骨细胞内含许多细胞因子及其受体。目前许多多肽生长因子及某些化学药物对体外培养关节软骨细胞的分裂增殖具有明显的促进作用，认为促进软骨细胞增殖和基质合成代谢的细胞因子有 IGFs、PDGF、TGF-βs、IGF 等，对软骨细胞有抑制作用的细胞因子有 IL-1、IL-2、IFN-γ、TNF-α 等。生理状态下，软骨细胞通过扩散作用接受来自机体内分泌、自分泌和旁分泌的各种化学信号的刺激[2]。TGF-B 不仅在组织工程软骨的构建中起到重要的作用，在去分化软骨细胞的再分化过程中也起到重要的作用；联合应用 TGF-B2 和 IGF-1 无血清培养去分化的软骨细胞 3 周后，可使 II 型胶原的阳性细胞从 10% 增至 97%，明显地促进了糖胺聚糖的合成；转染了 TGF-B1 的人软骨细胞即使传代至 12 代仍旧能够旺盛地分泌 II 型胶原，注入裸鼠皮下仍然可以形成软骨组织；骨形成蛋白（BMP-2）可以促进去分化的软骨细胞再分化，同时并不增加成骨相关基因的表达，重组杆状病毒表达 BMP-2 转染去分化软骨细胞可以形成透明样软骨组织并成功修复骨软骨缺损，从而证明 BMP-2 在软骨组织工程中有潜在的应用价值，用同样的方法证明联合转染表达 TGF-B1 和 BMP-2 较单独转染表达 BMP-2 的促进再分化作用更好[3]。

[1] 李云洁，赵艳红，杨强. 软骨细胞外基质在软骨组织工程中的研究进展 [J]. 华西口腔医学杂志，2019，37（2）：112-115.

[2] VACA-GONZÁLEZ J J, EACOBAR J F, GUEVARA J M, et al. Capacitively coupled electrical stimulation of rat chondroepiphysis explants: A histomorphometric analysis[J]. Bioelectrochemistry, 2019(126): 1-11.

[3] BETZ V M, KELLER A, FOEHR P, et al. BMP-2 gene activated muscle tissue fragments for osteochondral defect regeneration in the rabbit knee[J]. J Gene Med, 2017(19): 9-10.

随着中医中药与生物力学、分子生物学等现代医学的方法的结合，越来越多研究显示中医中药在解决关节软骨损伤的修复难题很有作为，为关节软骨损伤的患者带来新的希望。对于单纯的关节软骨损伤和软骨退变，传统中医理论认为属于"骨痹""膝痹""痿证"等范畴。既往多从肝肾亏虚、肾虚精亏、正虚邪侵、先天不足等方面考虑，立法处方围绕着祛风通络、滋补肝肾、填精养血、助阳益气等，均取得一定的疗效，但在软骨损伤修复方面仍然缺乏有力的依据。郭向飞等应用中药复方"软骨康"对全层缺损的兔膝关节股骨髁关节软骨进行治疗，结果表明，"软骨康"可以促进成纤维细胞分泌胶原纤维，扩张血管，加速局部血液循环以及提高滑膜的增生和活性，使其参与损伤组织的再建[1]。吕红斌等研究证实当归、黄芪、川芎能显著促进体外培养兔关节软骨细胞的代谢，有可能促进软骨损伤的修复。关于软骨细胞代谢的研究涉及中药还不多，特别是加强中药复方促进软骨细胞代谢的研究，以筛选治疗骨关节软骨损伤更有效的中药[2]。

"少阳主骨"理论在骨科得到大量的临床应用，疗效肯定。如日本曾运用柴胡桂枝汤治疗骨科疾病，认为柴胡桂枝汤适用于骨折急性期后背部钝痛不消失者，颈椎扭伤后留有顽固性颈项疼痛，肩酸痛、枕部痛等"诸节皆痛"的疾病。同时有学者采用柴胡桂枝汤治疗一些骨科常见病症，如腰椎间盘突出症、臂上皮神经损伤以及肋软骨炎疗效较佳。"少阳主骨"在新的历史条件下有待于我们进一步发掘来指导临床实践。

我科自 2006 年使用"少阳主骨方"治疗软骨损伤，药物由柴胡、法半夏、党参、甘草、黄芩、大枣、骨碎补、怀牛膝、山茱萸组成。该方以小柴胡汤为基础加味而成，从组成药物的药效配伍来看，方中柴胡清解少阳之邪，舒畅气机之郁滞，柴胡、黄芩合用，透邪解郁，清泻胆热，达到和解少阳的目的，使气郁得达，火郁得发，以祛邪为主；生姜配半夏为止呕圣药，使胃气得以和降，以调畅气机为主；骨碎补、怀牛膝、山茱萸补肾壮阳，强筋健骨；人参、大枣、甘草配伍，有补中益气的作用，防患于未然，以扶正为目的。该方集寒热、升降、补泻于一方，既各奏其功效又相辅相成，构成一个有机整体，从而达到和解少阳、利枢机、调节阴阳平衡、舒筋通络、攻

[1] 郭向飞，胡声宇，徐亮，等. 中药"软骨康"对大鼠关节软骨Ⅰ型胶原、Ⅱ型胶原损伤修复的实验研究 [J]. 中国中医基础医学杂志，2008，14（8）：637-638.

[2] 吕红斌，胡建中，罗承耀等. 川芎嗪关节腔内注射对膝骨关节炎的治疗作用 [J]. 中南大学学报（医学版），2006，31（4）：591-594.

补兼施的目的。该方对于软骨损伤及软骨退变脱落的患者，后期复查关节镜发现软骨外观修复良好。

我们通过前期临床运用，发现少阳主骨方对 KOA 患者延缓进展具有一定效果，本研究试图从细胞和分子水平的层面入手，研究其对软骨细胞的调控机制，探究其如何调控软骨细胞增殖与退变从而延缓 KOA 进程。

【目的】研究少阳主骨方如何调控软骨细胞增殖与退变从而延缓 KOA 进程，为"少阳主骨"理论及"少阳主骨方"的运用提供依据。

【方法】分为离体和在体两部分观察。在体观察中又将造模后的大鼠，随机均分为少阳生骨方（实验组）、盐酸氨基葡萄糖胶囊（对照组）及生理盐水（空白组）。于干预 72 小时后采用 CCK-8 法检测细胞增殖、免疫组化法检测Ⅱ型胶原、RT-PCR 法检测Ⅱ型胶原 mRNA 表达及细胞形态变化；4、8、12 周后观察关节软骨损伤处修复软骨情况，标本 HE、甲苯胺蓝、Masson 染色，光镜观察，按 Mankin 评分标准由进行评分，免疫组化染色检测Ⅰ、Ⅱ型胶原表达。同时，双膝关节分别用 1ml 无菌生理盐水冲洗，获取关节液，采用放射免疫分析法（RIA）测定 IL-1B 水平，并绘制标准曲线，最后进行分析。所以，分三段来讨论。

（一）少阳生骨方含药血清对体外培养 SD 大鼠关节软骨细胞的影响

（1）对象与材料：1 周龄 SD 大鼠 10 只及 4 周龄 SD 大鼠 30 只，由四川大学动物实验中心提供，为清洁级。取 4 周龄清洁级 SD 大鼠 30 只，雌雄各半，随机分为 3 组，即少阳生骨方组（SYSGF 实验组）、盐酸氨基葡萄糖组（对照组）、空白血清组（空白组）。

少阳主骨方的配制，同前。灌胃剂量参考文献。盐酸氨基葡萄糖胶囊，商品名为奥泰灵，规格 0.75g×20 粒 / 瓶。本品每粒含盐酸氨基葡萄糖 0.75g，辅料为硬脂酸镁（国药准字 HC20090009，由香港澳美制药厂提供）。

> 注释：大鼠少阳生骨方组给药量为 8.5g/d（浓缩至含生药 4g/ml 的药液，100g 大鼠每天需要量为 2.2ml/d）；盐酸氨基葡萄糖组给予 160mg（粉末）/d，温水溶解后约 2.2ml/d 灌胃；空白血清组给予等体积生理盐水灌胃。各组每天 8：00 和 14：00 灌药两次，连续 3 日。

血清制备：灌胃第三日结束，于 2 小时后左右开始取血，每只大鼠取血 3～5ml，取血后立即 4℃，3000r/min，10min 高速离心。分离血清，吸取上清，同组血清重新分装，56℃水浴灭活 30min，再经 0.22μm 滤膜抽滤除菌后置于零下 20℃保存备用。（图 5-4-6）

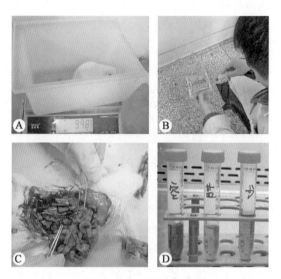

图 5-4-6　制作血清

注：A. 称体重；B. 取药过程；C. 腹主动脉采血；D. 获取血清。

（2）方法

1）软骨细胞获取

取材：无菌操作下获取大鼠股骨髁和股骨头透明软骨，放入 DMEM 低糖培养基中备用。

消化：将获取的透明软骨组织装入 15ml 离心管中；加入 0.25% 胰蛋白酶 10ml 置于 37℃恒温水浴箱中消化 20min；弃掉消化下来的筋膜组织以及上清液；重复胰蛋白酶消化直至肉眼看不见透明软骨上的筋膜为止；将消化好的透明软骨组织块剪碎至 1mm³ 大小；加入 0.2% Ⅱ型胶原酶 10ml 置入 37℃恒温水浴箱中消化 20min；收集上清液，1200r/min 离心 3min，可见管底少许白色沉淀；弃掉上清液，加入 DMEM 低糖培养基 3ml 制作细胞悬液；重复步骤，直至肉眼看不见组织块为止；收集全部细胞悬液，1200r/min 离心 3min，弃掉上清液，加入 DMEM 低糖培养基 5ml 制作细胞悬液备用。

2）软骨细胞计数（实验步骤略）。

3）原代细胞培养（实验步骤略）。

倒置相差显微镜下观察软骨细胞的形态以及生长情况（图5-4-7），培养的原代细胞呈圆球形，悬浮状态，接种24h后大部分细胞开始贴附于培养瓶壁上，36h后贴壁率90%左右（图5-4-7A）。贴壁后，细胞逐渐变平、伸出短小的突起，外观呈多角形、不规则形（图5-4-7B）。胞质较丰富，胞核较清楚，核呈圆形或椭圆形，位于细胞体中心；核仁为1~3个，致密程度和大小不等，胞体越大，核仁越清晰，胞核越稳定，不像胞膜和胞浆，具有折光性（图5-4-7C）。约7d左右连成单层，铺满整个培养皿底面。

4）软骨细胞的换液与传代

细胞传代：待软骨细胞长满培养瓶80%，弃掉细胞培养液，用PBS缓冲液冲洗培养瓶1次；用0.25%胰蛋白酶2ml消化贴壁细胞，显微镜下观察细胞形态；显微镜下见细胞形态变圆、回缩、开始脱落后，立即用含10%胎牛血清培养基2ml终止消化；轻轻吹打培养瓶底数次，收集细胞悬液；将细胞悬液1200r/min离心3min；弃掉上清液，加入10%胎牛血清DMEM低糖培养基5ml制作细胞悬液；计数细胞，将细胞按1×10^5密度接种于25cm^{2}规格的培养瓶中进行一传三培养，置于37℃，5%CO$_2$培养箱培养，隔天换液，每日在倒置显微镜下观察软骨细胞生长情况并拍照保存。待软骨细胞生长增殖基本贴满整过培养瓶壁，再按上述步骤进行传代培养。

传代后生长速度较原代明显加快，约5d左右即可传代，细胞周围可见具有折光性的细胞外基质，细胞长成一片，现簇聚现象，呈"铺路石"状外观（图5-4-7D）。随着传代次数的增加，细胞表型逐渐出现改变，传代至第4代，细胞形态开始发生变化，部分变为长梭形，并出现不规则形态的细胞（图5-4-7E）。第5代后见大量梭形细胞，分泌和增殖能力明显下降（图5-4-7F）。传至第6代时绝大部分的细胞都呈现长梭形纤维细胞样外观，生长速度明显减慢，传代周期延长。

（3）结果

1）软骨细胞甲苯胺蓝染色：软骨细胞蛋白多糖染成深蓝色，胞核染成紫色。本实验将培养的软骨细胞经甲苯胺蓝染色处理，单层生长区域细胞内可见蓝紫色异染颗粒。集落样生长区中心部位细胞及细胞外基质异染成紫红色，细胞核染成深蓝色。因细胞传代后，合成分泌能力下降，合成蛋白多糖的能力逐渐减弱，量减少，第四代软骨细胞胞浆内蓝色颗粒明显减少，颜色变浅。（图5-4-7G、图5-4-7H）

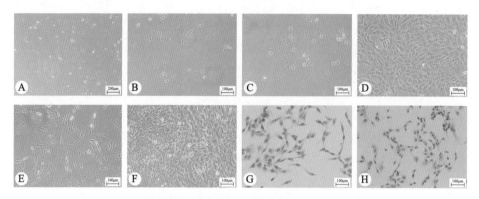

图 5-4-7　观察软骨细胞的形态以及生长情况（×100）

注：A.原代细胞呈圆球形或椭圆形；B.原代培养第二天呈多角形、不规则形；C.细胞核清楚，可见 1～2 核位于细胞中心；D."铺路石"状外观；E.第 4 代开始出现梭形细胞，细胞形态不规则；F.第 5 代开始出现大量梭形细胞，细胞形态不规则；G.蓝紫色异染颗粒；H.第四代软骨细胞数目减少颜色变浅。

2）少阳生骨方含药血清对软骨细胞增殖及Ⅱ型胶原表达：倒置显微镜观察各组血清对软骨细胞形态学的影响，镜下观察显示，在 24h 时，各组软骨细胞大部分贴壁生长，在 48h 时，1.2%SYSGF 含药血清组及 1.2% 盐酸氨基葡萄糖含药血清组的软骨细胞数量体积较其他组多，细胞呈现出多种形态，梭形、三角形，或不规则均可见。在 72h 时，各组部分细胞不饱满，胞浆减少，细胞核及核仁清晰，以 0.6% 空白血清组及 0.6%SYSGF 血清组出现明显，而 1.2%SYSGF 含药血清组及 2.4% 盐酸氨基葡萄糖组的软骨细胞体积相对稍大，基本上铺满整个培养瓶底，连成一片，仍可见铺路石样外观。2.4% 同种药物的含药血清组，细胞体积及数量均小于 1.2% 浓度的含药血清。本实验中 2.4% 盐酸氨基葡萄糖含药血清组细胞增殖最为明显，细胞分裂、生长旺盛，其次为 1.2%SYSGF 含药血清组。表明 SYSGF 能促进软骨细胞增殖，但较高浓度的血清对细胞的增殖不及中浓度的含药血清。

3）CCK-8 法测的软骨细胞生长曲线：第一、二、三代软骨细胞在 1～2 天增殖缓慢，2～3 天生长增殖迅速，以第三代尤为明显，3～5 天增殖趋于平缓，5～7 天增殖呈下降趋势。其中，第三代软骨细胞在各观察点 OD 值均最高，第四代软骨细胞其 OD 值在各观察点均低于第一、二、三代，且以第5～7 天尤为明显，说明前三代细胞能维持其正常表型，活力好，软骨细胞随着传代的增加，细胞活性开始降低，增殖速度逐渐变慢，生长周期逐渐延长。（图 5-4-8）

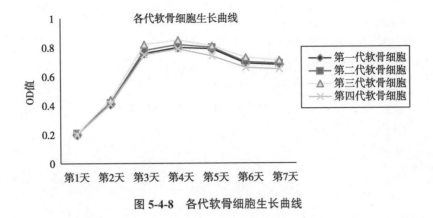

图 5-4-8　各代软骨细胞生长曲线

4）不同浓度含药血清对软骨细胞增殖的影响：在每个时期，不同浓度的 SYSGF 含药血清均促进正常软骨细胞的增殖，在 48h 时最为明显，但不随含药血清浓度的增加而呈正比例递增，2.4% 实验组含药血清对细胞的增殖作用不及 1.2% 含药血清（图 5-4-9）。从 CCK-8 测定的数据显示，2.4% 盐酸氨基葡萄糖组含药血清对软骨细胞增殖作用最强，其次为 1.2%SYSGF 含药血清组。1.2%SYSGF 含药血清组与 1.2% 空白血清组比较有统计学意义（$P < 0.05$）。不同浓度的 SYSGF 含药血清组对软骨细胞增殖也有促进作用，但在 48h 最强。（图 5-4-10）

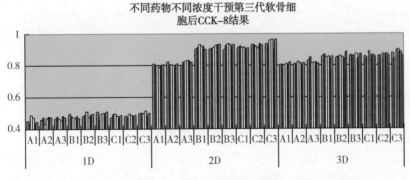

图 5-4-9　CCK-8 测量不同药物不同浓度干预第三代软骨细胞结果

5）不同药物浓度含药血清对 SD 大鼠软骨细胞 II 型胶原表达的影响：三组标本的胞浆可见片状或团块状棕红色颗粒染色，此为 II 型胶原表达（图 5-4-11）。1.2% 空白血清诱导的软骨细胞表达 II 型胶原蛋白最弱（图 5-4-11A）；1.2%SYSGF 组表达 II 型胶原蛋白比 1.2% 空白血清组数目多（图 5-4-11B），且可见细胞分裂相，呈显著差异（*P*<0.05）；但与氨基葡萄糖组（图5-4-11C）无明显的统计学意义（*P*>0.05）。以上结果说明中药少阳生骨方能促进软骨细胞合成分泌Ⅱ型胶原蛋白。

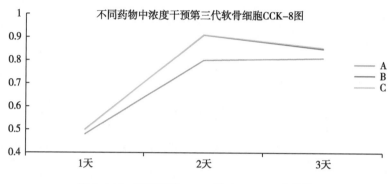

图 5-4-10　不同药物 1.2% 浓度 CCK-8 曲线图

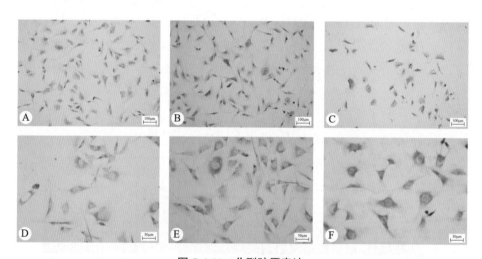

图 5-4-11　Ⅱ型胶原表达

　　注：A. 1.2% 空白血清（×100）；B. 1.2%SYSGF 含药血清（×100）；C. 1.2% 氨基葡萄糖含药血清（×100）；D. 1.2% 空白血清（×200）；E. 1.2%SYSGF 含药血清（×200）；F. 1.2% 氨基葡萄糖含药血清（×200）。

　　6）RT-PCR 法观察不同浓度含药血清对软骨细胞Ⅱ型胶原 mRNA 表达的影响：从统计结果中我们可以看出实验组Ⅱ型胶原基因的表达与空白组相比，均有表达的增加。但是不同浓度的少阳生骨方组和盐酸氨基葡萄糖组相比其结果没有统计学差异。（图 5-4-12、图 5-4-13）

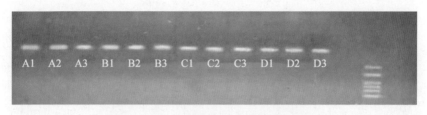

图 5-4-12 内参基因 PCR 凝胶电泳图片

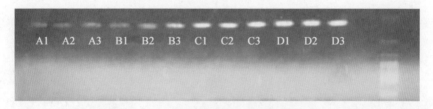

图 5-4-13 目的基因 PCR 凝胶电泳图片

（二）少阳生骨方对大鼠在体软骨损伤后软骨组织形态和基质胶原表型表达的影响

（1）**对象及材料**：本实验选用相同条件下喂养的 6～8 周清洁级 SD 大鼠 27 只，雌雄不限，体重 200±20g。随机编为 3 组，即少阳生骨方组实验组（S 组）、盐酸氨基葡萄糖胶囊组对照组（G 组）和空白组（K 组），每组9 只。

试剂的配制及对照组用药：少阳生骨方由柴胡、法半夏、党参、甘草、黄芩、大枣、骨碎补、怀牛膝、山茱萸组成，浓缩至含生药 4g/ml 的药液；盐酸氨基葡萄糖胶囊，由香港奥美制药有限公司生产，规格 0.75g×20 粒 / 瓶。

（2）**膝关节软骨损伤模型**：麻醉后取仰卧、双腿伸直位固定于手术台，自髌骨上极上方 1cm 处沿正中线向下切开，止于髌骨下极下方 1cm 处，于髌骨内侧缘切开内侧支持带及关节囊，进入关节腔。将髌骨向外侧脱位并屈曲膝关节成 90° 显露股骨滑车，在滑车上正中用一直径为 2.5mm 空心针钻孔，至有落空感为止，形成全厚软骨缺损。并同时滴注生理盐水，防止局部过热致周围软骨坏死。冲洗关节腔及碎屑。缝合关节囊及皮肤，用碘伏再次消毒无菌敷料包扎，术毕。（图 5-4-14A 至图 5-4-14C）

（3）**分组及处理**：27 只大鼠随机分组如下。

S 组（少阳生骨方组）：9 只，造模后少阳生骨方灌胃；

A 组（盐酸氨基葡萄糖组）：9 只，造模后盐酸氨基葡萄糖胶囊混悬液灌胃；

K组（空白组）：9只，造模后生理盐水灌胃。

（4）**标本获取**：分别于术后第4周、8周、12周三个时点每组各随机抽取3只，脱颈处死，处死后立即沿原手术切口切开，快速切取损伤软骨局部2.5mm×2.5mm×1.0mm大小的组织块，无菌生理盐水冲洗后，10%中性缓冲甲醛液固定，5%甲酸甲醛脱钙1周，脱水、透明、浸蜡，Leica EGll40H石蜡包埋仪包埋，石蜡切片机5μm切片，室温保存。（图5-4-14D、图5-4-14E）

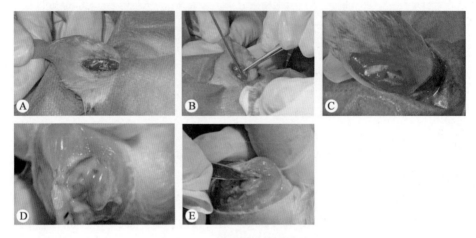

图5-4-14 膝软骨损伤模型制作

注：A.无菌条件切开关节囊暴露股骨髁；B. 2mm空心针于股骨髁钻孔造模；C.造模成功；D.软骨损伤修复组织；E.修复组织标本获取。

（5）**观测指标及方法**：标本HE、甲苯胺蓝、Masson染色，以S4、S8、S12代表S组第4周、8周和12周；G组、K组类推。光镜观察，Nikon光学显微镜观察并拍摄照片，按Mankin评分标准由两名观察者分别独立进行评分，取均值。Ⅱ型胶原免疫组化染色，光学显微镜观察并拍摄照片。

【结果】

（1）**软骨修复组织标本大体观察结果**

空白对照组（K）：4周，软骨表面粗糙，损伤局部凹陷明显，同周围正常软骨边界清楚，软骨下骨质部分外露，无明显修复组织；8周，软骨表面粗糙，损伤局部凹陷明显，同周围正常软骨边界清楚，软骨损伤区域内为暗淡红色疏松结缔组织部分充填；12周，软骨表面较粗糙，损伤局部凹陷，局部修复组织质量差，以纤维组织修复为主。

盐酸氨基葡萄糖组（A）：4周，损伤软骨表面较粗糙，损伤局部凹陷，同周围正常软骨边界清楚，局部少量纤维组织；8周，损伤软骨表面较粗糙，损伤局部轻度凹陷，可见瘢痕组织形成；12周，软骨损伤区域修复组织表面粗糙，层次欠清，可见瘢痕组织形成填充，修复程度介于K组和A组之间。

少阳生骨方组（S）：4周，软骨损伤区域表面轻度粗糙，同周围正常软骨组织各界限较明显；8周，软骨损伤区域表面轻度粗糙，同周围正常软骨组织各界限不明显，损伤区内可见少量白色半透明组织填充；12周，软骨损伤区域乳白色半透明组织充填，颜色同正常软骨类似，软骨表面轻度粗糙，可见略凹低不平，同周围正常软骨界限不明显，连接较紧密，质地较韧，修复组织质量较好，损伤软骨得到的为透明软骨性修复。

（2）光镜下 HE 染色结果

空白对照组（k）：4周，缺损未被有效修复，软骨缺损为纤维样组织及肉芽组织填充，软骨表面不平整且有明显凹陷；8周，缺损未被有效修复，软骨缺损大部分充填为纤维样组织及肉芽组织，软骨表面不平整且有明显凹陷，部分标本边壁出现，可见少量软骨细胞增生；12周，缺损仍未被有效修复，局部出现软骨基质沉着缺损，局部只有部分修复组织，修复细胞排列紊乱，纤维软骨细胞细胞核较小。

盐酸氨基葡萄糖组（A）：4周，软骨表面粗糙，可见纤维组织增生，部分填充软骨缺损区域，修复组织可见少量软骨细胞；8周，软骨表面较粗糙，纤维组织增生，细胞排列较紊乱，软骨组织同正常软骨相比层次不明显，细胞数量较少；12周，软骨表面较粗糙，缺损区域被部分修复，细胞排列较紊乱，软骨缺损部分为软骨组织和纤维组织混合修复。

少阳生骨方组（S）：4周，软骨表面较粗糙，缺损区域被部分修复，细胞排列稍紊乱，软骨缺损部可见中等量软骨细胞生长；8周，软骨缺损区出现大量软骨细胞，排列较紊乱，椭圆形和圆形胞核清晰，周围软骨基质呈红染，同时有软骨陷窝出现，软骨缺损内为乳白色透明软骨组织充填，软骨表面较平整，新生软骨组织较正常软骨厚度稍厚，表层软骨细胞呈平行排列；12周：软骨缺损被明显修复，大量排列较紊乱的软骨细胞，周围软骨基质呈红染，同时有软骨陷窝出现，软骨缺损内为乳白色透明软骨组织充填，软骨表面较平整，修复软骨组织同周围软骨基本平齐，同时可见新生软骨细胞团，修复细胞密度稍高，S组细胞数明显多于A组，形态更接近正常软骨细胞。（图5-4-15）

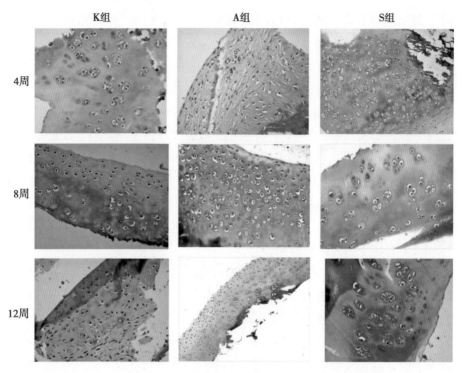

图 5-4-15 光镜下 HE 染色观察（×400）

注：K 组. 空白对照组；A 组. 盐酸氨基葡萄糖组；S 组. 少阳生骨方组。

（3）Masson-甲苯胺蓝染色结果

空白对照组（K）：造模后 4 周甲苯胺蓝染色未见正常关节软骨基质分泌；造模后 8、12 周仍然未见明显正常关节软骨基质分泌。

盐酸氨基葡萄糖组（A）：造模后 4 周甲苯胺蓝染色见有少量正常关节软骨基质分泌；造模后 8、12 周见细胞内有少量紫色异染颗粒存在，细胞周围少量正常关节软骨基质分泌。少阳生骨方组（S）：造模后 4 周甲苯胺蓝染色较正常关节软骨略淡；造模后 8 周见细胞内有少量紫色异染颗粒存在，有正常软骨基质分泌；造模后 12 周见细胞内有大量紫色异染颗粒，接近正常关节软骨细胞。（图 5-4-16）

（4）Mankin 评分标准对各组动物评分结果：表明少阳生骨方组在 4、8、12 周明显优于空白组，4 周两组比较 $P < 0.05$，差异有统计学意义，8 周及 12 周时两两比较 $P < 0.01$，差异有明显统计学意义；与氨基葡萄糖组比较，少阳生骨方组有优势，在 8 周及 12 周是时比较 $P < 0.05$，差异有统计学意义。说明实验组对软骨损伤的修复优于空白组及对照组（图 5-4-17）。

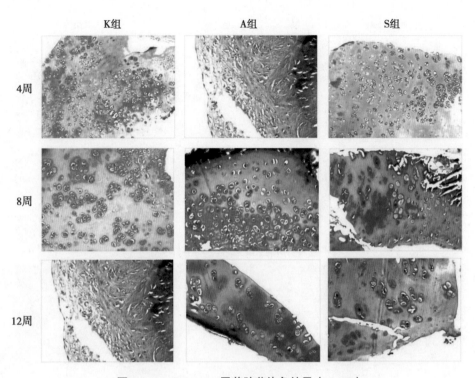

图 5-4-16   Masson- 甲苯胺蓝染色结果（×400）

注：K组. 空白对照组；A 组. 盐酸氨基葡萄糖组；S 组. 少阳生骨方组。

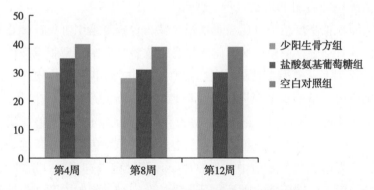

图 5-4-17   三组动物关节软骨损伤总积分图

（5）免疫组织化学结果观察

Ⅰ型胶原在各组的表达情况：Ⅰ型胶原在少阳生骨方组（S 组）、盐酸氨基葡萄糖组（A 组）、空白对照组（K 组）中软骨修复组织均为阴性表达（图 5-4-18）。

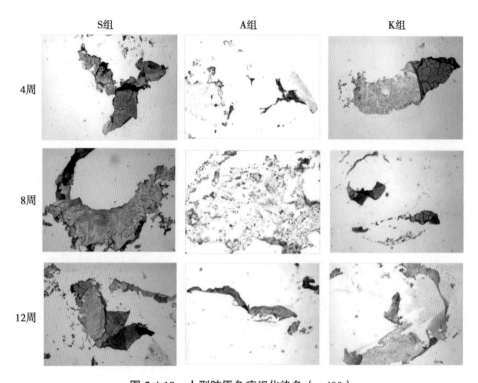

图 5-4-18 Ⅰ型胶原免疫组化染色（×400）
注：S 组. 少阳生骨方组；A 组. 盐酸氨基葡萄糖组；K 组. 空白对照组。

Ⅱ型胶原在各组的表达情况：少阳生骨方组（S 组，见图 5-4-19S 组），造模后 4 周软骨修复组织表达显著增强，在软骨修复组织可见较多Ⅱ型胶原染色阳性软骨细胞；造模后 8 周，修复组织软骨基质中Ⅱ型胶原染色阳性范围亦明显增加；造模后 12 周时修复组织中细胞同周围软骨及软骨下骨结合良好，细胞内及细胞外Ⅱ型胶原染色阳性，出现大量黄褐色或棕黄色颗粒。盐酸氨基葡萄糖组（A 组，见图 5-4-19A 组），造模后 4 周软骨修复组织表达Ⅱ型表达增强，在软骨修复组织可见较多Ⅱ型胶原染色阳性软骨细胞；造模后 8 周，修复组织软骨基质中Ⅱ型胶原染色阳性范围亦增加；造模后 12 周时修复组织中细胞同周围软骨及软骨下骨结合尚可，细胞内及细胞外Ⅱ型胶原染色阳性，但较造模后 8 周有所下降。空白对照组（K 组，见图 5-4-19K 组），造模后 4 周，软骨修复组织中Ⅱ型胶原染色阳性仅在软骨下骨表达，关节软骨修复组织中无明显表达；造模后 8 周，软骨修复组织中Ⅱ型胶原染色阳性亦仅在软骨下骨表达，关节软骨修复组织中无明显表达；造模后 12 周软骨修复组织中Ⅱ型胶原染色阳性亦仅在软骨下骨表达，同造模后 4 周、

8周无明显区别，关节软骨修复组织中无明显表达。

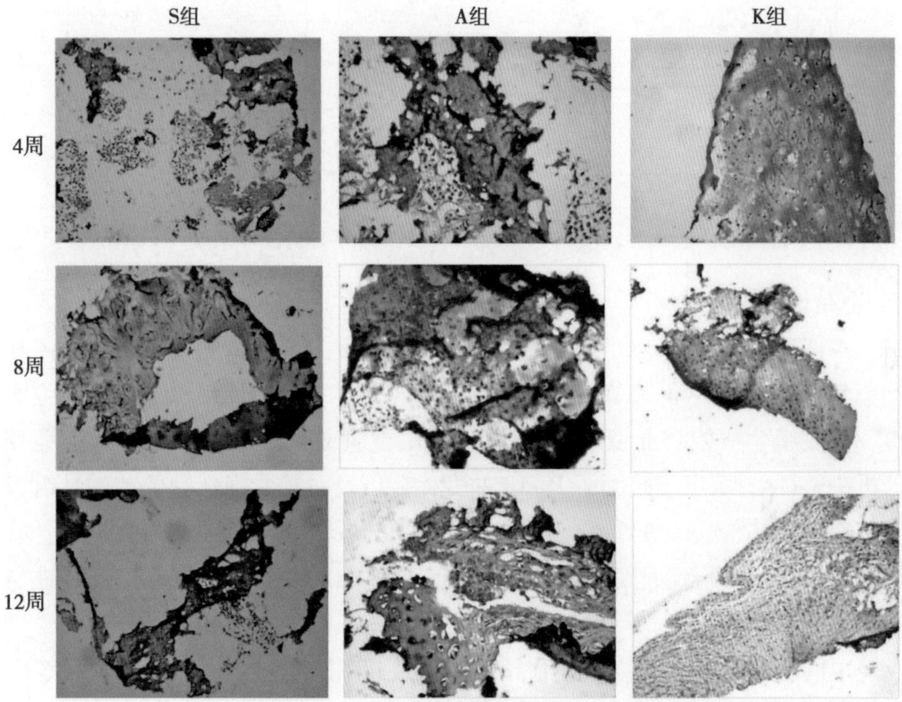

图 5-4-19 Ⅱ型胶原免疫组化染色（×400）

注：S组．少阳生骨方组；A组．盐酸氨基葡萄糖组；K组．空白对照组。

（三）少阳生骨方对 SD 大鼠在体软骨损伤后关节液 IL-1β 水平的影响

（1）关节液获取：分别于术后 4 周、8 周、12 周三个点处死动物后，在无菌条件下分别用生理盐 1ml 冲洗膝关节，在关节内混匀后吸取，离心后每膝获取 200μl 关节液，−20℃保存，留待检测 IL-1β 水平。

（2）关节液 IL-1β 采用放射免疫分析法（RIA）测定

【结果】

关节液中 IL-1β 水平的表达：三组关节液中 IL-1β 水平检测，S 组和 A 比较，第 4、8、12 周 A 组高于 S 组（$P<0.05$）；第 4、8、12 周 K 组高于 S 组（$P<0.05$）；第 4、8、12 周 K 组高于 A 组（$P<0.05$）。治疗前后自身比较，S 组第 8 周、第 12 周与第 4 周相比无明显差异（$P>0.05$）；A 组第 8 周、第 12 周均低于第 4 周（$P<0.05$）；K 组第 4 周＞第 8 周＞第 12 周（$P<0.05$）。3 组不同时间取材的关节液中炎性因子 IL-1β 水平（$\bar{x}\pm S$）(ng/ml)(n=9)。（图 5-4-20）

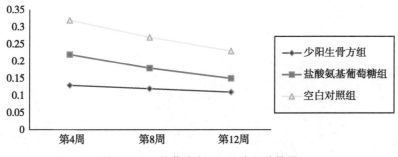

图 5-4-20　关节液中 IL-1β 水平趋势图

【结论】

本课题采用以"少阳主骨"为理论基础拟定的"少阳生骨方"干预体外关节软骨细胞培养和关节软骨损伤的动物模型，通过 CCK-8 法检测细胞增殖、免疫组化法检测Ⅱ型胶原、RT-PCR 法检测Ⅱ型胶原 mRNA、放射免疫分析法（RIA）测定细胞因子 IL-1β 的变化，以及对软骨损伤后关节软骨组织形态和超微结构的改变，在细胞和分子水平的层面，探讨"少阳生骨方"治疗软骨损伤的可行性及可能机制，初步认定该方对软骨损伤有一定的促进与修复作用。

不同浓度少阳生骨方含药血清，均能促进 SD 大鼠体外第三代软骨细胞的增殖及Ⅱ型胶原表达，但并不随含药血清浓度的增加而增加，1.2% 浓度促进其增殖表达能力最强，过高的浓度可能抑制其增殖、表达。不同浓度少阳生骨方含药血清，均能维持 SD 大鼠体外第五代软骨细胞的表型，促进软骨细胞的增殖及Ⅱ型胶原表达，但作用有限。少阳生骨方能促进 SD 大鼠在体软骨损伤后软骨的修复，且修复组织更接近透明软骨。少阳生骨方能明显降低 SD 大鼠在体软骨损伤后关节液的 IL-1β 水平，从而促进软骨细胞的修复。

此次研究以氨基葡萄糖作为阳性对照药物，以更好地检验少阳主骨方的效果。结果显示：少阳主骨方组 C518 细胞Ⅱ型胶原的 mRNA 和蛋白相对表达量均高于盐酸氨基葡萄糖组和生理盐水组，同时，少阳主骨方组 C518 细胞基质金属蛋白酶 13 的 mRNA 和蛋白相对表达量均低于盐酸氨基葡萄糖组和生理盐水组，这说明少阳主骨方在抑制 C518 大鼠膝关节退变软骨细胞中基质金属蛋白酶 13，保护Ⅱ型胶原方面有明显效果。

综上所述，以"少阳主骨"为理论，"和解少阳"为治则的"少阳主骨方"，在对第五代去分化软骨细胞型胶原表达以及细胞增殖过程中较空白组均有促进作用，其结果与盐酸氨基葡萄糖胶囊相比未见明显差异性。且少阳主骨方在膝骨关节炎患者的退变软骨细胞中也发挥类似的作用，通过p19^{Arf}-p53-p21^{Cip1}信号通路对软骨细胞的增殖起促进作用，延缓关节软骨退变，这可能是其治疗KOA的分子机制之一。由此我们可以得出"少阳主骨"理论的正确性。从细胞水平论证了"少阳主骨"理论的科学性，为该理论体系提供了另一个临床佐证。

第五节 ◇◇◇ "少阳主骨方"治疗骨折的机制

骨折严重影响患肢功能，并带来巨大的经济损失。目前针对骨折保守治疗和骨折手术后的患者，促进骨愈合的方法多种多样，然而依然有5%~10%的骨折患者出现骨折不愈合或骨折延迟愈合[1]。我们长期从事"少阳主骨"的研究和临床应用，"和调少阳"被证明有调节骨强度，恢复骨重建偶联平衡的作用。但对骨折尤其骨折不愈合或延迟愈合情况，是否也有一定的疗效？其作用机理是怎样的？这是我们所关心问题。

骨重建能够修复骨损伤，防止骨疲劳的积累，肯定在骨折愈合过程中扮演至关重要的角色。而研究表明，一个主要由成骨细胞和软骨细胞产生的在人体骨骼中非常重要的骨重建细胞因子，TGF-β1，属于转化生长因子-β族群的一员，可能是骨折愈合的关键因子。已知在骨折早期阶段，TGF-β1抑制破骨细胞的增殖和活化，并且还诱导部分细胞凋亡，促进愈合组织的发育并防止其过早被吸收。TGF-β1最重要的功能之一是趋化作用，能够募集MSCs、软骨祖细胞、骨祖细胞、成纤维细胞和免疫细胞，如巨噬细胞，单核细胞和T细胞等向骨断端周围移动[2]。TGF-β1也能够促进血管内皮生长因子（VEGF）在骨断端的表达，从而加速骨断端新生血管的形成，为进一步骨折愈合提供血供支持。在骨折后24小时内，骨膜区域血肿内即有TGF-β1存在，此时其主要来源之一是血小板。最新研究表明，在骨折后的7~15天，骨断端存在TGF-β-RNA的高表达，同时伴随着MSCs、成骨细胞、软

[1] ONE T, TAKAYANAGI H. Osteoimmunology in Bone Fracture Healing[J]. Curr Osteoporos Rep, 2017, 15(12): 367-375.

[2] MENDELSON A, FRANK E, ALLRED C et al. Chondrogenesis by chemotactic homing of synovium, bone marrow, and adipose stem cells in vitro[J]. FASEB J, 2011, 25(10): 3496-3504.

骨细胞的大量增殖和活化，在这一阶段 TGF-β1 主要通过成骨细胞的自分泌和旁分泌方式进行表达，表达的量也明显增多 [1]。

18F-NaF 被用作人体骨代谢的显像剂，18F-F- 离子在人体骨组织中的富集量与骨骼的新陈代谢水平呈正相关 [2]。国外常用 18F-NaF PET/CT 评估受虐儿童及婴幼儿的微骨折情况 [3]。目前，18F-NaF PET/CT 在骨折方面的研究主要针对隐性骨折的筛查、移植骨的存活评估、关节置换术后假体松动的研究，但针对创伤骨折愈合的系统研究，暂未见报道 [4]。骨盐约有 60% 是结晶的羟基磷灰石，成骨细胞和破骨细胞的生物活性与羟基磷灰石代谢密切相关。而 18F-F- 离子入血后，可快速与羟基磷灰石分子中的羟基交换，于成骨代谢旺盛的部位，18F-F- 离子可在局部进行大量富集，从而表现在 PET/CT 影像上。目前，18F-NaF PET/CT 显像主要应用于肿瘤良恶性的鉴别及肿瘤复发转移的评估等；同时，因 18F-NaF 与钙化过程有关，18F-NaF PET/CT 逐渐应用于动脉粥样硬化及其相关疾病的研究 [5]。

《黄帝内经》明确提出"少阳主骨"理论，并且在目前临床骨科方面得到大量应用，疗效肯定。王鸿度等验证了电针刺激足少阳经穴具有确切的全身性抗骨质疏松效应 [6]。根据"少阳主骨"学说之少阳为枢，"枢"在骨重建功能活动中的认识，本研究采用"少阳生骨方"对 SD 大鼠骨折进行治疗，并观察对愈合的影响，探讨其作用机制。通过 TGF-β1 等指标的变化，说明少阳生骨方对骨折愈合的机理。

【**目的**】探讨少阳生骨方对 SD 大鼠骨折愈合的影响及作用机制。

【**方法**】清洁级 3 月龄 SD 大鼠 72 只，均为雄性，体质量 300±20g。将造模成功的大鼠，按照计算机随机数法分为少阳生骨方组（24 只、少阳生

[1] WANG L X, JIANG H L, DU S L. Observed impacts of insulin therapy on callus cell transforming growth factor-beta 1 expression in diabetic rats[J]. Genet Mol Res, 2015, 14(2): 5076-5084.

[2] COOK G J, BLAKE G M, MARSDEN P K, et al. Quantification of skeletal kinetic indices in Paget's disease using dynamic 18F-fluoride positron emission tomography[J]. J Bone Miner Res, 2002, 17(5): 854-859.

[3] FISCHER D R. Musculoskeletal imaging using fluoride PET[J]. Semin Nucl Med, 2013, 43(6): 427-433.

[4] LAPA P, SARAIVA T, SILVA R, et al. Superiority of 18F-FNa PET/CT for Detecting Bone Metastases in Comparison with Other Diagnostic Imaging Modalities[J]. Acta Med Port, 2017, 30(1): 53-60.

[5] RUBAUX M, JOSHI N V, DWECK M R, et al. Motion Correction of 18F-NaF PET for Imaging Coronary Atherosclerotic Plaques[J]. J Nucl Med, 2016, 57(1): 54-59.

[6] 王鸿度, 扶世杰, 陈庄, 等. 电针足少阳经穴对去卵巢大鼠骨质疏松的作用 [J]. 中医杂志, 2011, 52 (4): 322-325.

骨方汤剂灌胃)、骨肽组(24只、骨肽片悬浮液灌胃)和生理盐水组(24只、0.9%生理盐水灌胃)。

(1)造模方法:72只SD大鼠麻醉后,标记左侧胫骨压缩部位,大鼠取仰卧位,将左后肢胫腓骨段固定于万能力学试验机的操作台上,设置电脑参数,冲击钝刀沿力学试验机中轴以10cm/s的速度撞击大鼠胫骨。轻触大鼠患肢,可触及轻微骨擦感,大鼠左侧胫腓骨段未见开放性损伤;将大鼠局部脱毛,碘伏棉球消毒3遍,于骨折处两端垂直穿入1.0mm克氏针,矫正力线,外固定架固定牢靠。X线摄片提示左胫骨骨折,骨折对位可,外固定在位,确认造模成功。

造模成功后一周内,每天对外固定针道进行碘伏棉球消毒一次,此后每两天消毒一次,防止大鼠胫骨钉道感染。

少阳生骨方组成见前。骨肽片0.15g/d。于造模成功第二天开始给药,各组每天灌药两次。

> **注释**:骨肽是目前公认促进骨折愈合的有效药物,疗效确切,为本研究提供阳性对照。

(2)实验指标测量

1)血清TGF-β1检测

2)大鼠胫骨骨折断端 ^{18}F-NaF PET/CT检测:大鼠禁食6h,安静休息1h后,按0.1mCi/kg计算 ^{18}F-NaF所需计量,使用0.1ml空针抽取显像剂,放入γ放射免疫计数仪内调整计量,酒精局部消毒后,经大鼠尾静脉注入 ^{18}F-NaF溶液,注射50min后脱颈处死动物。取出骨折外固定架,行PET/CT检测,摘取骨折断端骨骼及骨痂测定放射性剂量,最后计算骨骼断端%ID/g值。最后通过小动物PET/CT工作站配套的Inveon Acquisition Workplace图像采集软件和ASI Pro VM软件进行图像处理。

3)大鼠骨痂称重:取大鼠患肢胫骨,剥除胫骨断端周围软组织,注意保护大鼠胫骨骨折断端骨痂部分,生理盐水冲洗骨痂部分残留血液成分,无菌纱布吸拭骨痂周围水分,用电子天平进行称重。

4)骨痂部分TGF-β1检测。

【结果】

(1)X线显示:如图5-5-1所示,三组术后第7天,X线未见明显改变；固定后第 15 天三组骨断端骨折线逐渐模糊，骨折对位良好，已有模糊的原始骨痂形成；术后第 30 天少阳生骨方组和骨肽组骨断端骨折线较术后7 天时更加模糊，并有明显的新生骨痂形成，可见连续骨痂通过，少阳生骨方组及骨肽组骨折断端连续骨痂形成数量比生理盐水组明显较多，骨痂密度较高，骨折线更加模糊；第 56 天少阳生骨方组和骨肽组大鼠胫骨骨断端完成骨性愈合，且愈合程度优于生理盐水组。本研究中，X 线显示少阳生骨方组和骨肽组骨痂生长的速度和质量明显优于生理盐水组，骨折后 15 天大鼠胫骨骨折断端及开始有骨痂形成，骨折后 30 天骨痂生长形成断端连续骨痂，少阳生骨方组骨痂生长的质量明显优于生理盐水组，同时和骨肽组骨痂生长速度和质量大致相当；骨折后 56 天，大鼠胫骨骨折呈现骨性愈合，不断进行骨痂的改造及塑形。

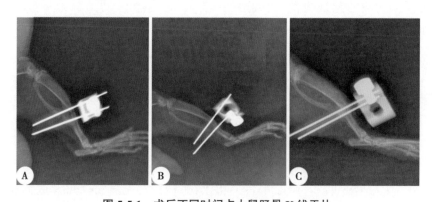

图 5-5-1 术后不同时间点大鼠胫骨 X 线平片

注：A. 少阳生骨方组术后 15d；B. 少阳生骨方组术后 30d；C. 少阳生骨方组术后 56d。

（2）胫骨湿重：本实验为称取大鼠胫骨沾干表面水分后的湿重，而不是将胫骨完全烘干的干重。在骨折后 7 天、15 天、30 天、56 天四个不同的时间点，少阳生骨方组胫骨湿重分别是 $0.64 \pm 0.05g$、$0.90 \pm 0.06g$、$1.03 \pm 0.05g$、$1.20 \pm 0.05g$，相较骨肽组无显著差异（$P>0.05$）。但在四个不同的时间点少阳生骨方组和骨肽组分别同生理盐水组比较，差异有统计学意义（$P<0.05$），且少阳生骨方组和骨肽组胫骨湿重明显高于生理盐水组。

（3）血清 TGF-β1：术后第 7 天，三组血清 TGF-β1 水平（$10.44 \pm 0.52\mu g/L$，$10.96 \pm 0.46\mu g/L$，$10.72 \pm 0.73\mu g/L$）两两比较，差异无统计学意义（$P>0.05$）；术后第 15 天少阳生骨方组血清 TGF-β1 水平达到峰值（$19.05 \pm 0.53\mu g/L$），并稳定到第 30 天（$18.57 \pm 0.86\mu g/L$）的高水平之后逐渐下降至术后 56 天的

低位（9.18±0.44μg/L），术后56天大鼠血清TGF-β1水平同术后7天水平（10.44±0.52μg/L）基本相当；骨肽组血清TGF-β1水平同少阳生骨方组类似，在术后15天达到峰值（18.29±1.37μg/L），也与少阳生骨方组对比无统计学差异（$P>0.05$），维持至术后30天的高位（17.23±0.62μg/L）后逐渐下降至术后7天水平；然而，生理盐水组血清TGF-β1水平峰值到达时间更长，为术后30天到达峰值水平（15.52±0.60μg/L），相较少阳生骨方组和骨肽组明显较低，差异有统计学意义（$P<0.05$）；且血清TGF-β1水平下降较快，迅速下降至术后56天的低位（6.26±0.60μg/L）；在不同时间点，少阳生骨方组血清TGF-β1水平与骨肽组相比，无明显差异（$P>0.05$），但在术后15天、30天、56天，少阳生骨方组和骨肽组TGF-β1水平明显高于生理盐水组（$P<0.05$）。

（4）骨折断端TGF-β1：少阳生骨方组大鼠骨折断端部分TGF-β1在骨折后的早期阶段（第7~15天）即呈现出高表达状态（0.201±0.010μg/L，0.205±0.009μg/L），并在骨折后15天达到峰值，骨折后30天后逐渐呈下降趋势，骨折后56天表达水平最低（0.146±0.004μg/L）；骨肽组骨折断端TGF-β1水平，同样在骨折后15天达到峰值（0.200±0.009μg/L），同少阳生骨方组对比差异无统计学意义（$P>0.05$）；并在此后逐渐开始下降，其中术后56天水平最低；然而，生理盐水组骨折断端TGF-β1水平在术后7天即达到表达的高峰（0.175±0.007μg/L），明显低于少阳生骨方组和骨肽组，差异有统计学意义；此后TGF-β1表达水平逐渐下降。在四个不同时间点，少阳生骨方组和骨肽组大鼠骨折断端TGF-β1水平均显著高于生理盐水组（$P<0.05$）；同时，少阳生骨方组和骨肽组之间无统计学差异（$P>0.05$），如图5-5-2至图5-5-6所示。

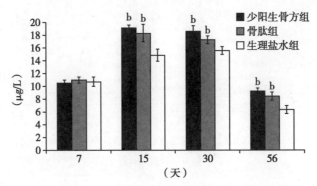

图 5-5-2　术后不同时间点大鼠血清 TGF-β1 水平

注：a. $P<0.05$，与骨肽组比较；b. $P<0.05$，与生理盐水组比较。

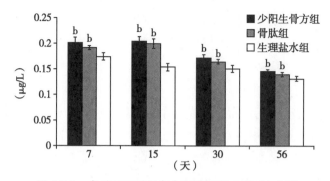

图 5-5-3　术后不同时间点大鼠骨断端 TGF-β1 水平

注：a. $P<0.05$，与同时间骨肽组比较；b. $P<0.05$，与同时间生理盐水组比较。

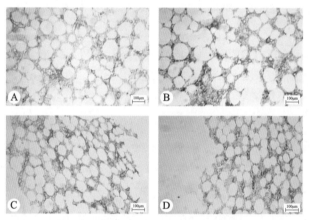

图 5-5-4　少阳生骨方组大鼠骨折部分 TGF-β1 染色（S-P×200）

注：A、B、C、D 分别代表少阳生骨方组术后 7、15、30、56 天。

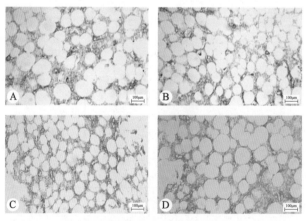

图 5-5-5　骨肽组大鼠骨折部分 TGF-β1 染色（S-P×200）

注：A、B、C、D 分别为骨肽组术后 7、15、30、56 天。

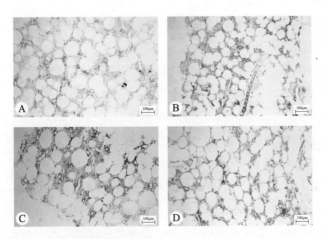

图 5-5-6　生理盐水组大鼠骨折部分 TGF-β1 染色（S-P×200）

注：A、B、C、D 分别为生理盐水组术后 7、15、30、56 天。

在本研究中，与术后 7 天相比，15 天手术组大鼠骨组织中 TGF-β1 表达水平明显上调；与以往的观察结果一致，表明骨损伤可刺激 TGF-β1 的表达，TGF-β1 在骨修复和再生中起到重要的促进作用，并降低骨断端周围的炎症反应。术后第 7 天，三组血清 TGF-β1 水平无明显差异（$P>0.05$）；术后第 15 天少阳生骨方组血清 TGF-β1 水平达到峰值（$19.05 \pm 0.53\mu g/L$），并稳定高水平至 30 天；术后 15 天、30 天、56 天，少阳生骨方组和骨肽组 TGF-β1 水平明显高于生理盐水组（$P<0.05$），且少阳生骨方组与骨肽组相比无显著差异（$P>0.05$）。说明少阳生骨方和骨肽片在促进胫骨骨折大鼠血清 TGF-β1 水平方面具有类似的作用。

> **注释：**TGF-β1 可以加速成骨母细胞的激活与分化，抑制破骨细胞的活化和骨间充质干细胞向脂肪细胞分化，调节血管平滑肌细胞的分化和骨折断端新生血管形成，促进成骨细胞合成 I 型胶原、骨连接蛋白和骨连结素等，加快新生骨基质的合成和堆积[1]。

在不同时间点，少阳生骨方组和骨肽组骨折部分 TGF-β1 的表达均优于生理盐水组（$P<0.05$），同时，少阳生骨方组与骨肽组无统计学差异（$P>0.05$）。本实验中，少阳生骨方可以增加 TGF-β1 在大鼠血清及骨折断端

[1] BETZ V M, KELL A, FOEHR P, et al. BMP-2 gene activated muscle tissue fragments for osteochondral defect regeneration in the rabbit knee[J]. J Gene Med, 2017, 19: 9-10.

的表达水平，从而促进骨折周围新生血管的生成，加速骨基质的合成与堆积，促进骨痂的生长，加速骨愈合进程。

（5）骨折断端 ^{18}F-NaF PET/CT 摄取：少阳生骨方组和骨肽组 ^{18}F-NaF 摄取值从术后 7d 的 3.85±0.49%ID/g、3.50±0.14%ID/g，迅速于术后 15d 达到峰值（9.00±0.42%ID/g、8.10±0.71%ID/g），并高水平维持到 30d（6.35±0.78%ID/g、6.00±0.14%ID/g）之后逐渐降低；而生理盐水组 ^{18}F-NaF 摄取值从术后 7d（2.45±0.07%ID/g）及 15d（3.45±0.07%ID/g）逐渐增加，并于 30d 达到峰值（4.25±0.35%ID/g），术后 56d 下降至最低水平（2.20%ID/g±0.14%ID/g）；且分别在术后四个不同时间点，少阳生骨方组摄取量与骨肽组间差异无统计学意义（$P>0.05$），同时少阳生骨方组和骨肽组 ^{18}F-NaF 摄取值均较生理盐水组高，差异有统计学意义（$P<0.05$）。如图 5-5-7 至图 5-5-13 所示。

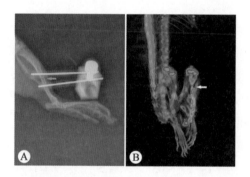

图 5-5-7　造模成功后的 X 线平片及 ^{18}F-NaF PET 扫描影像

注：A. 黄色箭头指大鼠造模后骨折断端 X 线平片表现；B. 白色箭头指大鼠造模后 7 天 ^{18}F-NaF PET 扫描影像。

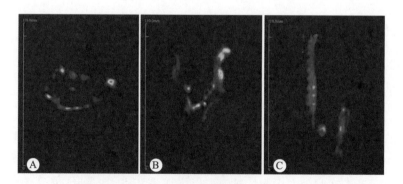

图 5-5-8　少阳生骨方组 ^{18}F-NaF PET 横断面、冠状面、矢状面扫描影像

注：A. 横断面 ^{18}F-NaF PET 扫描图像；B. 冠状面 ^{18}F-NaF PET 扫描图像；C: 矢状面 ^{18}F-NaF PET 扫描图像。

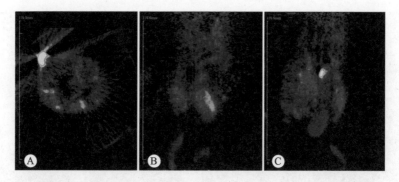

图 5-5-9 骨肽组 ¹⁸F-NaF PET 横断面、冠状面、矢状面扫描影像

注：A. 横断面 ¹⁸F-NaF PET 扫描图像；B. 冠状面 ¹⁸F-NaF PET 扫描图像；C. 矢状面 ¹⁸F-NaF PET 扫描图像。

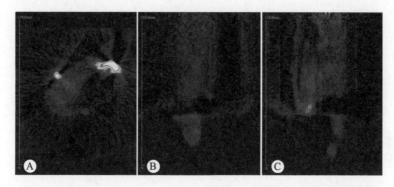

图 5-5-10 生理盐水组 ¹⁸F-NaF PET 横断面、冠状面、矢状面扫描影像

注：A. 横断面 ¹⁸F-NaF PET 扫描图像；B. 冠状面 ¹⁸F-NaF PET 扫描图像；C. 矢状面 ¹⁸F-NaF PET 扫描图像。

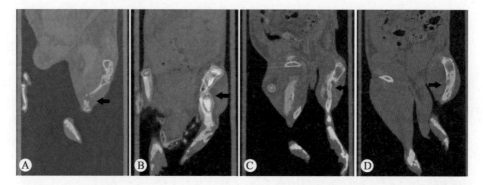

图 5-5-11 少阳生骨方组术后 7、15、30、56d 四个时间点 ¹⁸F-NaF PET/CT 扫描影像

注：A. 少阳生骨方组术后 7d；B. 少阳生骨方组术后 15d；C. 少阳生骨方组术后 30d；D. 少阳生骨方组术后 56d；黑色箭头. 骨折断端位置。

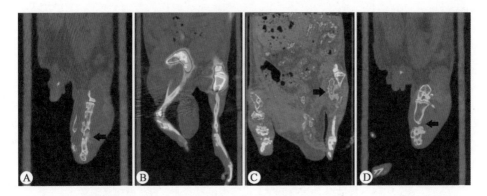

图 5-5-12　生理盐水组术后 7、15、30、56d 四个时间点 ^{18}F-NaF PET/CT 扫描影像

注：A. 生理盐水组术后 7d；B. 生理盐水组术后 15d；C. 生理盐水组术后 30d；D. 生理盐水组术后 56d。

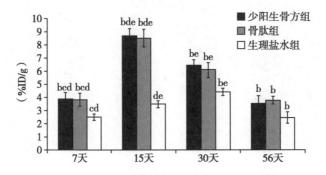

图 5-5-13　SD 大鼠胫骨骨折断端不同时间点 ^{18}F-NaF 的分布

注：a. $P < 0.05$，与骨肽组比较；b. $P < 0.05$，与生理盐水组比较；c. $P < 0.05$，与同组 15d 比较；d. $P < 0.05$，同组 30d 比较；e. $P < 0.05$，与同组 56d 比较。

　　本实验中，骨肽组（骨肽片灌胃）^{18}F-NaF 摄取值，由术后 7d 的 $3.50 \pm 0.14\%ID/g$，迅速于术后 15d 达到峰值（$8.10 \pm 0.71\%ID/g$），生理盐水组（生理盐水灌胃）^{18}F-NaF 摄取值则从术后 7d 开始缓慢升高，于 30d 达到峰值（$4.25 \pm 0.35\%ID/g$）；骨肽组 18F-NaF 摄取值较生理盐水组峰值出现时间早，且于 30d 及 56d 时依然高于生理盐水组（$P < 0.05$），说明骨肽片治疗组大鼠骨折断端 ^{18}F-F- 离子与羟基磷灰石分子中的羟基交换较多，成骨细胞活性较高，骨代谢水平明显高于生理盐水组，骨折愈合速度较快，也验证了 ^{18}F-NaF 在评价骨折早期愈合中具有一定的应用价值。

　　少阳生骨方组 ^{18}F-NaF 摄取值在四个时间点分别为 $3.85 \pm 0.49\%ID/g$、$9.00 \pm 0.42\%ID/g$、$6.35 \pm 0.78\%ID/g$、$3.20 \pm 0.42\%ID/g$，同骨肽组无统计学

差异（$P>0.05$），但明显高于生理盐水组（$P<0.05$），且在不同时间 ^{18}F-NaF 摄取值均高于生理盐水组；基于 ^{18}F-F- 离子在骨骼中的摄取量与骨代谢水平密切相关，^{18}F-F- 离子与羟基磷灰石分子中羟基的交换与骨血流和成骨细胞的活性成比例，说明少阳生骨方可以促进大鼠胫骨骨折断端成骨细胞活性，提高骨折断端骨代谢水平，促进骨折愈合，从而使更多的 ^{18}F-F- 离子与骨骼中羟基磷灰石分子羟基的交换。

术后 7d，骨折断端纤维骨痂形成，骨折线稍模糊，^{18}F-NaF 摄取相对较少，三组差异不明显；术后 15d，骨折断端骨折线模糊，断端骨质边缘可见毛糙、条索状低密度影，^{18}F-NaF 摄取较术后 7d 明显增加，且少阳生骨方组及骨肽组明显高于生理盐水组；术后 30d，骨断端骨折线基本消失，骨折断端变钝，可见高密度骨痂连接骨折两端，^{18}F-NaF 摄取量进一步减少；术后 56d，大鼠胫骨骨折端连续良好，内部可见高密度骨痂改造影像，^{18}F-NaF 摄取量较前明显减少。在 7、15、30、56d，少阳生骨方组 ^{18}F-NaF 摄取值同骨肽组对比差异无统计意义（$P>0.05$），少阳生骨方组峰值 $9.00 \pm 0.42\%$ID/g 同样出现在 15d，说明少阳生骨方能够提高大鼠骨折断端骨代谢水平，促进成骨细胞活性，促进骨折愈合。

【结论】

少阳生骨方能够促进大鼠血清及骨折部分 TGF-β1 的表达，促进 SD 大鼠胫骨骨折断端骨痂形成，加速骨愈合。

通过本实验我们验证了少阳生骨方对促进骨折愈合方面的确切疗效，同时证实 18F-NaF PET/CT 对评价早期骨折速度具有良好的敏感性和特异性，具有一定的应用价值，可以早期发现骨折愈合不良的病例，以便进行早期干预，降低骨折愈合不良的发病率。

进一步我们将深入研究少阳生骨方促进骨折愈合方面的具体机制，从分子水平验证其具体的作用机理；同时，对少阳生骨方进行提纯，简化有效药物组分，甚至提取单味有效成分，大量应用于临床，造福广大骨折患者。

第六节 ◇◇◇ "和调少阳"影响骨平衡及相关系统

根本上讲，"少阳主骨"就是对骨重建的过程进行"和调"，从而维持其成骨和破骨的两种活动的净平衡。然而，骨骼自身也是具有生物活性的组织，能够合成和分泌多种活性物质，如骨调节蛋白、生长因子、脂肪因子、炎症因子和心血管活性多肽等。不仅调节骨骼系统的自身代谢，而且以远距分泌的方式调节远隔器官组织的代谢和功能，参与多器官功能稳态的维持[1]。

因此，"少阳主骨"的"和调"骨平衡的效应，就不仅限于骨组织，势必也波及骨的其他功能，包括对代谢、免疫及关节的调节功能等。这一节，主要报告"和调少阳"对体重和脂代谢的影响，以及对免疫因子、糖代谢的影响。

（一）对动物体重和脂代谢的影响

电针足少阳经穴在使 OP 大鼠骨密度增加的同时，也引起了大鼠体重明显的下降。前面章节已引证文献，说明电针足少阳经穴与药物疗法的抗骨质疏松的机制不同，从而将足少阳的抗骨质疏松效应的机制研究导向深入。然而，这一现象本身也是非常有意义的一个研究方向：提示骨代谢和体重、脂代谢有密切关系；而电针足少阳经穴在对骨"和调"的同时，也对体重、脂代谢产生一定影响。让我们先复习一下前面实验的发现，如图 5-6-1。

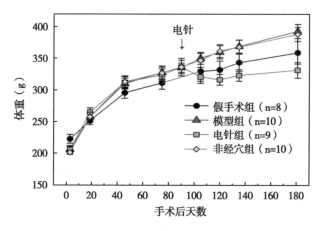

图 5-6-1 大鼠体重变化

［引自课题组文章 WANG H D, CHEN Z, INOUE I, et al. Effects of electroacupuncture at GB points on markers of osteoporosis and bodyweight in ovariectomised rats[J]. Acupuncture in Medicine, 2015, 33(6): 465-471.］

造模手术后，各组体重均大幅增加，假手术组增加却比较平稳；但电针足少阳经穴后，该组动物体重大减，100 天左右甚至低于假手术组。同时我们也观察到，在电针足少阳经穴干预卵巢去势大鼠 OP 模型后，在 OVX + 电针胆经组大鼠股骨远端区域 HE 染色切片中，骨髓腔中的脂肪细胞数目明显较 OVX 组少（见图 5-6-2）。

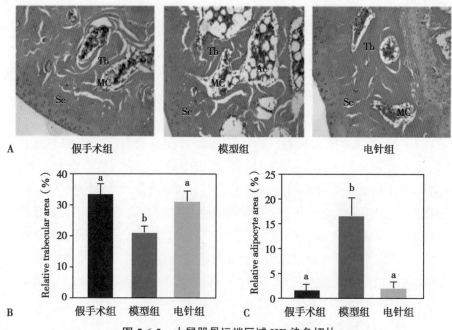

图 5-6-2 大鼠股骨远端区域 HE 染色切片

注：A. 代表性光学显微照片；B. 相对小梁区域；C. 相对脂肪细胞面积。

[引自课题组文章 WANG H D, CHEN Z, INOUE I, et al. Effects of electroacupuncture at GB points on markers of osteoporosis and bodyweight in ovariectomised rats[J]. Acupuncture in Medicine, 2015, 33(6): 465-471.]

　　骨骼组织中的成骨细胞和脂肪细胞来源具有同源性，均来自骨髓间充质干细胞。研究表明骨髓间充质干细胞在向成骨细胞、脂肪细胞分化之间存在反向变化关系，即间充质干细胞向脂肪细胞分化增强，即会减弱向成骨细胞分化；反之，间充质干细胞如果向成骨细胞分化增强，同样也会减弱向脂肪细胞的分化[1]。故我们推测电针足少阳经穴可能调节抑制间充质干细胞分化为脂肪细胞的信号传导途径，并促进它们分化成骨细胞。即电针足少阳经穴能促进成骨细胞分化并抑制成脂分化，对成骨成脂分化起到一定的调控作用。

　　早在 1992 年，就有人提出"脂肪细胞过剩"假说来解释骨质疏松的发病机制。通过一系列反应调节，引起骨髓间充质干细胞分化为成骨细胞减少

---

[1] Zhang Y, Ma C, Liu X, et al. Epigenetic landscape in PPAR γ 2 in the enhancement of adipogenesis of mouse osteoporotic bone marrow stromal cell[J]. Biochim Biophys Acta. 2015, 1852(11): 2504-2516.

而脂肪细胞的分化增加，而增加的脂肪细胞可能通过旁分泌的方式分泌脂肪酸、脂肪因子、细胞因子进一步影响干细胞的发育和功能，最终导致骨丢失、骨质疏松。现有研究发现脂肪细胞所分泌的瘦素、脂联素、抵抗素等均在骨代谢平衡中起着作用，且脂代谢的异常可带来骨代谢的异常，脂代谢的紊乱会导致骨质疏松、骨质流失和骨关节炎等骨代谢相关疾病的发生[1]。

如果上述推测可被证实，那将对骨代谢和脂代谢及其联系的研究极具价值。在此，分享三个实验，主要从不同的动物模型去观察电针足少阳经穴对体重和脂代谢的影响。

（1）抗 DKK1 抗体模型、FK506 模型：在前面第四章第四节的实验中，我们分别使用去卵巢大鼠（OVX）＋抗 DKK1 抗体（Wnt 信号加强剂）处理模型及 FK506（NFATc1 信号阻滞剂）处理大鼠模型为研究对象，探讨研究电针足少阳经穴对大鼠骨重建偶联的和调机制是调节两个主控转录因子 RANKL 和 NFATc1，通过其上、下游（反馈）信号，从而分别调控破骨和成骨活动，产生和调骨重建过程、再建正常偶联的净效应。同时，我们也观察了动物体重的变化，现在此作一报告。（由于实验方法和步骤均与前面实验相同，故从略，请自行参阅第四章第四节）

1）抗 DKK1 抗体模型实验：实验所见，如表 5-6-1 和图 5-6-3，可以看出，当 OVX 造模成功后使用抗 DKK1 抗体，能在一定程度上减缓模型大鼠的体重增长；同时，造模成功后采用电针足少阳胆经经穴也能减缓模型大鼠的体重增长；造模成功后采用抗 DKK1 抗体合并电针足少阳经穴干预，亦能减缓模型大鼠的体重增长。虽然上述三种方式与模型组相比有统计学意义，但三组间并无统计学意义。且从统计图可以看出合并两种干预方式，即电针＋抗 DKK1 抗体，在减缓体重增长上更具有优势，提示二者在减缓体重增长上具有协同效应。雌性大鼠卵巢去除后，体重会逐渐增加，即体内脂肪细胞数量增加和体积变大，最终导致肥胖，而电针足少阳经穴和 Wnt 信号加强剂抗 DKK1 抗体皆能抑制这一过程，这一发现让我们有理由相信电针足少阳经穴能抑制脂肪细胞的产生，且有可能是通过影响 Wnt 信号通路来实现的。

---

[1] BERESFORD J N, BENNETT J H, DEVLN C, et al. Evidence for an inverse relationship between the differentiation of adipocytic and osteogenic cells in rat marrow stromal cell cultures[J]. J Cell Sci, 1992, 102(2): 341-351.

表 5-6-1　抗 DKK1 抗体实验大鼠体重（g）

	空白组	造模	造模+D	造模+针	造模+D+针	F	P
Time1	333.4 ± 13.6	340.8 ± 17.4	339.9 ± 12.1	338.0 ± 10.5	330.9 ± 7.6	0.565	0.691
Time2	350.6 ± 15.7	400.0 ± 19.5	367.8 ± 48.3	384.0 ± 19.6	401.0 ± 32.5	2.467	0.080
Time3	394.0 ± 19.4	457.0 ± 34.2	423.2 ± 32.3	439.0 ± 33.5	417.8 ± 32.5	2.690	0.062
Time4	387.6 ± 12.1△	455.0 ± 34.2▲◆	416.4 ± 30.4	429.4 ± 24.1	389.6 ± 28.0△	5.160	0.005
Time5	385.0 ± 17.4△	465.0 ± 36.4▲■□◆	412.2 ± 36.3△	396.2 ± 21.4△	372.4 ± 27.9△	6.873	0.001
Time6	393.2 ± 17.4△	472.0 ± 34.2▲■□◆	425.0 ± 36.6△◆	400.2 ± 20.3△	371.6 ± 27.6△■	8.289	<0.001

注：① "▲" 代表与空白组差异有统计学意义。
② "△" 代表与造模组差异有统计学意义。
③ "■" 代表与造模+D 组差异有统计学意义。
④ "□" 代表与造模+针组差异有统计学意义。
⑤ "◆" 代表与造模+D+针组差异有统计学意义。
⑥ time1-time6：6 个时间点分别为 1 月 23 日、3 月 3 日、4 月 24 日、5 月 18 日、5 月 25 日、6 月 2 日。

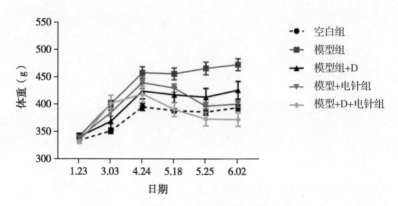

图 5-6-3　抗 DKK1 抗体实验大鼠体重变化

2）FK506 模型实验：本实验使用 4 周龄雄性 SD 大鼠，小龄且无 OVX 造模的影响。所得体重数据见后（表 5-6-2、图 5-6-4）。从图表可知，FK506 不能减缓大鼠体重的自然增长，且使用了 FK506 后加用电针足少阳经穴干预也不能逆转体重增长；但加长电针疗程则能起到一定的减缓体重增长的效果。采用电针足少阳经穴预处理后则能减缓 FK506 大鼠体重增长的趋势。提示在 FK506 处理前 7 天预电针能减缓大鼠体重增长，同时能对抗 FK506 对大鼠体重的影响。

表 5-6-2 FK506 模型大鼠体重（g）

	空白组	FK506	FK506& 电针	FK506& 预电针	F	P
Time1	68.6 ± 11.1	68.3 ± 7.6	70.7 ± 8.7	61.1 ± 7.2	2.253	0.099
Time2	147.6 ± 15.7□	149.9 ± 12.6□	148.9 ± 17.6□	125.1 ± 13.8▲△■	6.240	0.002
Time3	289.3 ± 23.7□	287.3 ± 44.7□	261.7 ± 16.3	253.4 ± 23.3▲△	3.178	0.038

注：① "▲" 代表与空白组差异有统计学意义。

② "△" 代表与 FK506 组差异有统计学意义。

③ "■" 代表与 FK506& 电针组差异有统计学意义。

④ "□" 代表与 FK506& 预电针组差异有统计学意义。

⑤ time1-time3，3 个时间点分别为 5 月 24 日、6 月 4 日、7 月 10 日。

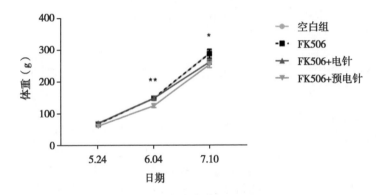

图 5-6-4 FK506 模型大鼠体重变化

结合第四章第四节实验的结果看，小龄雄性动物，使用 FK506 后骨量显著丢失但体重未受影响，与空白组一样增长；加上电针足少阳经穴的措施，骨质疏松情况大为缓解，而体重也与空白组一样增长，但电针 3 个月增长有所减缓；预电针在使用 FK506 前 7 天开始，却能明显抑制体重也能改善骨质疏松。空白组代表不可能发生 OP 的小龄雄性动物体重和骨发育的自然趋势。因此，本资料表明预电针、电针都能和调骨平衡，保护骨质，但预电针能更明显减少了大鼠体重。

【结论】

电针足少阳经穴能抑制 OP 大鼠体重增加，且有可能是通过影响 Wnt 信号通路来实现的，结果证明电针与抗 DKK1 抗体（Wnt 信号激动剂）二者在减缓体重增长上具有协同效应。

采用小龄雄性动物为实验对象，预电针 7 天后，再使用 FK506 造模，结果发现不仅能明显抑制体重也能改善骨质疏松；FK506 造模后再使用电针足少阳经穴的措施，虽骨质疏松情况大为缓解，而体重却与空白组一样增长，但电针 3 个月增长有所减缓。

电针足少阳经穴对骨系统和体重的双重效应，不仅在去卵巢骨质疏松大鼠模型上，也在本实验两种模型上得到验证。其机理值得继续深入研究。

（2）电针足少阳经穴对正常雌雄大鼠体重、Lee's 指数及血清瘦素、骨钙素、ACTH 的影响：电针足少阳经穴可导致去势骨质疏松大鼠，以及 2 型糖尿病大鼠体重降低，而新近的研究提示：骨代谢与其他代谢性疾病有着紧密的关联；血清骨钙素与身体脂肪含量呈负相关 [1]。那么，在生理条件下，电针足少阳经穴对正常大鼠的体重及骨钙素的影响是怎样的？为了探索电针足少阳经穴能否调节生理条件下正常大鼠的体重及骨钙素的变化，进行了本实验的工作。报告如下。

【目的】进一步研究电针足少阳经穴是否对正常大鼠体重、Lee's 指数及血清瘦素、骨钙素、ACTH 等存在类似的调节作用，并探讨针刺足少阳经穴在大鼠体重控制中的可能机制。

【方法】清洁级雄性、雌性 SD 大鼠各 20 只，体重 180～250g，按随机对照实验原则，按随机数字随机选取 5 只雄性、5 只雌性纳入电针胆经组，5 只雄性、5 只雌性纳入对照组。

电针干预方法同前。对照组与电针组同时以相同方式进行绑扎，不做针刺干预。

Lee's 指数：让同一个人在电针刺激前和电针刺激后，量度成年鼠体重和大鼠的身体长度（成年鼠的鼻子到肛门的距离），每个成年鼠分别测量两次，取两次的均值进行计算，按照 Lee's 指数 = 成年鼠体重平均值 × 1000，然后开三次方，再除以成年鼠的身体长度，计算出来最后的结论。

促肾上腺皮质激素（ACTH）的测定：方法步骤略。

血清瘦素（leptin）的检测：方法步骤略。

骨标志物标血清骨钙素（BGP）测定：方法步骤略。

【结果】

1）各组大鼠体重的影响（见图 5-6-5）：实验 1 周后，雄性电针组体重

---

[1] ERIKSSON J G, ILANNE-PARIKKA P, LINDSTROM J, et al. Sustained reduction in the incidence of type 2 diabetes by lifestyle intervention: follow-up of the Finnish Diabetes Prevention Study[J]. The Lancet, 2006, 368(9548): 1673-1679.

降低，较雄性对照组具有统计学意义（$P<0.05$），且保持到第4周停止；电针后，雌性电针组较雌性对照组体重有所降低，两者之间无统计学意义差异；第二周开始雌性电针组出现体重降低，较雌性对照组两者间具有统计学意义（$P<0.05$）。实验4周结束干预，雄性电针组体重较实验前有所增加且有统计学意义（$P<0.05$）；但是较雄性对照组体重明显降低，具有统计学意义（$P<0.05$）。结束时，雌性电针组体重较实验前有所降低且无统计学意义。但是较雌性对照组体重明显降低，具有统计学意义（$P<0.05$）。

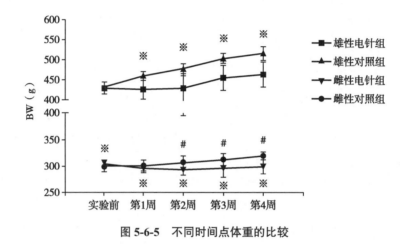

图 5-6-5　不同时间点体重的比较

此结果说明，生理状态下，电针足少阳经穴对大鼠体重仍然有影响，而且此作用有明显性别差异。雄性大鼠电针减重效应出现较早，但三周过后，体重恢复且平缓增加。雌性大鼠电针两周后体重下降才有显著性，结束时仍未恢复到初始态。

2）针刺足少阳胆经对大鼠 Lee's 指数的影响（图 5-6-6）：实验开始前，电针组与对照组大鼠 Lee's 指数比较，差异无统计学意义。实验前，雄性大鼠较雌性大鼠 Lee's 指数大，差异有统计学意义（$P<0.05$）。经过4周的干预处理后，雄性电针组较雄性对照组 Lee's 指数低，两者差异有统计学意义（$P<0.05$）。雌性电针组较雌性对照组 Lee's 指数低，两者差异有统计学意义。雄性电针组实验后较自身实验前 Lee's 指数降低，两者差异有统计学意义（$P<0.05$）。雌性电针组实验后较自身实验前 Lee's 指数降低，两者差异有统计学意义（$P<0.05$）。雄性对照组实验后较自身实验前 Lee's 指数几乎无差异。雌性对照组实验后较自身实验前 Lee's 指数几乎无差异。

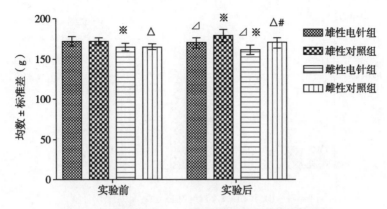

图 5-6-6 实验前后 Lee's 指数在四组之间的比较分析

注：＊表示与雄性电针组比较，$P<0.05$；＃表示与雌性电针组比较，$P<0.05$。△表示与雄性对照组比较，$P<0.05$；⊿表示与实验前比较，$P<0.05$。

3）电针足少阳胆经对正常大鼠血清 ACTH、BGP、LEPTIN 含量的影响（图 5-6-7、5-6-8）：电针组的 ACTH 统计学平均数都明显低于对照组，但雌性电针组较雌性对照组 ACTH 差异，无统计学意义（$P=0.078$），雄性电针组较雄性对照组 ACTH 差异显著，两者间具有统计学意义（$P<0.05$）。血清骨钙素（BGP）含量，雄性电针组较雄性对照组 BGP 含量差异无统计学意义，雌性电针组较雌性对照组 BGP 差异显著，两者间具有统计学意义（$P<0.05$）；雄性对照组与雌性对照组间 BGP 含量几乎无差异，无统计学意义，雄性对照组与雌性对照组间 BGP 含量差异显著，两者间具有统计学意义（$P<0.05$）。血清瘦素（leptin）含量，针刺足少阳胆经对不同性别正常大鼠 leptin 含量影响，无统计学差异。

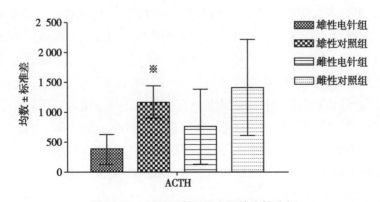

图 5-6-7 ACTH 在四组之间的比较分析

注：＊表示与雄性电针组比较，$P<0.05$；＃表示与雌性电针组比较，$P<0.05$。

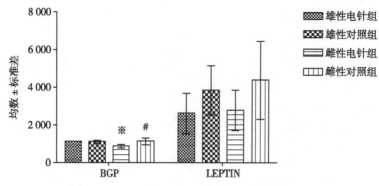

图 5-6-8　BGP 和 LEPTIN 在四组之间的比较分析

注：* 表示与雄性电针组比较，$P<0.05$；# 表示与雌性电针组比较，$P<0.05$。

　　实验结果表明，电针足少阳胆经导致生理性大鼠 ACTH 降低，其中对生理性雄性大鼠 ACTH 降低作用显著，而对雌性大鼠 ACTH 有降低的趋势；电针足少阳胆经亦可导致生理性雌性大鼠 BGP 明显降低，但对雄性大鼠 BGP 影响不显著。实验结果显示，生理性大鼠体重减轻可能与血清 ACTH、BGP 含量降低有关。

【结论】

　　电针足少阳经穴对正常大鼠具有抑制体重增加的作用且具有明显性别差异。电针足少阳经穴的生理性大鼠体重减轻的机制可能与 leptin 含量无关。电针足少阳经穴导致生理性大鼠 ACTH 降低，其中对生理性雄性大鼠 ACTH 降低作用显著，而对雌性大鼠 ACTH 有降低的趋势；亦可导致雌性大鼠 BGP 明显降低，但对雄性大鼠 BGP 影响不显著。生理性大鼠体重减轻可能与血清 ACTH、BGP 含量降低有关。

　　（3）电针足少阳经穴对正常大鼠脂代谢的影响：前期我们发现电针足少阳经穴与正常大鼠的脂代谢也存在潜在的关联性，电针足少阳经穴能够降低正常 SD 大鼠的体重及 Lee's 指数。随着现代研究的深入，越来越多的证据显示，"骨"与"脂肪"的联系非常密切[1]；在"少阳主骨"理论指导下，我们首次发现，电针足少阳经穴不仅能抑制病理性大鼠的体重增加，还能在生理条件下改善正常大鼠的脂代谢。这是一个有趣并值得进一步讨论的问题。但是，目前尚不完全清楚电针足少阳经穴通过何种途径改善正常大鼠的脂代谢。

　　【目的】观察电针足少阳经穴后正常大鼠血清瘦素、血糖、血脂、胰岛

[1] TIAN L, YU X. Lipid metabolism disorders and bone dysfunction——interrelatedand mutually regulated (review)[J]. Molecular medicine reports, 2015, 12(1): 783-794.

素的变化及下丘脑瘦素受体（ob-R）、磷酸化细胞信号传导与转录活化因子 3（P-stat3）的变化，从外周及中枢神经系统（CNS）两个部分，探索电针足少阳经穴改善正常大鼠脂代谢，降低其体脂的机理。

【方法】SPF 级 SD 大鼠 60 只，雌雄各半，随机分为雌性电针足少阳经穴组（简称雌性电针组）、雄性电针足少阳经穴组（简称雄性电针组）、雌性对照组、雄性对照组、雌性空白组、雄性空白组共 6 组，每组 10 只。

指标检测：分别于实验的第 5 天、12 天、19 天、26 天，剪尾取血约 1ml，分离血清，用于检测 serum leptin。第 26 天实验结束后，腹主动脉取血约 8ml，分离血清，用于检测 TG、blood glucose、cholesterol、insulin。

打开大鼠头部，取出完整脑组织置于冰面上，在冰面上迅速分离下丘脑，立即置于 −80℃冰箱内保存，用免疫组化冰冻切片的方法观察并比较大鼠下丘脑 ob-R 和 P-stat3 蛋白含量的变化。分离雄性大鼠所有肾周脂肪及睾丸周围脂肪，分离雌性大鼠所有肾周脂肪及卵巢周围脂肪，精密电子天平称取脂肪重量，比较各组大鼠腹腔内脂肪重量 / 体重的比值的变化；将大鼠去头、去毛、去内脏，根据公式计算其皮下脂肪及比重。

【结果】

1）同性别各组大鼠体重变化比较

由图 5-6-9 可见，在雌性大鼠中，与空白组比较，对照组大鼠体重有下降趋势，但差异无统计学意义（$P=0.753>0.05$）；电针组大鼠体重有下降趋势，但差异无统计学意义（$P=0.371>0.05$）。与对照组比较，电针组大鼠体重有下降趋势，但差异无统计学意义（$P=0.589>0.05$）。

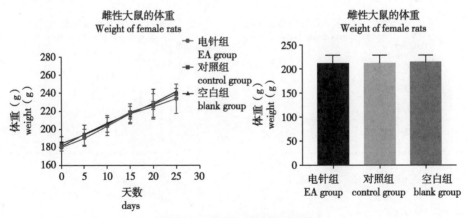

图 5-6-9　雌性大鼠的体重比较

注：与空白组比较，* $P<0.05$，** $P<0.01$；与对照组比较，▲ $P<0.05$，▲▲ $P<0.01$。

由图 5-6-10 可见，在雄性大鼠中，与空白组比较，对照组大鼠体重有下降趋势，但差异无统计学意义（P=0.340>0.05）；电针组大鼠体重有下降趋势，但差异无统计学意义（P=0.866>0.05）；与对照组比较，电针组大鼠体重有升高趋势，但差异无统计学意义（P=0.413>0.05）。

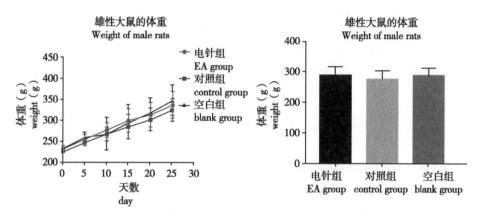

图 5-6-10　雄性大鼠的体重比较

注：与空白组比较，* P<0.05，** P<0.01；与对照组比较，▲ P<0.05，▲▲ P<0.01。

2）同性别各组大鼠腹腔内脂肪与体重的比值比较：由图 5-6-11（左图）可见，在雌性大鼠中，与空白组比较，对照组大鼠腹腔内脂肪 / 体重的比值未见明显差异（P=0.411>0.05）；电针组大鼠腹腔内脂肪 / 体重的比值明显下降，差异有高度统计学意义（P=0.002<0.01）。与对照组比较，电针组大鼠腹腔内脂肪 / 体重的比值明显下降，差异有高度统计学意义（P=0.009<0.01）。

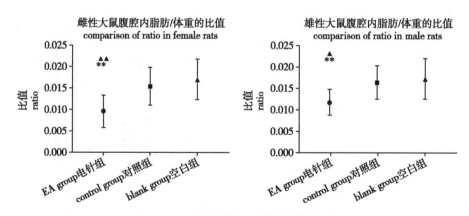

图 5-6-11　腹腔内脂肪 / 体重的比值比较

注：与空白组比较，* P<0.05，** P<0.01；与对照组比较，▲ P<0.05，▲▲ P<0.01。

由图 5-6-11（右图）可见，在雄性大鼠中，与空白组比较，对照组大鼠腹腔内脂肪 / 体重的比值未见明显差异（$P=0.620>0.05$）；电针组大鼠腹腔内脂肪 / 体重的比值明显下降，差异有高度统计学意义（$P=0.004<0.01$）。与对照组比较，电针组大鼠腹腔内脂肪 / 体重的比值下降，差异有统计学意义（$P=0.013<0.05$）。

3）同性别各组大鼠比重及皮下脂肪比较：由图 5-6-12（A 图）可见，在雌性大鼠中，与空白组比较，对照组大鼠比重明显上升，差异有高度统计学意义（$P<0.01$），皮下脂肪明显降低，差异有高度统计学意义（$P<0.01$）；电针组大鼠比重明显上升，差异有高度统计学意义（$P<0.01$），皮下脂肪明显降低，差异有高度统计学意义（$P<0.01$）。与对照组比较，电针组大鼠比重未见明显差异（$P=0.067>0.05$），皮下脂肪未见明显差异（$P=0.067>0.05$）。

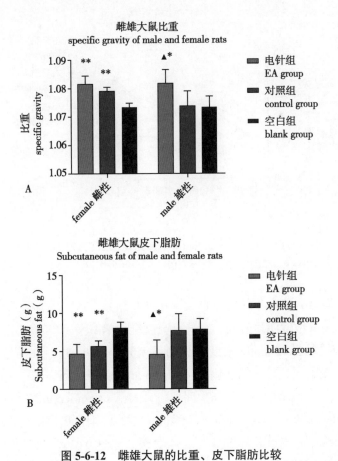

图 5-6-12　雌雄大鼠的比重、皮下脂肪比较

注：与空白组比较，*$P<0.05$，**$P<0.01$；与对照组比较，▲ $P<0.05$，▲▲ $P<0.01$。

由图 5-6-12（B 图）可见，在雄性大鼠中，与空白组比较，对照组大鼠比重未见明显差异（P=0.942>0.05），皮下脂肪未见明显差异（P=0.942>0.05）；电针组大鼠比重上升，差异有统计学意义（P=0.016<0.05），皮下脂肪降低，差异有统计学意义（P=0.015<0.05）。与对照组比较，电针组大鼠比重上升，差异有统计学意义（P=0.011<0.05），皮下脂肪降低，差异有统计学意义（P=0.01<0.05）。

4）大鼠 serum leptin 浓度组间和组内比较：由图 5-6-13 可见，实验 4 周后，与空白组比较，对照组大鼠 serum leptin 浓度未见明显差异（P>0.05）；电针组大鼠 serum leptin 浓度降低，差异有统计学意义（P<0.05）。与对照组比较，电针组大鼠 serum leptin 浓度降低，差异有统计学意义（P<0.05）。

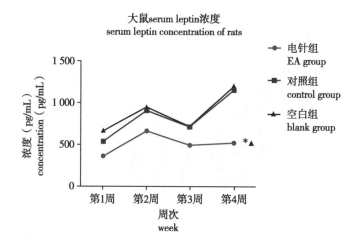

图 5-6-13　大鼠 serum leptin 浓度比较（组间比较）($\overline{x} \pm \mathrm{SD}$）

注：与空白组比较，*P<0.05，**P<0.01；与对照组比较，▲ P<0.05，▲▲ P<0.01。

由图 5-6-14 可见，在电针组大鼠中（左图），与第 1 周比较，第 2 周大鼠 serum leptin 浓度明显升高，差异有高度统计学意义（P<0.01），余各周次间比较，大鼠 serum leptin 浓度未见明显差异（P>0.05）。在对照组大鼠中（右图），与第 1 周比较，第 4 周大鼠 serum leptin 浓度明显升高，差异有高度统计学意义（P<0.01），余各周次间比较，大鼠 serum leptin 浓度未见明显差异（P>0.05）。在空白组大鼠中（下图），与第 1 周比较，第 4 周大鼠 serum leptin 浓度明显升高，差异有高度统计学意义（P<0.01），余各周次间比较，大鼠 serum leptin 浓度未见明显差异（P>0.05）。

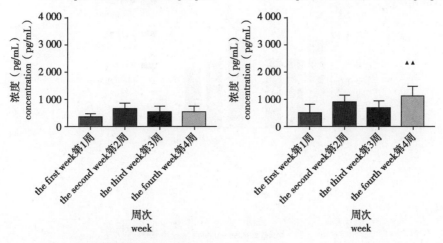

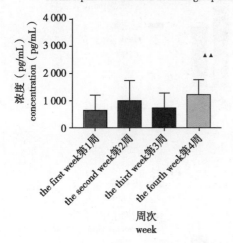

图 5-6-14 大鼠 serum leptin 浓度比较（组内比较）($\bar{x} \pm SD$）

注：与第 1 周比较，▲ $P<0.05$，▲▲ $P<0.01$；与第 2 周比较，*$P<0.05$，**$P<0.01$；与第 3 周比较，#$P<0.05$，##$P<0.01$。

5）同性别各组大鼠胆固醇、血糖、血脂、胰岛素比较：由图 5-6-15 可见，在雌性大鼠中，与空白组比较，对照组大鼠胆固醇 cholesterol 未见明显差异（$P=0.923>0.05$），血糖 blood glucose 明显升高，差异有高度统计学意义（$P=0.004<0.01$），血脂 TG 未见明显差异（$P=0.978>0.05$）；电针组大鼠 cholesterol 升高，差异有统计学意义（$P=0.036<0.05$），blood glucose 未见明

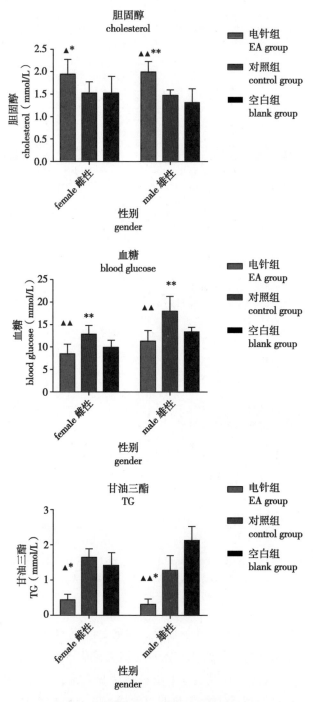

图 5-6-15　胆固醇、血糖、甘油三酯比较

注：与空白组比较，*P＜0.05，**P＜0.01；与对照组比较，▲ P＜0.05，▲▲ P＜0.01。

显差异（$P=0.27>0.05$），TG 降低，差异有统计学意义（$P=0.021<0.05$）。与对照组比较，电针组大鼠 cholesterol 升高，差异有统计学意义（$P=0.043<0.05$），blood glucose 降低，差异有统计学意义（$P<0.01$），TG 降低，差异有统计学意义（$P=0.022<0.05$）。

在雄性大鼠中，与空白组比较，对照组大鼠 cholesterol 未见明显差异（$P=0.219>0.05$），blood glucose 升高，差异有统计学意义（$P=0.04<0.05$），TG 未见明显差异（$P=0.392>0.05$）；电针组大鼠 cholesterol 明显升高，差异有高度统计学意义（$P<0.01$），blood glucose 未见明显差异（$P=0.182>0.05$），TG 降低，差异有统计学意义（$P=0.016<0.05$）。与对照组比较，电针组大鼠 cholesterol 明显升高，差异有高度统计学意义（$P<0.01$），blood glucose 明显降低，差异有高度统计学意义（$P<0.01$），TG 明显降低，差异有高度统计学意义（$P=0.008<0.01$）。

因各组大鼠胰岛素均低于 1.39pmol/L，未有结果，无法比较。

6）各组大鼠下丘脑 ob-R 及 P-stat3 含量比较：由图 5-6-16 可见，与空白组比较，对照组大鼠下丘脑 ob-R 蛋白含量未见明显差异（$P>0.05$）；电针组大鼠下丘脑 ob-R 蛋白含量升高，差异有统计学意义（$P<0.05$）。与对照组比较，电针组大鼠下丘脑 ob-R 蛋白含量升高，差异有统计学意义（$P<0.05$）。

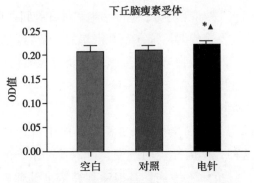

图 5-6-16　下丘脑瘦素受体（ob-R）比较

由图 5-6-17 可见，与空白组比较，对照组大鼠下丘脑 P-Stat3 蛋白含量升高，差异有统计学意义（$P<0.05$）；电针组大鼠下丘脑 P-Stat3 蛋白含量升高，差异有统计学意义（$P<0.05$）。与对照组比较，电针组大鼠下丘脑 P-Stat3 蛋白含量升高，差异有统计学意义（$P<0.05$）。

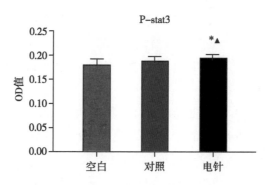

图 5-6-17　下丘脑 P-Stat3 蛋白含量

注：*，与对照组比较，$P<0.05$；▲，与空白组比较，$P<0.05$。

【结论】

电针足少阳经穴能够影响 6 周龄正常大鼠的脂代谢，降低正常大鼠的体脂，包括皮下脂肪或腹腔内脂肪，对大鼠的体重、饮食量及饮水量可能有影响。电针足少阳经穴治疗 4 周，能够降低正常大鼠血清瘦素浓度，并维持其水平稳定。电针足少阳经穴能够提高正常大鼠下丘脑 ob-R 及 P-stat3 蛋白含量，电针后大鼠脂代谢改善的原因可能与 JAK2-STAT3 信号通路激活有关。

(二) 对免疫因子及糖代谢的影响

在多种人类骨关节疾病包括绝经后骨质疏松症、类风湿关节炎及强直性脊柱炎等病因及发病机制中，已证实免疫细胞及其释放的免疫介质发挥着至关重要的作用[1]。近年来研究表明，免疫细胞和骨细胞间存在交叉对话[2]。免疫系统与内分泌系统及骨代谢系统存在着密切的复杂的交互调节，包括成骨细胞与破骨细胞间、淋巴细胞与破骨细胞间以及成骨细胞与造血干细胞间的相互调节作用[3]。因此，将骨与免疫系统作为一个整体 (骨免疫体系)，已获得了生物医学界的认同。

由于糖代谢障碍及胰岛素抵抗，2 型糖尿病患者在早期会出现高糖及高胰岛素血症，这种人体内环境的改变，可诱发一系列的并发症，其中包括骨微结构改变，骨折风险增加。有报道称高浓度葡萄糖 (16.5mmol/L 和49.5mmol/L) 呈浓度依赖性抑制骨髓间充质细胞向成骨细胞分化。Zhen 等的

---

[1] 常志芳，冯成龙，史晓霞，等. 免疫与骨质疏松的研究进展 [J]. 中国骨质疏松杂志，2015，04：508-513.

[2] 杜勇勇，呼延霆，李京宝，等. 骨组织细胞与免疫细胞间相互作用的研究进展 [J]. 中国细胞生物学学报，2017，39（10）：1338-1348.

[3] 张立智，蒋垚. 骨免疫学研究进展 [J]. 国际骨科学杂志，2009（04）：218-220，235.

研究表明高浓度葡萄糖（44mmo1/L）会明显抑制成骨细胞中 RUNX 家族中的转录因子 Cbfa1、胰岛素样生长因子（IGF-1）与其受体（IGF-1R）基因的表达，降低成骨细胞活性[1]。

下面介绍两项实验，采用不同时辰电针足少阳经穴干预 OP 大鼠和 2 型糖尿病模型大鼠，分别观察对免疫因子和糖代谢的影响。

（1）**分时辰电针足少阳对 OP 大鼠 TNF-β、IL-4 以及 T 淋巴细胞亚群的影响**：许多免疫细胞都能影响骨组织细胞的功能，但其中最重要的就是 T 细胞。T 细胞与 OC 一样起源于骨髓中的造血干细胞，成熟后表达 CD4 或 CD8 分子。基于分泌细胞因子的不同，CD4+T 细胞又可被细分为 Th1、Th2 和 Th17 细胞。

T 细胞在特定生理或病理条件下被激活后可分泌多种骨吸收因子，如 TNF-α 和 RANKL。因此，T 细胞被认为在骨质疏松病程中扮演重要的角色。Th1 和 Th2 细胞也被证明能够分别分泌 IFN-γ 和 IL-4 而抑制 OC 的生成，从而缓解骨吸收。TNF-β 主要由激活的 Th1 淋巴细胞产生，在机体的免疫系统协同下，具有广泛的抗肿瘤作用。IL-4 由活化的 Th2 细胞产生，是 Th2 的特征细胞因子，促进体液免疫，在 Th2 细胞为特征的免疫应答过程中发挥重要作用[2]。

我们在不同时辰电针足少阳经穴的实验中，分别测定了各组大鼠的 TNF-β、IL-4 以及 T 淋巴细胞亚群的改变，以分析 T 细胞及亚群的意义。目前临床上采取针灸提高免疫功能的常用穴，以合谷、曲池、足三里、三阴交、大椎、关元等穴为主，而胆经穴位应用方面能查阅的文献较少。观察电针足少阳经穴调节内分泌 - 免疫网络系统的昼夜节律，本实验尚属首次。（本内容是第四章第二节实验的组成部分，实验详情请参前。）

【**目的**】采用分时辰电针足少阳经穴，观察 OVX 大鼠 TNF-β、IL-4 以及 T 淋巴细胞亚群的变化。

【**方法**】实验参前第四章第二节实验。

【**结果**】

1）大鼠血清 TNF-β、IL-4 的检测结果：假手术组与正常组比较，无

[1] ZHEN D, CHEN Y, TANG X. Metformin reverses the deleterious effects of high glucose on osteoblast function[J]. J Diabetes Complications, 2010, 24(5): 334-344.

[2] 周丽丽，王启荣，伊木清. 耐力训练及补充中药多糖对大鼠 PBMC 分泌细胞因子和血清中细胞因子含量的影响 [J]. 中国免疫学杂志，2006，12（22）：1119-1123.

差异性。大鼠切除卵巢以后模型组血清中的 TNF-β、IL-4 降低，与正常组比较差异有显著性（$P<0.05$）。4 个时段针刺后与模型组比较 TNF-β、IL-4 升高，差异有显著性（$P<0.05$）。其中以夜半组效果更显著。见图 5-6-18、图 5-6-19。

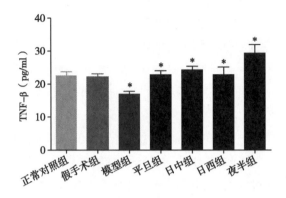

图 5-6-18 大鼠血清 TNF-β

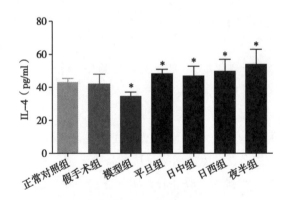

图 5-6-19 大鼠血清 IL-4

本实验选择 TNF-β、IL-4 作为特定时间下针刺胆经穴位后的观察指标，对反映 Th1、Th2 的免疫功能有指导意义。实验结果显示：经过一段时间的针刺可使卵巢缺失大鼠的 TNF-β、IL-4 复壮。

2）大鼠 T 细胞亚群 CD3[+]、CD4[+]、CD8[+] 检测结果：假手术组、正常组与模型组比较无明显差异性。但模型组 T 细胞亚群有下降趋势。4 个时段针刺后与模型组比较除平旦组外其余 3 个组 CD3[+]、CD4[+] 有不同程度的升高，差异有显著性（$P<0.05$）。见图 5-6-20、图 5-6-21、图 5-6-22。

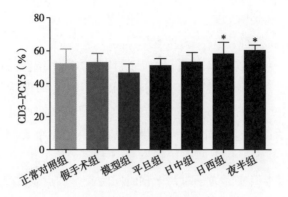

图 5-6-20　大鼠 CD3$^+$

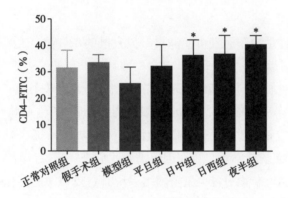

图 5-6-21　大鼠 CD4$^+$

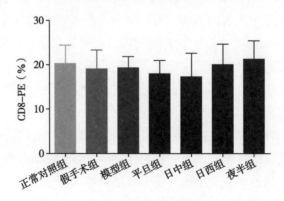

图 5-6-22　大鼠 CD8$^+$

T 细胞按 CD 分子表型不同可分为 CD3$^+$、CD4$^+$、CD8$^+$ 细胞亚群，CD3$^+$、CD4$^+$ 的 T 细胞包括 Th 细胞。本实验 4 个时段针刺后与模型组比较，除平旦组外其余 3 个组 CD3[+]、CD4[+] 有不同程度的升高，与针刺后检测到的 TNF-β、IL-4 升高相符合。

本资料进一步证实：针刺可以激活机体的防御系统。CD3[+]、CD8[+] 的 T 细胞为 Tc 细胞，主要特点是直接杀伤靶细胞。但 4 个时段针刺后，CD8[+] 变化无统计学意义，与实验中所选穴位有无影响，还需要我们进一步探讨研究。

实验中显示：通过不同时段针刺胆经穴位，治疗组 CD3[+]、CD4[+] 细胞、TNF-β、IL-4 有升高，与模型组比较有显著差异（$P<0.05$），其中尤以夜半组效果最佳。夜半组实际为子时，干预时间为夜里零点到次日凌晨 1 时，子时正为"胆经当令"，为胆经生发之时。故足少阳经脉调节内分泌 - 免疫网络系统有昼夜节律的变化。

【结论】

各时辰电针足少阳经穴可使卵巢缺失大鼠的 TNF-β、IL-4 复壮。其中以夜半组效果更显著。

电针 4 个时辰组与模型组比较，除平旦组外其余 3 个组 CD3[+]、CD4[+] 有不同程度的升高。CD3[+]、CD8[+] 的 T 细胞为 Tc 细胞，主要特点是直接杀伤靶细胞。说明电针足少阳经穴可以激活机体的防御系统。但 4 个时段针刺后，CD8[+] 变化无统计学意义，原因还需要我们进一步探讨研究。

足少阳经脉调节内分泌 - 免疫网络系统有昼夜节律的变化规律，与古典文献记载"胆经气旺于子时"相符。

（2）分时辰电针足少阳经穴对 2 型糖尿病大鼠骨、糖代谢的影响：胰岛素通过结合成骨细胞表面的胰岛素受体来刺激成骨细胞核苷酸的合成，促进骨胶原合成，从而增加骨骼中钙的沉积。当胰岛素缺乏或敏感性下降时，胰岛素与其受体的结合能力下降，成骨细胞活性降低，钙丢失增加而使骨密度下降；同时胰岛素分泌不足时可导致脂代谢异常和负氮平衡，引起骨骼系统内糖蛋白和胶原蛋白合成减少，骨基质改变，引起骨密度下降[1]。2 型糖尿病的内环境抑制骨形成，促进骨吸收，可能会因此导致骨质疏松的发生。

近年来研究发现，骨中的某些特异性物质同样影响着能量代谢，其中骨钙素就是目前公认的由成骨细胞分泌合成的可参与能量代谢的经典物质。有研究证明骨钙素可作用于胰岛细胞和脂肪细胞，促进胰腺 β 细胞的增殖、提

---

[1] 甘利萍，陈治卿，蒋广恩等. 老年糖尿病并骨质疏松血胰岛素与骨钙素及 PTH 研究 [J]. 中国骨质疏松杂志，2008，14（10）：700-703.

高胰岛素和脂肪细胞上脂联素的表达，脂联素亦能增强外周组织器官对胰岛素的敏感性，降低胰岛素抵抗[1]。

因此，根据骨与胰腺之间存在的相互影响的特点，有必要探索糖代谢与骨代谢之间相互联系和影响的关系，并以此为切入点寻找新的治疗方法。有学者已发现，有些顽固性糖尿病的高血糖却在治疗颈椎病后下降。即治疗骨时缓解了糖尿病。

中医尤其是针灸历来重视时间医学这一概念，十二经脉气血流注随时辰而变化。其中子时胆经当令，此时当胆经经气生发，正适合调理胆经经气。另有张仲景在《伤寒论》说："少阳病欲解时，从寅至辰上。"此时自然界阳气正生，而少阳经气正旺，二者相加，可使枢机不利之少阳病应时而解。

故本课题以少阳胆经当令时（子时）和少阳欲解时（辰时）作为治疗时辰，通过电针足少阳胆经经穴的干预，观测 2 型糖尿病大鼠的骨代谢及糖代谢过程的变化及其关系，为下一步深入研究足少阳与骨重建及糖代谢相关性奠定实验基础。

【目的】在前期证实电针足少阳经穴具有"和调"骨重建过程的基础上，进一步探讨不同时辰电针足少阳胆经经穴对 2 型糖尿病大鼠的骨代谢以及糖代谢是否存在类似的调节作用。

【方法】雄性 SD 大鼠 66 只，体重 200±20g，随机选取 6 只纳入正常对照组，造模成功后再随机选取其中 40 只，结合体重和血糖，用随机区组设计分成子时胆经经穴组、辰时胆经经穴组、子时非经穴组、辰时非经穴组、模型对照组等 5 个组，每组各 8 只。

造模方法：造模大鼠予高脂高糖饲料喂养 4 周后，一次性腹腔注射链尿佐菌素（STZ）溶液 35mg/kg；正常组给予普通饲料喂养，腹腔注射同等剂量 0.1mol/L 柠檬酸·柠檬酸钠缓冲液。造模后第 3、7、10 和 14 天尾静脉采血测定随机血糖，凡两次随机血糖值 >16.7mmol/L 者纳入实验。造模后第 3 周电针足少阳经穴，非经穴组按时辰开始电针干预（方法同前）。

干预 5 周后，大鼠活体心脏采血 1~2ml，测骨钙素及各项生化指标。干预 10 周后处死，取胰腺，室温置于 10% 福尔马林溶液中固定，待做病理切片；快速取出大鼠一侧股骨及胫骨，仔细剔除掉附着肌肉和结缔组织，室温置于 4% 福尔马林溶液中固定，待测骨密度。

---

[1] LEE NEK, SOWA H, HINOI E, et al. Endocrine regulation of energy metabolism by the skeleton[J]. Cell, 2007, 130(3): 456-469.

指标测定：空腹胰岛素（FINS）、胰岛敏感指数（IAI）、胰岛素抵抗指数（IRI）。

> **注释：** IAI 用李光伟等提出的计算公式空腹血糖与空腹血清胰岛素乘积的倒数即 [1/（FINS×FPG）]，因其不服从正态分布，故分析时取其自然对数，即 IRI=−Ln（FINS×FPG）[1]。IRI 采用 Haffner 等提出的稳态模型（homa model）的 IR 计算公式：Homa-IR=FPG×FINS/22.5；

骨密度测量、骨标志物标血清骨钙素（BGP）测定：同前。

【结果】

1）模型：造模后 7 天内大鼠死亡 12 只，另有 1 只大鼠血糖未出现明显变化，其余大鼠与正常组大鼠相比，出现了明显的多饮、多食、多尿，体重下降、血糖明显升高（随机血糖≥16.7mmol/L）现象，造模成功率约为 78%。

2）分时电针对糖尿病大鼠血糖的影响（图 5-6-23）：电针干预 5 周后，子时经穴组与辰时经穴组血糖值较子时非经穴组、辰时非经穴组、模型组降低，其中辰时经穴组降低具有统计学意义（P<0.05）；子时经穴组有降低血糖的趋势，但略高于辰时经穴组，两者之间无统计学差异。电针干预 10 周后，子时经穴组较辰时经穴组、辰时非经穴组及模型组的血糖值降低，差异有统计学意义（P<0.05）。辰时经穴组却与其他糖尿病组间血糖值无明显差异。

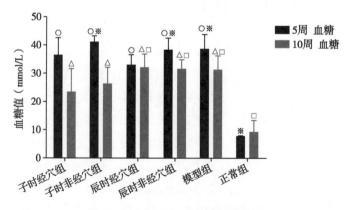

图 5-6-23　对各组大鼠血糖的影响

注：干预 5 周后血糖，与正常组相比，○P<0.01；与辰时经穴组相比，※P<0.05。干预 10 周后血糖，与正常组相比，△P<0.01；与子时经穴组相比，□P<0.05。

---

[1] 李光伟，潘孝仁. 检测人群胰岛素敏感性的一项新指标 [J]. 中华内科杂志，1993，32（10）：656-660.

3）电针子时组即时血糖的变化（图 5-6-24）：子时经穴组和非经穴组都有较为明显的即刻降糖作用，针后 120min，血糖值显著下降（$P<0.05$）；二者间却没有差异。

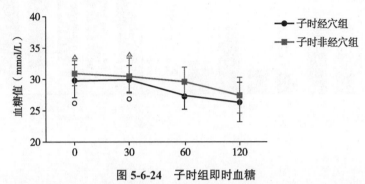

图 5-6-24　子时组即时血糖

注：子时经穴组，与 120min 相比，○$P<0.05$；与 120min 相比，△$P<0.01$。

本次研究也发现电针有一定的降糖作用，经穴组总体优于非经穴组。子时电针组的两小时内的血糖明显降低，即刻降糖效应明显。辰时电针组干预两小时内检测即时血糖时，因不明原因造成大量血糖值不能测出，故本次未进行辰时电针组的即刻降糖效应的研究讨论。

4）分时电针对糖尿病大鼠空腹血清胰岛素（FINS）、胰岛素敏感指数（IAI）、胰岛素抵抗指数（IRI）的影响（见图 5-6-25）。

FINS：与模型组相比，正常组和电针干预组的 FINS 含量明显降低，差异有显著的统计学意义（$P<0.01$）。子时、辰时非经穴组比子时、辰时经穴组 FINS 含量更高，其中子时非经穴组与子时、辰时经穴组之间差异具有统计学意义（$P<0.05$）。

IAI：与模型组相比，正常组和子时经穴组、辰时经穴组、辰时非经穴组 IAI 明显偏高，差异有显著的统计学意义（$P<0.01$）。子时、辰时非经穴组比子时、辰时经穴组和正常组 IAI 更低，其中子时非经穴组与子时经穴组、辰时经穴组、正常组相比，差异具有统计学意义（$P<0.05$）。

IRI：与模型组相比，正常组和电针干预组 IRI 较低，其中正常组、子时经穴组、辰时经穴组与模型组之间差异有统计学意义（$P<0.05$）。

本次研究结果发现，与正常组相比，模型组大鼠胰岛素分泌过多，出现高胰岛素血症现象；糖尿病大鼠均出现了一定程度的胰岛素敏感性下降，胰岛素抵抗现象。电针组大鼠胰岛素抵抗现象较模型组有所缓解，经穴组更优于非经穴组。说明电针少阳经穴可缓解高胰岛素血症，改善胰岛素抵抗，提高胰岛素利用率，改善糖尿病的病理状态，延缓糖尿病的病程进展。

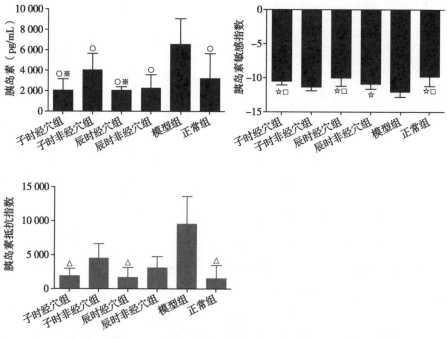

图 5-6-25　胰岛素、胰岛素敏感指数及抵抗指数的变化

注：胰岛素，与模型相比，○$P<0.01$；与子时非经穴组相比，※$P<0.05$。胰岛素敏感指数，与模型组相比，☆$P<0.01$；与子时非经穴组相比，□$P<0.05$。胰岛素抵抗指数，与模型组相比，△$P<0.05$。

5）胰腺 HE 染色光镜观察结果：正常组胰腺（图 5-6-26）内分泌部数量多，面积大，外分泌部胞浆饱满细胞排列规则，细胞核清晰、分布均匀。模型组胰腺（图 5-6-27）内分泌部数量少，外分泌部有中性粒细胞浸润，细胞核变小、固缩、坏死、溶解，部分区域核膜不清。子时经穴组（图 5-6-28）内分泌部数量减少，但相对于其他糖尿病大鼠组而言，数量较多，外分泌部细胞排列较整齐，细胞核有轻度溶解现象，分布均匀。子时非经穴组（图 5-6-29）内分泌部较少，外分泌部细胞大小不一，排列不规则，细胞核不清晰，有坏死现象。辰时经穴组（图 5-6-30）内分泌部减少，外分泌部细胞数量增多，排列不规则，细胞结构不清晰，有脂肪样空泡。辰时非经穴组（图 5-6-31）内分泌部减少明显，导管周围未见内分泌部，腺泡结构不清晰，细胞排列紊乱，胰腺小灶性坏死，个别区域细胞固缩。

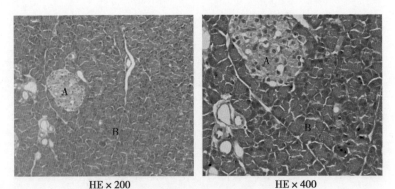

图 5-6-26　胰腺病理组织学改变 HE 染色

注：A. 内分泌部；B. 外分泌部。

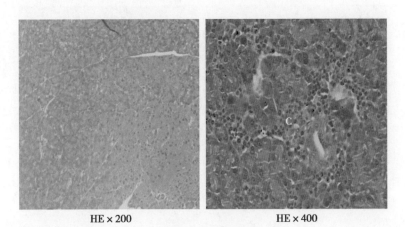

图 5-6-27　模型组

注：C. 中性粒细胞。

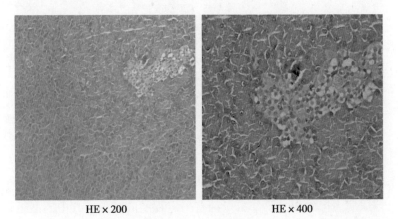

图 5-6-28　子时经穴组

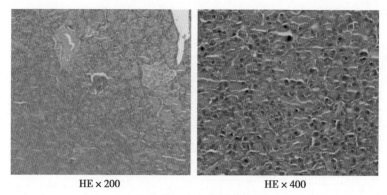

HE × 200   HE × 400

图 5-6-29 子时非经穴组

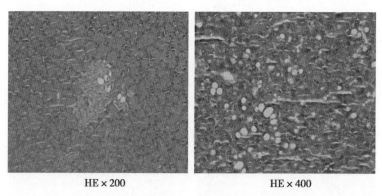

HE × 200   HE × 400

图 5-6-30 辰时经穴组

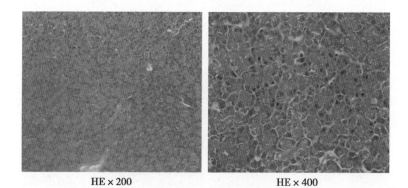

HE × 200   HE × 400

图 5-6-31 辰时非经穴组

本实验主要观察的是内外分泌部的细胞、组织结构变化。相对于正常组而言，糖尿病大鼠的内分泌部数量都有一定程度的减少，其中模型组数量最少，同时伴有胰腺进展性坏死现象；辰时经穴组和子时经穴组在干预组中，内分泌部数量较多，胰腺细胞结构较完整，部分有溶核现象，二者比较，子时经穴组形态结构更趋近于正常组；辰时非经穴组和子时非经穴组有内分泌部，胰腺细胞排列不规则，核膜不清，有核固缩坏死现象。说明电针足少阳经穴能改善胰腺损害的组织细胞结构，恢复部分胰腺功能，从而改善2型糖尿病病理状态。

6）骨密度的变化：实验结果显示，与正常组大鼠相比，只有子时经穴组、子时非经穴组骨密度降低（$P<0.05$），具有统计学意义；糖尿病大鼠组间比较骨密度差异小，也无统计学意义（图5-6-32）。说明2型糖尿病大鼠的骨密度变化不明显，电针干预也不能明显提高2型糖尿病大鼠骨密度。

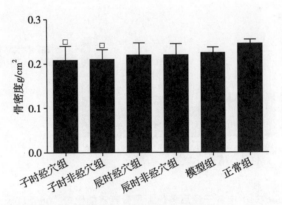

图5-6-32　电针干预后各组大鼠骨密度的比较（g/cm², $\bar{x}\pm S$）
注：与正常组相比，□$P<0.05$。

7）骨钙素的变化（图5-6-33）：电针干预5周后，糖尿病大鼠与正常组相比血清骨钙素含量明显降低，差异具有显著的统计学意义（$P<0.01$），但电针干预组除辰时经穴组外，骨钙素均较模型组升高，但无统计学意义。

电针干预10周后，与正常组相比，辰时经穴组、辰时非经穴组和模型组血清骨钙素含量明显降低，差异有统计学意义（$P<0.05$）；而子时经穴组、子时非经穴组骨钙素含量有所降低，但无统计学意义。子时经穴组、子时非经穴组较辰时经穴组、辰时非经穴组骨钙素含量高，二者与辰时非经穴组有统计学差异（$P<0.05$）。

综合本次实验两次血清骨钙素的检测结果，与正常大鼠相比，大部分糖尿病大鼠骨钙素明显降低，差异具有显著的统计学意义（$P<0.01$）。说明

2型糖尿病确实会引起成骨细胞分泌合成骨钙素的能力下降，造成骨钙素减少，从而引起骨微量结构的改变。在干预5周时，糖尿病大鼠组间比较，子时经穴和非经穴组、辰时非经穴组略高于模型组，但差异不明显，无统计学意义（$P > 0.05$）。在干预10周，子时经穴和子时非经穴组、辰时经穴组高于模型组，但无统计学意义；子时经穴和子时非经穴组与正常组比较，骨钙素分泌有所降低，仍无统计学差异。干预5周时所有大鼠均在骨钙素峰值期完成采血，骨钙素的值趋近于极大值，同样糖尿病条件下组间差异反而不明显。干预10周时，采血时间跨度较大，只有部分正常组和全部模型组大鼠采血时间在峰值期内，其余大鼠皆在下午完成采血，故大鼠组间骨钙素的比较可能会受骨钙素自身合成分泌的峰值时间的影响而出现偏差。

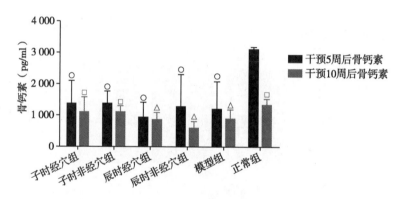

图 5-6-33 电针干预后各组大鼠骨钙素的比较（pg/ml，$\bar{x} \pm S$）

注：干预5周后骨钙素，与正常组相比，○$P < 0.01$；干预10周后骨钙素，与正常组相比，△$P < 0.05$，与辰时非经穴组相比，□$P < 0.05$。

【结论】

通过电针干预，治疗组血糖有所下降，其中子时经穴组血糖下降幅度较大。电针子时组的即刻降血糖作用明显，2小时内血糖下降明显。电针足少阳胆经经穴能改善胰岛素抵抗，提高胰岛素敏感性，增加胰岛素利用率，但不同时辰组间差异不明显。电针足少阳胆经经穴能改善胰腺组织细胞结构的损害状态，促进胰腺细胞再生，恢复部分胰腺功能，从而改善2型糖尿病病理状态。

造模3月后，大多数骨密度改变不明显，所以，对2型糖尿病大鼠（BMD变化不明显），电针干预对骨密度影响不显著。电针干预可能对骨钙素有影响，但须排除峰值、统一取标本时间进一步检测。

综上所述，"和调少阳"的针刺方法作用于骨系统，对骨重建过程进行调节；同时，骨组织在接受调节的过程中，又会自身合成和分泌多种活性物质，如骨调节蛋白、生长因子、脂肪因子、炎症因子和心血管活性多肽等。它们不仅调节骨骼系统的自身代谢，而且以远距分泌的方式调节远隔器官组织的代谢和功能，参与多器官功能稳态的维持。我们采用电针足少阳经穴措施，在多种动物模型上，观察到动物骨形态和功能变化的同时，体重、脂代谢以及糖代谢、免疫因子也在出现变化，并且对 2 型糖尿病大鼠模型受损的胰岛、胰腺功能有修复作用。这些研究成果，将对后来的临床研究提供极有价值实验数据。

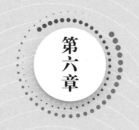

第六章

"和调少阳"平衡骨重建治疗
相关病症

这一章里，将回顾性评述"和调少阳"平衡骨重建的方法，在临床各种相关病症治疗中的应用情况。这里汇集的临床病症，主要是指骨重建失偶联性骨病，包括如膝关节骨性关节炎、类风湿关节炎、强直性脊柱炎、骨质疏松症、氟骨病及骨硬化病等；也有"少阳主骨"理论中重点关注的部位，如被称为"机关"的颈、腰部的病症，项痹和腰腿痛等。应当指出的是，由于"少阳主骨"历史的缺位的原因，这类临床资料还显得零星、凌乱，缺乏临床意识的主动性和自觉性，因而归纳起来困难不少。有些验案明显已回归到"少阳主骨"或"和调少阳"，但就是未能上升到应有的理论高度，提出明晰的观念。最近二十年来，上述情况才表现出明显的改善，对各种适应病证的临床研究质量和数量都有所提升。

本章之旨趣，是借行文至此的机会，为"少阳主骨"重新切入主流医学做一些铺路工作。希望更多的临床医生和研究者从中得到启发，参与到这项工作中，并为"少阳主骨"理论的真正复活尽一份心力。

限于篇幅，本书不可能对上述临床疾病的各个方面进行回顾，也不可能评价分析以往已有的多种行之有效的治疗手段与"和调少阳"方法间孰优孰劣。所以，只是从"和调少阳"平衡骨重建的角度，阐明以上相关的骨病所具有的这类特殊的病因病理，以及可以考虑"取之少阳"的治疗途径，并撷取前贤研究成果和宝贵验案佐证之。因为历史的缺席达千年之久，"少阳主骨"的临床应用迄今缺乏较为完整的体系和广泛而深入的应用，所以本书只能以综述的方式加以整理叙述，然而，从我们蒐集的资料似可以看到它未来的希望和前景。

第一节 ◇◇ 膝关节骨性关节炎

膝关节骨性关节炎（knee osteoarthritis，KOA）是一种以关节软骨退行性变和关节周围骨质增生为病理性特征的慢性退行性骨关节病，常见于中老年人。病理改变常表现为关节软骨破坏、软骨基质减少、软骨细胞衰老及凋亡。目前，KOA 具体发病机制仍不十分明确，多认为是包括多种生物因素和机械性损伤因素相互作用，引起软骨细胞、细胞外基质、软骨下骨三者降解和合成的正常偶联失衡的结果。新近学术界已提出"骨平衡紊乱性膝骨关节炎"的概念[1]，它可能是膝关节骨性关节炎的一种类型，也可能是膝关节骨性关节炎共同的病理基础或者归宿。换言之，至少有一种类型，抑或所有膝关节骨性关节炎都存在骨或软骨的骨平衡紊乱。

以往中医学认为，此病大致与"痹证""骨痹"或"痿证"等相类似，多从肝肾亏虚，风湿外侵，伤瘀留滞等因素考虑。但如果从"少阳主骨"观点，我们认为，本病主要病理是软骨的退化与膝骨的骨质疏松和增生等同时存在，呈现骨平衡功能紊乱的表现。其病因可能较为复杂多样，甚至多种因素叠加，而分别重新构建骨和软骨的平衡是当务之急。对于骨与软骨的骨重建功能，在本病虽刚好同时表现出相互矛盾的情况，即软骨退化而软骨下骨骨质增生和疏松，但这些都正好可以从"和调"少阳枢机入手，调和骨重建过程相反相成的破骨与成骨活动，取得协同恢复骨平衡的效果，可谓一举两得。

我们曾采用以"和调少阳"为主的方法对膝关节骨性关节炎分别进行内、外治法的临床研究。在内治法的临床观察中[2]，采用自制"少阳生骨方"（基本药物：柴胡、桂枝、白芍、黄芪、当归、鸡血藤、续断、杜仲、骨碎补、生姜、大枣、炙甘草等），对象为膝骨性关节炎合并原发骨质疏松症患者 60 例，随机分为研究组和对照组各 30 例。研究组采用上述自制"少阳生骨方"，每日 1 剂，分 3 次服用，于餐前 30 分钟服用，8 周为一疗程，连续

---

[1] HENRICSDOTER C, ELLEGAARD K, KLOKKER L, et al. Changes in ultrasound assessed markers of inflammation following intra-articular steroid injection combined with exercise in knee osteoarthritis: exploratory outcome from a randomized trial[J]. Osteoarthritis Cartilage, 2016, 24(5): 814-821.

[2] 扶世杰, 杨本伍, 舒从科, 等. 和解少阳治疗膝关节炎合并原发性骨质疏松症的近期疗效观察 [J]. 内蒙古中医药, 2012（24）: 1-2.

用 1 个疗程。对照组口服盐酸氨基葡萄糖胶囊（一次 1 粒，每日 2 次，随餐服用）；阿仑膦酸钠片（一次 1 粒，每日 1 次，餐前 1 小时服用）。两种药物均口服 8 周为一疗程，连续 1 个疗程。结果表明："和调少阳"为主的方法，可明显降低患者血清中对骨和软骨细胞损伤的细胞炎性因子 IL-1 和 TNF-α 的含量，并且升高患肢膝关节 Lysholm 系统评分，膝关节功能出现明显改善，从而起到治疗膝骨性关节炎，同时改善并发的骨质疏松症的作用（所测指标略，可参已发表的论著）。对照组采用治疗骨质疏松的药物（阿仑膦酸钠）和改善关节退变的药物（盐酸氨基葡萄糖胶囊），结果显示，药物疗效较显著，但也有明显的不足，患者的症状及对骨和软骨起损害作用的细胞因子，在停药后 4 月与治疗前比较已无显著差异；而采用"和解少阳"的方法，疗效维持时间更长。

接着，我们又进行了外治法的临床观察[1]，采用"和调少阳、通利三焦"的中药外洗方配合局部熏洗仪，中药由黄芪、当归、鸡血藤、鸡矢藤、麻黄、土茯苓、淫羊藿、羌活、独活、骨碎补、肉苁蓉、白芥子等中药组成，对 83 例地方性氟性膝骨性关节炎患者（治疗组 28 例、对照组 25 例和空白对照组 30 例）进行治疗观察。治疗组采用中药局部熏洗仪配合上述方药外洗，每日药物熏洗膝关节 40min，4 周为一疗程，连续 1 个疗程。对照组选硫酸葡萄糖胺提取物胶囊，口服 0.7g/ 次（1 粒 / 次），1 次 /d，随餐服用，疗程同上。空白对照组采取每日用热毛巾外敷膝部 40min，并口服塞来昔布胶囊 0.2g，2 次 /d。疗程同上。结果表明：治疗组总有效率 89.2%，明显高于对照组（76%）和空白组（43.3%）。WOMAC 评分对患者的疼痛、僵硬、日常生活 3 个大类共 24 个问题进行评判（均用 0～100mm 视觉量表评分法进行评定，正常记为 0 分，轻度为 1 分，中度为 2 分，严重为 3 分，极严重为 4 分），3 组治疗前测得分值，治疗组（35.50±15.56），对照组（39.40±17.71），空白组（30.33±13.23），各组并无显著统计学差异。治疗一疗程后，治疗组分值（10.04±15.31）较对照组（22.20±23.54）和空白组（28.87±21.86），有非常显著性差异（P<0.01）。表明"和调少阳"的外治法对地氟性膝骨性关节炎患者具有一定治疗效果。

以上两个临床观察，一个内治，一个外治，都采用"和调少阳"大法，

---

[1] 扶世杰，沈骅睿，汪国友，等. 中药局部熏洗仪治疗配合和解少阳法外洗中药治疗氟性膝骨性关节炎的临床疗效评价研究 [J]. 中国实用医药，2013，8（23）：49-50.

均取得满意的临床疗效。两种不同治疗途径的良好效果，也提示如果采取内外合治之法，对骨平衡紊乱性膝关节炎以及地氟性膝关节炎等可能是一个更好的选择。

在开展临床研究的同时，我们团队对"和解少阳法"治疗膝关节骨性关节炎的效应和机制，进行多方面多角度的探索（参阅第五章）：包括多种涉及衰老机制的信号因子、离体和在体软骨细胞对"和解少阳法"的反应，以及人体试验中多种炎性因子的变化等等，取得多项有意义的成果。（详见第五章）

因此，我们建议对于膝关节骨性关节炎的治疗，首选或重点采用"和调少阳"的方法，同时也可适当考虑年龄（肝肾精亏）、负重（体重超重）及外伤，以及外感湿邪及寒邪等因素，分别酌情加以处理。提倡中药和解少阳与针灸少阳经脉为主的方法相结合，内治法和外治法相结合的综合治疗模式。

当今著名骨伤科专家，石氏伤科传承人，上海中医药大学施杞教授，亦认为少阳失和可为膝骨关节炎的致病内因，主张从少阳论治；进而施先生提出"和解少阳、调和气血、以衡为期"的膝骨关节炎治疗大法。据其弟子撰文记载，施老早年也曾非常重视从肝肾论治膝骨关节炎的学术思想，但近年来，先生又立足于"少阳主骨"理论，注重"标本同治""法宗和衡"，并归纳出"和解少阳、调和气血、以衡为期"的膝骨关节炎治疗大法。以"三点一体"即靶点病变（软骨损伤、退变等）、围靶点病变（肌肉、韧带、滑膜损伤、炎症等）和整体失调证候特点（气血、脏腑失调等），进行分期。临床常在三期论治的基础上采用圣愈汤加减（柴胡与参芪四物）为底方治疗膝骨关节炎。施杞教授认为，圣愈汤中柴胡可通三焦之气，疏利肝胆，气机通畅；党参、黄芪为补气圣药，通过健运脾胃、化生气血以补胆气；四物汤具有活血补血的作用，肝藏血，诸药以补肝阴，肝胆相表里，故全方可通过补胆气以补骨气，以达少阳主骨的作用[1]。

南京中医药大学第一临床医学院马勇教授，在继承施杞教授学术观点的基础上又有所发挥，他认为骨痹中应有一证型为少阳失和型，治疗上应以和解少阳为大法。由于人体具有多种运动形式，单纯就人体的机械运动而言，其关键必在关节，所以关节可以看作是人体机械运动的"枢机"。少阳病主

---

[1] 马勇，司誉豪，郭杨，徐桂华. 施杞另辟蹊径论治膝骨关节炎——"少阳主骨"辨析 [J]. 中国中医基础医学杂志，2017（11）：1536-1538.

枢机不利，而人体机械运动正常则全赖关节灵活自如，故肢体关节病也属于少阳病的范畴，将"少阳"-"枢机"-"关节"连为一体，自创验方"少阳骨痹方"，药用：醋柴胡 15g，法半夏 12g，炒黄芩 10g，炒白芍 10g，潞党参 6g，补骨脂 6g，炒薏苡仁 10g，白茯苓 10g，广木香 6g，川芎 9g，大枣 3 枚，生姜 6g，炙甘草 6g，随症加减。此方以柴胡、黄芩、半夏和解少阳，白芍、党参补益肝胆之气血，党参、补骨脂强筋健骨，薏苡仁、茯苓健脾渗湿利水，木香、川芎活血行气止痛，大枣、甘草、生姜调和诸药，顾护胃气。纵观全方，以和解少阳，通达枢机之药为主，补气强骨、行气止痛之药为辅，和调肝胆气血同时配以行气药顺应肝胆喜条达之性，强筋健骨同时用以利水药疏利关节，可谓补泻并进，滋而不腻，诸药合用，共奏和解少阳、消肿止痛之功。马老师近年来每遇对传统治疗无明显疗效的久病骨关节炎患者即投以此方，均获奇效，尤其是骨关节炎兼见少阳症状的患者每服此方，疗效更为卓著[1]。

成都范薇等观察阳陵泉对艾灸治疗佐剂性关节炎大鼠的抗炎增效作用研究中，按治疗用穴不同，随机分为空白组、模型组；肾俞、足三里组；阳陵泉、肾俞、足三里组；太溪、肾俞、足三里组。研究结果显示艾灸阳陵泉、肾俞、足三里组血清 TNF-α、IL-6、NO 水平及滑膜组织 TNF-αmRNA 表达分别较肾俞、足三里组和太溪、肾俞、足三里组降低，差异有统计学意义（$P<0.05$）。研究结果表明，艾灸阳陵泉、肾俞、足三里穴所显示的明确抗炎增效作用，提示从少阳论治骨与关节疾病的有效性和可行性。此外，范薇也证实了，艾灸阳陵泉穴的抗炎增效作用，符合少阳主春生之气的道理，有始生和催生之功，能调节脏腑功能，振奋人体正气，扶正以祛邪，对抗病邪并祛邪外出，从而有效修复骨与关节病变的功能活动，为临床治疗骨与关节疾病提供了新的思路，也为《内经》"少阳主骨"理论提供了新的实验研究依据[2]。

病案 1 患者，女，60 岁，两膝关节疼痛肿胀 1 年，上下楼梯不利，下蹲尤显，无弹响，活动受限，胃纳二便均可。检查：双膝挺髌试验（+），抽屉试验（-），内外侧半月板研磨试验均（+），无交锁。X 线片示：双膝髌股

---

[1] 司誉豪，马勇，郭杨，等.马勇辨治少阳失和型骨关节炎经验撷英 [J]. 辽宁中医杂志，2017，44（05）：926-928.

[2] 范薇，杨剑，夏丽娜，等.从"少阳主骨"看阳陵泉穴对艾灸治疗佐剂性关节炎大鼠的抗炎增效作用 [J]. 辽宁中医杂志，2017，44（04）：852-854.

关节间隙狭窄，髌骨边缘增生，双膝股骨髁及胫骨髁边缘增生，意见：双膝关节退行性改变。舌暗，苔薄，脉弦滑。西医诊断：双膝骨关节炎；中医诊断：双膝骨关节炎；气血瘀滞，痰湿阻遏。以活血化瘀，利水消肿为治则。处方：筋痹方（圣愈汤合身痛逐瘀汤）加减。炙黄芪9g，党参12g，当归9g，白芍12g，生地9g，大川芎12g，柴胡9g，桃仁9g，红花9g，乳香9g，五灵脂12g，羌活9g，秦艽9g，制香附12g，川牛膝12g，广地龙6g，炙甘草6g，苍术、白术各12g，汉防己12g，豨莶草12g，补骨脂12g，淫羊藿12g，香谷芽15g。共14剂，水煎服。每日1剂，分2次服。嘱药渣外敷双膝，每日1次，待药渣凉后即可。并于每日行三步九法手法治疗。

二诊：药后疼痛缓而未已，左膝尚有肿胀，较前减轻，二便正常。苔薄，脉细滑。处方：筋痹方加减。炙黄芪9g，党参12g，当归9g，白芍12g，生地黄9g，大川芎12g，柴胡9g，桃仁9g，红花9g，乳香9g，五灵脂12g，羌活9g，秦艽9g，制香附12g，川牛膝12g，广地龙6g，炙甘草6g，生黄芪18g，苍术、白术各15g，汉防己18g，制川乌9g，生薏苡仁18g，大红枣9g，香谷芽12g，共14剂，服用法如前。

三诊：两膝疼痛已缓，肿胀逐步缓解，已能平地正常用力行走，但不耐久行，单次步行少于1km，二便正常。苔薄，脉细。药用如前，并教其每日练习"施氏十二字养生功"。处方：施氏调身通痹方加减。炙黄芪9g，党参12g，当归9g，白芍12g，熟地黄12g，大川芎12g，柴胡9g，白术9g，独活9g，桑寄生12g，秦艽9g，防风12g，桂枝9g，茯苓15g，杜仲12g，川牛膝12g，炙甘草6g，九香虫12g，香谷芽12g，淫羊藿12g，补骨脂12g。共14剂，水煎服如前。

再诊时患者诸症消失，行走自如。停药续练功，嘱避免劳累，注意补充钙质，控制体质量，经半年随访未见复发。

按语：本案是施杞教授的验案，以圣愈汤加减（柴胡与参芪四物）为基础方治疗膝骨关节炎。一诊气血瘀滞较甚，故合身痛逐瘀汤以活血化瘀，通痹止痛。二诊，痛减，而关节肿胀仍甚，故加生黄芪、苍术、白术、汉防己取防己黄芪汤之义，利水消肿、祛风止痛。至三诊时少阳枢机渐和，患者诸恙均缓，然病深日久，一时难竟全功，虽已能行走，却不能持久，其肿痛已缓，故去防己等诸药，继用圣愈汤和解少阳，调和气血，再配以独活寄生汤补肝肾、祛风湿，止痹痛，肝胆脾肾同调以收全功。本案前后四诊所选处方均以柴胡与参芪四物为底方进行化裁，完整地体现了施先生在治疗骨伤疾病时，立足于"少阳主骨"理论，坚持"标本同治""法宗和衡"的原则，调其机，和其枢，一气转动，邪气归于无形，而动静归于有序，则病易瘥。先生以"和衡"之调少阳，随证灵活配伍或补益肝肾，或燥湿化湿，或通痹止痛，可堪后人师法！

病案 2 患者许某，女，76 岁，退休工人。首诊：2015 年 8 月 23 日。患者诉两膝关节酸痛难忍已有 20 余年，无膝关节外伤史。曾用美洛昔康、塞来昔布等非甾体抗炎药治疗，也曾于某中医院服用活血止痛、补肝益肾中药方剂配合针灸推拿等理疗治疗。彼时疼痛可止，然双膝酸痛仍时作时休，且双膝关节弛缓无力，近 3 日来，患者双膝酸痛加重，行走需有人搀扶，在他人搀扶下起立、坐下时身体仍摇晃无力。外院 X 线摄片提示：膝关节外观现骨性肥大，关节面骨质增生，关节间隙变窄。查体：两膝关节压痛（+），轻度肿胀及跛行，双膝关节活动受限，有交锁征，麦氏试验（+），侧屈试验（+），浮髌试验（+），查血尿常规、抗"O"均无异常。马勇教授查患者表情痛苦，时常叹气，问之，患者家人代诉患者爱子于近日病逝，故而叹气，舌红苔略黄腻，脉弦细。马勇老师将其诊断为骨痹（少阳失和证）。治法：和解少阳，消肿止痛。处方：少阳骨痹方化裁。药用：醋柴胡 15g，姜半夏 12g，炒黄芩 10g，炒白芍 10g，党参 6g，补骨脂 6g，薏苡仁 10g，茯苓 10g，木香 6g，川芎 9g，大枣 3 枚，生姜 6g，炙甘草 6g，14 剂，早晚分服。

二诊：2015 年 9 月 6 日。患者诉服药后双膝关节疼痛肿胀减轻，膝关节略感轻松，患者已可自主做起立与坐下等动作，但身体仍轻微摇晃，舌红苔薄白脉弦。马老师认为上方既效，故仍以原方加减。处方：上方去薏苡仁、茯苓、木香，加鸡血藤 30g，木瓜 10g，威灵仙 10g，14 剂，早晚分服。

三诊：2015 年 9 月 20 日。患者诉双膝关节疼痛酸楚感已大为好转，马勇教授查患者膝关节伸屈活动几近常人，可自行起立、坐下，无需他人帮助也能自由行走和活动，舌红苔薄白，脉弦。处方：上方去鸡血藤、威灵仙后续服 14 剂，半月后患者门诊复查诉悉症均愈，日常活动几乎无碍。

按语：本案是马勇教授验案，主要是双膝酸痛加重，行走不便而来就诊，患病至今已有 20 余年病史，病情较重。求诊于马老师前曾用多种中西药治疗，症状仍时有发作，近日更因丧子之痛，加重病情。马老师辨为骨痹（少阳失和证），以"和解少阳"为主，兼顾肝脾肾进行治疗，收效显著，前后三诊，持续 40 余日，患者从双膝酸痛，难以自主行走、起立到诸症均愈，日常活动几乎无碍，效果较为肯定。

本案治疗重在和解少阳，仔细审察患者临床表现：双膝酸痛，且双膝关节弛缓无力，行走需有人搀扶，在他人搀扶下起立、坐下时身体仍摇晃无力，正如《灵枢·根结》所言："少阳为枢……枢折即骨繇而不安于地"，因此，马老师处以自创验方"少阳骨痹方"，以千古名方小柴胡汤和解少阳，通达枢机，加补骨脂配党参强筋健骨，薏苡仁、茯苓健脾渗湿利水，木香、川芎活血行气止痛。诸药合用，共奏和解少阳、消肿止痛之功。此方配伍精当，攻补兼施，以和为圣度，临床应用于少阳失和型骨痹，疗效颇显。

病案 3 患者张某，女，66 岁。主诉：左膝关节疼痛 1 年，加重 10 天。

现病史：患者自诉 1 年前无明显诱因出现左膝关节疼痛，伴酸胀、僵硬等不适。久站、久走、受寒后症状加重，休息后症状好转。10 天前，患者出现上述症状复发加重伴有腰部疼痛不适，无发热、畏寒、心慌、胸闷等不适，现患者为进一步治疗，来我院门诊就诊。诊断：左膝关节骨性关节炎。症见神清，精神可，诉左膝关节疼痛，伴酸胀、僵硬。查体：左膝髌骨研磨试验（+），左膝过屈试验（+），过伸实验（-），双侧回旋挤压实验（-），左侧半月板研磨实验（-），髌骨上缘压痛。CT（膝关节）：左膝关节构成诸骨边缘骨质硬化，关节间隙未见明显增宽和狭窄，关节腔内见少许液性密度，关节面尚光整，髁间嵴变尖，关节周围软组织内未见确切异常密度影。诊断意见：左膝关节退行性变，左膝髌上囊及关节腔少量积液。

予以电针阳陵泉、内外膝眼、足三里、悬钟、丘墟，连续波 30 分钟。1 日 1 次，连续治疗 6 天，休息 1 天。经治疗 6 次后，疼痛好转，共计治疗 17 天显效。一年后随访，左膝关节无疼痛发作。

按：患者左膝关节疼痛，伴酸胀、僵硬等不适，久站，久走，受寒后症状加重，此症在临床中非常多见。其病因可能较为复杂多样，甚至多种因素叠加，而分别和调骨和软骨的平衡是当务之急。我们从"和调"少阳枢机入手，调和骨重建过程相反相成的破骨与成骨活动，取得协同恢复骨平衡的效果。我们临证多遵"少阳主骨"理论，选取阳陵泉（足少阳合穴，筋会穴）为主，配合远端丘墟（足少阳之原穴）、悬钟（髓会穴）进行治疗，皆能调节少阳之气。从膝关节局部选穴着手，选配内外膝眼以疏浚关节部气血痰水痹阻。治疗 6 次后疼痛好转，共计治疗 17 次显效。一年后随访，左膝关节疼痛无再发。（李胜）

病案 4 患者，女，81 岁，以双膝关节及周围肌肉痛为主，伴全身多关节疼痛 8 年，加重 1 周为主因前来就诊。8 年前无明显诱因出现以双膝关节及周围肌肉痛为主，天冷、劳累时加重，时有全身多关节疼痛。患者于 2014 年 1 月在本市人民医院住院治疗，其间予以消炎止痛等对症治疗后症状减轻出院。1 周前患者再次出现双膝及下肢内侧肌肉疼痛，今为求进一步治疗，特来我院就诊。刻下：神志清楚，精神可，四肢关节疼痛以双膝关节及双下肢内侧肌肉疼痛为主，纳食可、二便调、夜寐可，舌质淡红，苔薄黄。专科检查：脊柱四肢发育正常，未见明显畸形，腰椎生理曲度变浅，腰部肌肉稍紧张，T10-S1 棘突、棘旁压痛，叩击痛，双侧髌骨研磨试验（+)，余未见异常。

西医诊断：双膝骨关节炎，骨质疏松症；中医诊断：膝痹；肝肾不足，少阳失和。治宜补肝益肾，益气养血，和解少阳。

配穴处方：阳陵泉、环跳、悬钟、京门、神门、内关、三阴交。操作：阳陵泉、环跳、悬钟、京门用平补平泻法，神门、内关、三阴交用补法。每日一次，10 次一个疗程。

中药处方：小柴胡汤合独活寄生汤加减。

柴胡 12g、黄芩 9g、人参 6g、法半夏 9g、独活 12g、桑寄生、杜仲、牛膝、秦艽、茯苓、肉桂心、川芎、人参、甘草、当归、白芍、干地黄各 15g、细辛 5g、炙甘草 5g、生姜 9g、大枣 4 枚^劈（10g）

10 剂，每日 1 剂，水煎取汁 450ml，分 3 次温服。

二诊（2014 年 9 月 3 日）：患者反映疼痛较前大有缓解，且精神较前为好。效不更法，续用上法，中药处方不变，可以做成丸剂，方便长期服用。现疗效已现，嘱患者应耐心配合治疗，切不可半途而废。

三诊（2014 年 11 月 17 日）：日间基本无痛感，而夜间之隐痛亦大为减轻，自觉较前有劲，能够参加一些老年体育活动，病已减大半，虑其年纪较大，肝肾亏虚较为严重，仍嘱其继服中药丸剂，并继续配合针灸治疗，适度户外锻炼，不可剧烈运动，以防骨折，多晒阳光。

经过七个月治疗后，患者已基本恢复正常，身无痛感，活动能力与同龄人相差无几。嘱其适度锻炼，门诊随访，遂停止治疗。

按语："少阳主骨"与"肾主骨"都是《内经》关于骨的生理病理的不同的观点，它们有根本性的差别，也有密切联系。临床治疗应结合病情，不应拘泥固执，而应以求实的态度，灵活加以应用。本案患者高龄女性，肝肾已衰，精血俱虚，少阳不足，少阳失和，故全身多关节疼痛，但以双膝关节及周围肌肉痛为主，故治疗时必须作出全面考虑，既要和调少阳，又须补益肝肾，兼以除寒湿固关节。我们采取小柴胡汤合独活寄生汤，两顾少阳与肾，先用汤剂再改丸剂；针灸治疗却以膝关节局部选穴为主，突出"取之少阳"的原则，因为本次求诊以"双膝及下肢内侧肌肉疼痛"为主。如此治疗安排可谓妥帖而安全有效。（王鸿度、王科闯）

第二节 ◇◇◇ 颈椎病（项痹）

颈椎病，是颈椎椎间盘退行性改变及其继发病理改变累及周围组织结构，从而出现一系列临床表现的疾病。根据受累结构和组织不同，颈椎病分为颈型（又称软组织型）、神经根型、脊髓型、其他型（涵盖既往分型中的椎动脉型、交感型颈椎病）[1]。详细的颈椎病诊断标准及临床症状，请参考1994 年国家中医药管理局制定的《中医病证诊断疗效标准》及 2010 年中国康复医学会制定的《颈椎病诊治与康复指南》。

颈椎病中常见神经根型颈椎病（简称 CSR）和椎动脉型颈椎病（简称 CSA）两型。CSR 是指颈椎间盘组织退行性改变及其继发病理改变累及神经根，并出现相应节段的上肢放射性疼痛、麻木等临床表现者。研究表明，CSR 占颈椎病的 50%～60%，发病率为 4%～5%，且近年来发病率正逐渐增高并有向低龄化发展的趋势 [2]。CSA 是由于各种机械性与动力性因素致使椎动脉遭受刺激或压迫，以致血管狭窄、曲折而造成椎基底动脉供血不足，以眩晕为主要症状的综合征。约占颈椎病的 10%～15%，临床主要表现为眩晕，有时兼有见恶心、呕吐、视物模糊、听力障碍、耳鸣、颈项部酸痛、头痛、手部麻木，甚至出现猝然昏倒等。

目前针对颈椎病的治疗方式很多，分为手术和非手术疗法。非手术治疗方法多样，主要包括西药、中药、中医外治法、中医康复等。西药治疗主要以缓解症状为目的，不能真正治愈，且具有一定毒副作用。中医康复技术如针灸、中药、推拿、中医外治法治疗颈椎病疗效确切，毒副作用小，显示出了极大的优越性，具备良好的临床应用及推广价值。

---

[1] 章薇，李金香，娄必丹，等. 中医康复临床实践指南·项痹（颈椎病）[J]. 康复学报，2020，30（5）：337-342.

[2] 梁凤霞，姜迎萍. 神经根型颈椎病中医治疗的研究进展 [J]. 新疆中医药，2019，37（2）：152-154.

颈椎病属于中医学中“眩晕”“颈肩痛”“痹证”“项痹”等范畴，现基本统一使用“项痹”为病名。中医辨证主要参考国家中医药管理局出版的中华人民共和国中医药行业标准《中医病证诊断疗效标准》进行分型。分为风寒湿型、气滞血瘀型、痰湿阻络型、肝肾不足型和气血亏虚型等。

长期以来，中医界对颈椎病的病因、发病机理和临床治疗有相当多争论。王鸿度教授根据“少阳主骨”理论，认为颈、腰部这两处都是《内经》强调的“机关”所在，也都是少阳之气所经略之地。《素问·厥论》道：“少阳厥逆，机关不利，机关不利者，腰不可以行，项不可以顾……”张景岳先生注云：“机关者，筋骨要会之所也……故为此机关腰项之病。”说明少阳发生病理变化时，必然波及于项或腰之机关部位。因此，颈椎病的发病机制及治疗，都可以从“少阳主骨”着眼下手。

少阳包括手少阳三焦和足少阳胆经，此二经与颈椎病发病密切相关；更有《素问·金匮真言论》中记载：“东风生于春，病在肝，俞在颈项……”可见肝之生理功能失调可致颈项部、头部疾病。颈椎病常见之眩晕等证，是上述诸经失调而导致的共同后果。刘完素《素问玄机原病式》解释曰：“所谓风气甚，而头目眩运者，由风木旺，必是金衰不能制木，而木复生火，风火皆属阳……两动相搏，则为之旋转。”盖肝主东方，胆秉东方木德，少阳为病，胆气失于调畅，则气机郁结化火，胆热上扰头面，清窍失于清利，可见头昏眼花，天旋地转。不仅如此，肝胆互为表里，应东方风木，风木之气善动，动则致眩致晕，故胆、三焦及肝系的病变有上扰头颈产生眩晕的倾向。很多医家从肝胆及三焦等脏腑功能加以讨论，增加了我们这个观点的依据 [1][2][3]。

2013 年，我们曾在西南医科大学附属中医医院、宜宾市第一人民医院和山东泰安市中医医院针灸科的颈椎病患者进行问卷调查 [4]。共获得调查资料329 份，通过分析表明：40～60 岁年龄组患颈肩痛的比例最大，为 52.89%。辨证结果共计 10 种证候，根据其在总例数中出现的频次及频率高低排序，分别为风寒湿型（64 次，19.45%）、气滞血瘀（56 次，17.02%）、气血亏

[1] 王楠，孟琢，唐田，等. 从少阳论治椎动脉型颈椎病理论探析 [J]. 江苏中医药，2019, 51（2）：6-9.

[2] 卢锌祥，黄轶锋.《正体类要》中骨伤科疾病证治规律探讨 [J]. 中医正骨，2017, 29（7）：46.

[3] 常青. 经络辨证针刺治疗颈性眩晕疗效观察 [J]. 广西中医药，2005, 28（3）：34.

[4] 景洪帅. 颈椎病的证候分布规律及从肝论治颈椎病的疗效研究 [D]. 泸州：泸州医学院，2014.

虚证（54 次，16.41%）、肝肾不足（50 次，15.20%）、胆胃不和（39 次，11.85%）、痰湿阻络（21 次，6.38%）、肝阳上亢（15 次，4.56%）、肝胆气滞（14 次，4.26%）、肝风内动（11 次，3.34%）、心肝血虚（5 次，1.52%）。调查结果表明：与胆肝有关的中医证候之和，占比竟高达 40.729%。从症状分布看，眩晕占第一位，烦躁居于第二位，目疾第三位；频次及频率高低排序，依次是眩晕、烦躁、目疾、脉弦、胃病、太息、抑郁、肝病、嗳气、不欲食、胁痛、胃脘嘈杂、呃逆、巅顶痛、月经不调、手足抽搐、肢体震颤、吞酸。这项调查工作肯定了少阳胆及肝在颈椎病发病中重要意义。另外，如程氏等调查 104 例颈椎间盘突出症患者"六经证型"的分布规律，结果：三阳型（太阳型 22 例，少阳型 58 例，阳明型 15 例）为 95 例，占全部病例的 91.35%，三阳型中以少阳型为主要，占全部病例的 55.77%。而三阴病 8 例（太阴型 1 例，少阴型 6 例，厥阴型 1 例），占 7.7%。程氏的结论：颈椎间盘突出症六经分型以三阳病为主，以少阳病为最多见 [1]。

在颈椎病的治疗方面，根据《素问·金匮真言论》所载"东风生于春，病在肝，俞在颈项……"，我们提出"俞在颈项"即 C5、C6、C7 夹脊穴，可称"下颈夹脊穴"，是治疗颈椎病主穴，特别是针对神经根型和椎动脉型颈椎病。因为《素问·金匮真言论》记载"俞在颈项"的观点，与其在《内经》中相呼应的是，"厥阴根于大敦，结于玉英，络于膻中""膻中者，为气之海，其输上在于柱骨上下"。张景岳对"柱骨上下"如是注云："柱骨，肩骨之上，颈项之根也。"可见古称"柱骨"，即在肩骨之上又处于颈项骨的根底部，就是第五、六、七颈椎的合称，相当于现代医学所指的下段颈椎。也就是说任、督脉，肝、胆经直接或间接与颈椎下端几个椎体有非常密切的联系。

2017 年 7 月，我们在宜宾市第一人民医院对 60 例神经根型颈椎病患者进行临床观察，随机分为 3 组：A 组为毫火针针刺"下颈夹脊穴"治疗组 20 例，B 组为普通针刺"下颈夹脊穴"治疗组 20 例，C 组为传统选穴毫火针治疗组 20 例。将治疗前后症状体征、功能改善、疼痛、后颈部肌肉肌电图及局部神经传导等量化评分作为指标，进行组间与组间、治疗前与治疗后的对比观察。A 组有效率为 95.00%，B 组为 70.00%，C 组为 62.50%，A 组

---

[1] 程永，吴凯，朱艺，等. 104 例颈椎间盘突出症患者"六经证型"分布规律调查与机制探讨 [J]. 成都中医药大学学报，2017，40（1）：113-117.

有效率均高于 B、C 组（*P*<0.05）。与治疗前比较，三组的治疗后疼痛评分较高，具有统计学意义（*P*<0.05）。三组治疗后，A 组临床评价量表评分均高于 B、C 组，有统计学意义（*P*<0.05）。A 组在治疗后肌电图动作电位峰值相比治疗前均有明显提升（*P*<0.05）。证明利用毫火针针刺"下颈夹脊穴"相比于传统选穴及普通针刺，更有利于改善患者肌电图动作电位峰值，缓解患者疼痛，提高有效率（此项目已获 2017 年度宜宾市科技进步奖三等奖）。

钟氏[1]等通过数据挖掘分析针灸治疗椎动脉型颈椎病的用穴特点和规律。纳入 116 篇文献，针灸处方 146 首，选穴 73 个，总频次 819 次。表明针灸治疗取穴以足三阳经及督脉为主，其中以足少阳胆经用穴总频次最高；在经络配伍关联规则中，又是以督脉与足少阳胆经组合的支持度最高；腧穴当中，风池运用累积频次最高；颈夹脊 + 风池、风池 + 百会、天柱 + 风池的配伍最为常见；特定穴以八脉交会穴及原穴的频次最为高。张氏等[2]通过数据挖掘分析针刺治疗神经根型颈椎病的选穴规律，共纳入 87 篇文献，涉及腧穴 104 个，总频次 921 次。其中，累计应用频次较高的腧穴为颈夹脊（87 次）、风池（70 次）、后溪（54 次）等；腧穴配伍以风池 + 颈夹脊最为常见，且多为近端取穴及远近配穴相结合。这两项研究系统分析共计 203 个最新颈椎病成果的资料，结果表明：当前颈椎病针灸治疗主要围绕"取之少阳"原则，以颈夹脊、下颈夹脊和风池为主穴。

颈椎病的中药辨证治疗，在"取之少阳"原则下，采用疏泄肝胆、清利三焦等方法有独特的优势，更适合用小柴胡汤进行治疗。《伤寒论》第 263 条曰："少阳之为病，口苦，咽干，目眩也。"第 99 条又云："伤寒四五日，身热，恶风，颈项强，胁下满，手足温而渴者，小柴胡汤主之。"可见少阳之病易致目眩，尚可致颈项强痛等，治疗上运用小柴胡汤以和调枢机，清降胆火。《正体类要》中治疗骨伤科疾病常用的清肝养血类方药，主要包括小柴胡汤及逍遥散，认为可用小柴胡汤清肝热，逍遥散疏肝养血，从而达到调和肝脾的目的。

肩颈痛、心悸、出汗、眩晕等，均是颈源性眩晕患者的常见症状，而小柴胡汤所具备的独特作用，刚好可以止痛除寒热，缓解口苦、咽干等症状。

[1] 钟晓莹，吴立群，陈睿哲，等. 基于数据挖掘技术探析针灸治疗椎动脉型颈椎病随机对照临床试验的选穴规律 [J]. 世界中医药，2019，14（10）：2573-2577.
[2] 张林子，吴立群，陈睿哲，等. 基于数据挖掘的针刺治疗神经根型颈椎病选穴规律分析 [J]. 中国针灸，2020，40（11）：1259.

所以，颈源性眩晕患者的眩晕与恶心症状均在柴胡证的范畴之内。如在治疗过程中，发现患者有其他症状或合并类疾病，可随证进行加减变化。一般而言，葛根、龙骨、牡蛎、苓桂术甘汤、黄芪、当归等均可与小柴胡汤联合使用，这些药物联用可以治疗颈源性眩晕兼心神不宁或痰蒙清窍者。当归、黄芪则主要用于治疗气血不足，黄芪、白术、升麻与薏苡仁的联合使用，则可以治愈脾虚者。面色少华或气短神疲等均是脾虚的表现，此时即可适当增加上述药物[1]。

病案1 车某，四川人，男，司机，36岁，2012年12月2日初诊，患者自诉左侧颈项部酸痛，痛连手臂及左脚1年，伴有阵发性头晕，胸胁部胀痛，腹胀，有胃炎病史，食则饱胀，晨起打嗝，表情忧郁。因为是职业司机，每日需开车较长时间，因担心头晕而发生危险，导致精神高度紧张，失眠，消瘦，乏力，舌红，苔稍黄而厚，脉弦滑。诊断：颈椎病（肝胃不和）。处方：柴胡疏肝散加减。柴胡12g，陈皮15g，酒川芎15g，炒枳壳12g，白芍30g，炙甘草10g，醋香附12g，炒苍术15g，姜厚朴15g，酒羌活12g，炒栀子12g，桂枝12g，姜黄10g，葛根30g，配穴：风池，颈夹脊穴（C4、C5），百会，合谷，足三里，太冲。一个疗程后诸症消失而愈。

按语：此为王鸿度教授治案。颈项僵硬疼痛是临床上常见的症状，大多由颈椎病所致，并与工作、生活压力等因素致肝郁气滞者亦有关。王鸿度教授从"少阳主骨"立意，认为颈项机关之地，筋骨要会之所，受少阳功能的调节和影响；而《素问·金匮真言论》曰："东风生于春，病在肝，俞在颈项……故春气者，病在头。"若颈项痹痛发于春令或恼怒之后，除颈项疼痛或僵硬外伴有精神紧张或情绪低落，失眠，头痛或头晕，舌尖红或质暗，或舌质偏淡边有齿痕，苔薄白或薄黄，脉弦细等，当责之于肝，治宜柔肝、平肝、通络，方选柴胡疏肝散加减。在针灸治疗的时候，可从《内经》"病在肝，俞在颈项"选取下颈夹脊治疗，第4颈椎、第5颈椎是维护颈椎正常功能的重要椎节，根据近部取穴原则而取，突出了"俞在颈项"的观点。百会穴，本穴由于其处于人之头顶，在人的最高处，因此人体各经上传的阳气都交会于此，故名百会，督脉、足太阳、手足少阳、足厥阴俱会于此，是治颠疾眩晕之要穴。风池是胆经和阳维脉的交会穴，肝胆经是表里经，故风池是平肝熄风、清头目的效穴，合谷、太冲合称四关穴，是调理人体气血，治疗

---

[1] 张蕾. 小柴胡汤治疗颈性眩晕机制的研究进展[J]. 中国处方药，2020，18（12）：21-22.

神经系统疾病的常用效穴，足三里健脾理气，以防肝郁而侮于脾，诸穴合用共奏疏肝理气之功效。诸穴合用，临床常可获取佳效。

病案 2 患者何某，女，公务员，47 岁，就诊于 2017 年 9 月 5 日。主诉：颈项痛伴右上肢疼痛麻木半月。现病史：半月前患者因吹空调后出现颈项部疼痛伴右上肢疼痛麻木，自觉右上肢发冷，受寒及长时间低头时症状加重，热敷后有缓解，无头晕头痛，无心慌胸闷，无踩棉花感等不适，未予治疗，病情迁延至今。现症见：神情，颈项疼痛，伴右上肢疼痛麻木，口苦，食欲欠佳，睡眠差，二便正常，舌淡红，苔薄白，脉弦。诊断：神经根型颈椎病（少阳证）。治疗：选取"下颈夹脊穴"（C5/6、C6/7 棘突下旁开 0.5 寸）为主穴，配肩井、曲池、后溪。"下颈夹脊穴"为双侧取穴，其余穴位均为右侧取穴。针具选择"刘氏毫火针"。患者取坐位或俯卧位，施针穴位用记号笔标记"+"，常规消毒，将毫火针用酒精灯烧红后，迅速刺入所选穴位，深度约为 0.5～1.0 寸，所有穴位均直刺，20min 后出针。隔日 1 次，3 次为 1 个疗程，疗程间休息 3 天。一个疗程后患者症状明显好转，两个疗程后症状体征消失，三月后随访无复发。

按语：神经根型颈椎病好发于 C5/6、C6/7 椎间盘。颈夹脊穴为脊柱旁开 0.5 寸，是脊神经发出部位，每个穴位附近均有相应脊神经后支及伴行的动静脉丛分布。传统医学颈部夹脊穴为夹督脉伴太阳而行，是督脉与足太阳膀胱经经气重叠覆盖之处，因而兼具二脉的功能。而《内经》篇中明确记载"东风生于春，病在肝，其俞在颈项"、厥阴"络于膻中"、膻中"其输上在于柱骨之上下"，也就是说督脉、膀胱、肝、胆经经气直接或间接与颈下端椎体有非常密切的联系。《类经》云："柱骨，肩骨之上，颈项之根也。"古称"柱骨"就是第四、五、六颈椎的合称，也就是现代医学所指的下段颈椎。因而针刺"下颈夹脊穴法"治疗神经根型颈椎病是可行的。

毫火针在火针基础上发展演变而来，既是毫针用法的延伸，也是火针功能的扩展，同时兼具毫针与火针二者的功效，对穴位既有机械和温热的物理刺激，又有无菌性灼伤的生理刺激，它可通过对穴位物理和生理的双重刺激来达到治疗疾病的目的。毫火针的温煦作用可激发机体阳气，促进局部气血运行，直接改善患部微循环，改善组织缺血缺氧状态，促进炎性物质吸收，缓解神经根无菌性炎症及水肿，缓解肌肉痉挛，达到温经通络的作用。另外，毫火针作用于体表后，可给外邪以出路，发挥除湿散寒、开门祛邪的效应。毫火针刺"下颈夹脊穴"为主穴治疗神经根型颈椎病正是通过针法及穴

位的特殊作用来达到温经散结、通络止痛目的。此为我们团队治疗颈痹的一个创新方法。（刘婷、王鸿度）

病案 3 患者，男，44 岁，就诊于 2016 年 11 月 17 日。主诉：头晕、恶心、干呕、颈项疼痛 10 天。现病史：10 天前无明显诱因下出现头晕伴恶心、干呕、颈项疼痛，头颈转动时头晕加重，无头痛、发热、胸闷、四肢乏力等症状。自服小柴胡颗粒数日，症状有所缓解。刻下症：头晕、恶心、干呕、颈项疼痛，活动时板滞感，食欲减，胁肋部时有胀痛。眠尚可，二便调。查体：BP 130/70mmHg，颈椎活动度尚可，旋颈试验（+），舌淡红、苔薄白，脉诊见左关脉浮弦搏指有力，右关亦见浮弦之象。诊断：颈源性眩晕（足少阳病）。治拟：清相火、降足少阳经气。取穴：风池、脑空、百会、肩井、风府、头维、内关、足三里、丘墟。操作：75% 乙醇棉球局部消毒，选用 0.25mm×40mm 一次性使用无菌针灸针，肩井穴向后斜刺，得气为度，得气后留针 20 分钟。行提插补泻，足三里平补平泻，其余穴位用泻法。隔日针刺 1 次。治疗 2 次后患者头晕、恶心、干呕明显减轻，食欲增强，诊右关脉已无浮弦之象，左关脉力减稍和缓。针刺 7 次后，头晕诸症消除，左关脉略弦而软，已趋于正常。3 个月后电话随访，未复发[1]。

按语：此证属少阳失和之颈椎病。颈项部位为"少阳主骨"理论中强调的"机关"，即"筋骨要会之所"，其病理变化和临床表现一如少阳病，如无明显诱因下出现头晕伴恶心、干呕、颈项疼痛，头颈转动时头晕加重等。在临床治疗中，"取之少阳"是本证根本治疗原则，而采用小柴胡汤（颗粒）是正治。同时配合针灸，取穴切中肯綮，故其疗效翘足可期。

病案 4 赵某，女，56 岁。初诊日期：2000 年 8 月 5 日。主诉：颈项强痛反复发作近两年，伴左上肢麻木疼痛，近 10 天无明显诱因疼痛加重。一般情况尚可，舌淡红，苔薄白腻，脉弦。检查：C5/C6 夹脊穴压痛，左颈外侧锁骨上窝上缘至颞骨乳突部肌肉紧张挛急，左肩井穴处压痛明显，压顶试验阳性，臂丛神经牵拉试验阳性。X 线片示：C4-C6 椎间隙狭窄，C5、C6 骨质增生。诊断：颈椎病。辨证：少阳型。治疗：取左侧肩井、天井、外关、悬钟，配曲池、合谷，针刺操作同上，配合 TDP 灯照射患部。首次治疗后症状即明显减轻。后两侧穴位交替使用，治疗 5 次后症状体征消失。继续针 5 次以巩固疗效，半年后随访无复发。

---

[1] 王灿，蔡玉梅，韩贺飞. 对颈性眩晕左关脉浮弦的思考 [J]. 中国针灸，2018，38（2）：228.

按语（原）：颈椎病属中医"骨痹"范畴，证属外经病候。临床应注意分经辨证和循经取穴，以提高治疗效果。日·汤本求真说："余之实验，颈项强者，乃自肩胛关节部，沿锁骨上窝之上缘，向颞颥骨乳突起部挛急之谓也。故与葛根汤证之项背强大有区别。此临床上重要之点，不可忽也。"汤本氏之说，实质上是区分项强属少阳经病变还是太阳经病变。笔者受此启发，对属少阳经病变的颈椎病患者，取分属于手足少阳经的天井、肩井两穴为主进行针刺治疗。考《千金方》《针灸大成》等经籍均记载上述二穴有治疗颈项强痛的作用，《标幽赋》载："两间两商两井，相依而别两支。"两井者，天井、肩井也。由于按照中医分经辨证和循经取穴的传统理论为指导，同时借鉴历代医家的用穴经验，故取得较为满意的疗效[1]。

笔者按：此案提出分经辨证的问题，在颈痹的治疗中也至关重要。这使得治疗针对性更强。但临床情况复杂，病变所涉及的部位、经属等皆可能相互影响甚至叠加，故可从病本少阳机关失利着眼，以少阳经为关键，再辅以分经选穴，区别对待。

病案 5 患者李某，女，48 岁。因反复颈肩部疼痛不适 5 年，加重伴头痛头晕、失眠多梦 3 月，于 2002 年 5 月 21 日来我科就诊。查见：患者形疲身倦，颈部活动不利，C5-C7 棘突两旁压痛，尤以右侧为甚，右侧臂丛牵拉试验阳性，压顶试验阳性，舌质淡、苔薄白，脉细缓。X 片提示 C5-C7 右侧椎间孔变窄，颈韧带钙化。临床诊断为颈椎病（眩晕型）。治以小柴胡汤加黄芪、当归、白术、升麻、茯神、制远志、炒枣仁、合欢皮各 12g。水煎服，每日服药 3 次，每 2 日 1 剂。5 剂后头晕、失眠、多梦等有明显改善，颈项强痛症状缓解。继续服药 20 剂，诸症消失，颈部活动自如。

按语：颈椎病属于祖国医学"痹证"范畴，其形成主要由于正气不足、腠理不密、卫外不固，复感风寒湿热之邪。致使营卫不和、枢机不利。头颈为"诸阳之会"，少阳为"三阳之枢"，枢机不利则清阳不升、髓海失养，故头痛、头晕；阴阳不和则失眠、多梦；枢机不利则经络气血运行失常，故颈痛项强、肢体麻木疼痛、活动不利。小柴胡汤为和解少阳枢机之主方。方中柴胡为君药，轻清升散、疏邪透表；黄芩苦寒，善清少阳相火为臣药。两药相配，一散一清，共解少阳之邪。半夏散结消痞为佐药，助臣药攻邪之用；

---

[1] 杨运宽，胡幼平，敖有光. 针刺二井穴为主治疗少阳型颈椎病疗效观察 [J]. 四川中医，2004（9）：89-90.

党参、甘草为佐；生姜、大枣为使，益气升清、调和营卫，既扶正以祛邪，又实理而防邪入。全方寒温并用，具有攻补兼施、升降协调、调达上下、宣通内外、和畅气机的作用。颈椎病患者病程多较长，往往经过反复祛邪治疗，正气损伤较重，故临证祛邪不宜强攻猛打，必须攻补兼施，重于调理。使用小柴胡汤治疗颈椎病时，着重抓住其相关一二症状，灵活加减药味，不必要诸症皆备，正所谓"伤寒中风，有柴胡症，但见一症便是，不必悉具。"[1]

病案 6 张某，女，42 岁，因"左上肢麻胀痛 3 月余"于 2010 年 5 月首诊。自诉春节前后因长时间打麻将后左上肢出现麻木胀痛和电击感，夜间诸症加重并影响睡眠。同时伴有颈部左侧肌肉酸胀，口干，心烦易怒，月经量少夹有血块，二便及饮食尚可。舌淡红，苔薄黄，脉弦滑。查：颈椎生理曲度异常，但各棘突无明显压痛，左侧斜方肌及胸锁乳突肌压痛，颈椎各方向活动尚可，颈椎间孔挤压试验阳性，臂丛神经牵拉试验阳性。予行 MRI 检查提示"C4/C5、C5/C6 椎间盘轻度突出并黄韧带肥厚"。西医诊断为：神经根型颈椎病。方用柴胡加龙骨牡蛎汤加减治疗。处方：柴胡 20g，黄芩 15g，白芍 40g，半夏 10g，桂枝 8g，茯苓 20g，丹皮 15g，生龙骨 30g，生牡蛎 30g，连翘 15g，桑枝 30g，炙甘草 15g，酒大黄 10g。每日 1 剂，水煎，饭后服用，6 剂。1 周后患者复诊诉上症明显好转，左上肢麻胀痛明显减轻，夜间睡眠好转。效不更方，予上方去酒大黄，加栀子 10g，6 剂。三诊，患者诉已无明显不适。脉诊时左关仍有力，嘱患者自服丹栀逍遥散，以善后。

按语：柴胡加龙骨牡蛎汤出自张仲景的《伤寒论》，原方主治"胸满烦惊，小便不利，谵语，一身尽重，不可转侧"，在临床上用于治疗多种类型的颈椎病，疗效显著[2]。由于颈痹为少阳机关不利，少阳为病易于郁而化火，内扰神明，如本案虽主证是颈部左侧肌肉酸胀，上肢出现麻木胀痛和电击感，但夜间诸症加重以致影响睡眠；口干，心烦易怒，月经量少夹有血块等，尽为胆经郁火上攻之象。故用仲景之方，不仅睡眠诸证得以改善，其颈椎病也很快好转。

病案 7 唐某，女，64 岁，因"反复头晕呕吐耳鸣 2 年，加重 15 天"于 2010 年 7 月首诊。患者自诉 2008 年无明显诱因出现头晕，转动头颈部头晕明显加重，严重时当场昏倒，伴有呕吐耳鸣，发作时需平躺数分钟至数十

[1] 都仁斌. 小柴胡汤加减治疗颈椎病 48 例 [J]. 四川中医，2003（11）：87.

[2] 马云飞. 柴胡加龙骨牡蛎汤治疗颈椎病验案 [J]. 湖南中医杂志，2012，28（3）：94-95.

分钟才能缓解。平常每月发作 1～2 次，发作时间无明显规律。近半年来上症加重，1 周发作 1～2 次。在当地医院诊为"美尼尔氏综合征"而多次住院治疗，经支持对症处理后好转，但仍时有发生。本次发作为 2 天前，患者来院复查颈部 CT 提示颈椎生理曲度变直，颈椎骨质增生。刻诊：面微浮肿，头晕，耳鸣，恶心，无口干口苦，饮食欠佳，睡眠及二便尚可。舌淡胖，苔薄白，脉弦。自诉平时性情急躁，口腔溃疡屡治屡发。西医诊断：椎动脉型颈椎病。方用柴胡加龙骨牡蛎汤加减治疗。处方：柴胡 12g，黄芩 6g，半夏 15g，生姜 15g，茯苓 30g，桂枝 15g，泽泻 30g，白术 20g，生牡蛎 15g，生龙骨 15g，干姜 6g，炙甘草 10g，党参 15g。每日 1 剂，水煎，饭后服用，6 剂。3 个月后，患者因感冒复诊，追问上次服药经历，患者诉上次服药后当天晚上症状即消失，故又连续服用 2 剂，余下 3 剂未服用，头晕至今未再发。

按语：颈椎病为颈部退行性病变，多见于中老年人，在我院门诊患者中尤多。西医将颈椎病分为 5 型，分别是神经根型、脊髓型、椎动脉型、交感神经型和混合型。除脊髓型之外，笔者临床多用柴胡加龙骨牡蛎汤加减治疗其他四型颈椎病。《素问·金匮真言论》云："东风生于春，病在肝，俞在颈项"，故颈椎病的治疗，可首先从肝着手。根据黄元御的"一气周流"理论，上焦之病多为中焦之湿堵塞胆（相火）肺下降之路。颈椎病主要病机为相火不降夹痰（湿）夹瘀，痹阻经络，导致颈部及上肢酸胀痛麻或头晕耳鸣、恶心呕吐。相火不降主要因中焦病变，柴胡加龙骨牡蛎汤正与此病机吻合。方中茯苓、桂枝、生姜、半夏、红枣、党参培中祛湿，打开胆肺下降之路；柴胡、黄芩、龙骨、牡蛎、大黄泻火下行。相火上犯易灼伤肝血而致瘀，而大黄乃活血化瘀第一良药；相火上犯更易炼液为痰，而茯苓、半夏、牡蛎乃祛湿化痰之品。诸药合用，标本兼顾，攻补兼施，与颈椎病病机吻合，故用之临床多效[1]。

第三节 ◇◇◇ 腰椎病（腰腿痛）

腰椎病是多种腰椎疾病的总称，临床常以腰部活动受限，腰、背、腿痛为主要症状，包括腰部软组织劳损、腰部肌筋膜炎、腰椎退行性骨关节病、

---

[1] 马云飞. 柴胡加龙骨牡蛎汤治疗颈椎病验案 [J]. 湖南中医杂志，2012, 28（3）：94-95.

腰椎间盘突出症、腰椎管狭窄症、腰椎节段不稳和退变性脊柱侧弯等疾病。

腰椎病在中医属"坐臀风""痹证""腰腿痛"等范畴，现多以"腰腿痛"为其较规范的病名。中医对腰腿痛的认识，一直根据"北风生于冬，病在肾，俞在腰股"（《素问·金匮真言论》）；"腰者，肾之府，转摇不能，肾将惫矣"（《素问·脉要精微论》）等论述，将其归咎于肾，故腰腿痛多责之肾虚、肾精不足，治疗也常从"补肾壮腰"等方面考虑。这一思路是长期以来所形成的定式，临床中也有相当的效果，应予以肯定。

但是，腰腿痛是非常复杂的病症，如《内经》中有多处提示其病因病理涉及肾、肝、胆，以及足少阳、足太阳、足少阴、足厥阴、任督二脉等多条经脉及分支。近年来很多医家强调从经络辨证来分析和治疗腰痛，可看成是对"补肾壮腰"的完善和修正[1][2]。

《内经》中明确提起"少阳腰痛"及其治疗，如《素问·刺腰痛》中说："少阳令人腰痛，如以针刺其皮中，循循然，不可以俯仰，不可以顾，刺少阳成骨之端出血，成骨在膝外廉之骨独起者。"说明少阳经引发腰痛时，先是局部疼痛如针刺，渐渐的腰不能俯仰，不可后顾，可刺足少阳经之阳陵泉穴进行治疗。《灵枢·经脉》载："胆足少阳之脉……主骨所生病者……髀、膝外至胫、绝骨、外踝前及诸节皆痛。"足少阳经经气不利可出现下肢循行线上的疼痛、麻木，其范围恰与腰腿痛患者常见临床表现有较高的一致性。因此，和调足少阳胆经经气，常为古今中医和针灸医家治疗腰腿痛所使用。

我们从"少阳主骨"理论入手，认为腰部是脊椎的全身应力支点，是少阳之气经略的"机关"部位，是少阳病理改变而致骨病理改变的重点部位。《素问·厥论》道："少阳厥逆，机关不利，机关不利者，腰不可以行……"景岳解释"机关"是"筋骨要会之所……故为此机关腰项之病"，说明少阳发生病理变化时，必然波及于项或腰之机关部位。因此，相当部分的腰椎病，其发病机理完全可从"少阳主骨"给予解释，治疗时也完全可以在适当的情况下运用"取之少阳"的治疗原则。少阳位于人身之半表半里，为人身表里、阴阳之枢。非外不可攻，非内不可补，治当和调，攻有余之实，补不足之虚，俾枢机和调，内外安和，病自向愈。

韩济生等[3]对近十年针刺治疗腰腿痛现代临床文献进行规律性研究，总

---

[1] 贺新兰，焦琳，毛强健，等.针灸治疗少阳腰痛[J].河南中医，2019，39（11）：1759-1762.

[2] 武麟.中西医结合对腰痛进行分经辨证治疗[J].中西医结合研究，2012，4（1）：20-22.

[3] 韩济生.中枢神经肽之间的相互作用[J].生物学通报，1996，31（2）：1.

结其辨证分型及镇痛机理，发现腰腿痛根据经络辨证分型多为足少阳胆经和足太阳膀胱经病变，其中足少阳胆经型主要选取环跳、阳陵泉、悬钟、风市等，且临床疗效确切。徐以经[1]采用经脉"首尾齐刺"治疗腰腿痛93例。令患者仰卧位，痛自臀部沿大腿外侧，膝关节外缘腓骨前面经外踝前至足背者，取足少阳胆经首穴瞳子髎，尾穴窍阴。结果治愈88例，有效3例，无效2例，总有效率97.8%。

陆胜年[2]等认为腰腿痛之病症如在下肢后外侧正当少阳经循行处，属半表半里，用一般治痹痛之法往往疗效不佳，需明辨经络，从少阳论治，结合相应方药则疗效快捷，其用加味小柴胡汤治疗本病25例，18例疼痛消失，随访半年无复发，3例治疗期疼痛消失，停用后偶有小发作，继服仍然有效，2例治疗期疼痛减轻但不能消失。赵鹏台等[3]认为，本病或因气血不和，经脉空虚，外邪乘虚侵入；或因闪挫之后瘀血凝滞，导致少阳经经气不利，气血壅滞，不通则痛，治疗以小柴胡汤为主加用活血通经药（基本方：柴胡、黄芩、桃仁、桂枝、当归各12g，半夏、酒大黄、川芎各10g，党参、甘草各15g，生姜10片，大枣6枚），共奏和解少阳、调理气血之效，其中脾肾阳虚加熟附片10～15g，体质虚弱加黄芪15～25g。每日1剂，水煎服。急者1次服完，缓者分2次服。共治23例，临床治愈19例，显效3例，好转1例，总有效率100%。孙桂芝[4]亦以小柴胡汤加味为基本方（柴胡、枳实、伸筋草各15g，黄芩、半夏、当归、川芎各10g，党参、桂枝各9g，细辛8g，大黄5g，水蛭4g，甘草、生姜各3g，大枣3枚），随证加减，治疗腰腿痛60例，结果痊愈50例，显效4例，有效4例，无效2例，总有效率96.67%。王道义[5]应用小柴胡汤加味治疗热郁少阳型腰腿痛，效果明显。

病案1 杨某，男，58岁，1993年3月20日初诊。左侧腰部、臀部、大腿后部及小腿外侧疼痛已2月余，曾用止痛、牵引、针灸、封闭等疗法均无明显效果。近2周来疼痛加剧，彻夜难眠，不能活动，卧床不起。查左下肢直腿抬高试验阳性，第四腰椎棘突左旁压痛。腰椎X线片：第四腰椎下缘骨质增生。诊断为腰腿痛，腰椎病（腰椎骨质增生）。给予加味小柴胡汤（柴

[1] 徐以经. 经脉"首尾齐刺"法治疗坐骨神经痛 [J]. 针灸临床杂志，1995（2）：29.

[2] 陆胜年. 加味小柴胡汤治疗坐骨神经痛25例 [J]. 上海中医药杂志，1995（3）：28.

[3] 赵鹏台，薛玉杰，石增怀. 小柴胡汤加味治疗坐骨神经痛23例 [J]. 辽宁中医杂志，1995（12）：544.

[4] 孙桂芝. 小柴胡汤治疗坐骨神经痛60例 [J]. 陕西中医函授，1995，（4）：31-32.

[5] 王道义. 运用经方治疗坐骨神经痛的临床体会 [J]. 河南中医，1984，（05）：29-30.

胡 15g、黄芩 10g、生姜 6g、制半夏 10g、党参 12g、甘草 10g、大枣 5 枚、当归 12g、川芎 12g、桃仁 8g、桂枝 8g、大黄 6g）3 剂后疼痛显著减轻，能下床活动，1 周后痛已不明显，连服 2 周后停药。随访半年未复发。

按语：本案使用加味小柴胡汤之所以能取得良好疗效，关键在于"取之少阳"缓解患者沿足少阳经脉循行路线的疼痛，并治疗其椎骨处疼痛。少阳经既不在表，又不在里，居于半表半里之间。邪入少阳，正邪相争，机枢不利，脏腑气机不畅，气血壅滞而致肢体、关节疼痛；少阳主骨功能无权，腰椎为"机关之要会处"，最易受损而发生病理改变，也最易导致"腰不可以行"之变。此类腰腿痛部位多顺循大腿外侧向下放射，疼痛性质是以胀刺为主，这正是气滞血瘀所具有特点。不论风寒湿之邪直中少阳，还是外伤顿挫，均能壅遏经隧气机，气滞血瘀，不通则痛。故临证结合经络辨证，宗"取之少阳"之治疗原则，用小柴胡汤和解少阳，直达病所，通畅少阳气机，辅以温经通阳的桂枝，养血活血的当归、川芎，以及祛瘀攻实的大黄、桃仁使少阳经气通利，俾经络畅通无有阻碍而疼痛自止[1]。

病案 2 唐某，女，36 岁。1981 年 9 月 8 日诊。24 天前，正值月经期患重感冒，高热，伴两胁疼痛，牵连腰背。经用西药治疗后，胁痛缓解而腰痛加重。改用祛风湿、补肝肾、壮筋骨之中药治疗多日，效果不显。刻诊：腰部疼痛，动则痛甚，头昏、耳鸣、口苦、食欲不振。舌质稍淡、苔薄白，脉弦细缓。观其病已 24 天，仍有口苦、头昏、食纳不佳、脉弦，故断以"少阳"证。治应和解少阳兼养肝阴、益肝血，俾郁于少阳的外邪得撤，则经脉自调，腰痛向愈。选小柴胡汤加当归、白芍。处方：柴胡、党参各 12g，黄芩、半夏、归身、大枣各 9g，白芍 10g，生姜 4g，炙草 6g。进一剂痛减，活动、咳嗽也不大觉痛，连进四剂痊愈[2]。

按语：本证属外邪内陷血室，少阳经气不利。盖月经期感受外邪，阴血亏虚，外邪乘虚内陷少阳，故两胁疼痛，痛连腰背。《素问·刺腰痛》中说："少阳令人腰痛，如以针刺其皮中，循循然，不可以俯仰，不可以顾。"少阳受邪，经西药治疗后虽发热、胁痛等症已减，而 24 天腰痛益甚，且口苦、头昏、食纳不佳、脉弦，可见此时邪气内陷少阳之证仍为其病本，故改辙先选之祛风湿、补肝肾、壮筋骨之中药，径直用"小柴胡汤"加味而终获显

[1] 陆胜年. 加味小柴胡汤治疗坐骨神经痛 25 例 [J]. 上海中医药杂志，1995（3）：28.
[2] 王文士. 小柴胡汤治腰痛案 [J]. 四川中医，1987（2）：50.

效。可知少阳受累可致腰痛发生，此腰痛不能用祛风湿、补肝肾之法缓解，当以"和解少阳"为正治。

病案3 吁某，女，66岁，突发右侧腰臀部酸胀疼痛2天。患者发病前两天于当地进行盲人按摩治疗2次，酸胀不适感加重，未行系统诊治，特来我院门诊治疗。既往有腰椎间盘突出病史，胆囊摘除病史。刻下症见：右侧臀部酸胀不适，伴大腿外侧麻木感，往前弯腰不利，左右翻身尚可，精神一般，纳可，二便平，舌质淡红，苔白稍腻，脉沉。查体：骨盆等高、等大，右侧直腿抬高试验（−），骨盆挤压试验（−），四字试验（−），跟腱及膝反射正常。环跳穴区，切按时指下紧张度高且压痛明显，次髎、中髎穴区切按紧张度增高，无明显压痛，风市穴区开始向下每隔约1寸，可触及约5处局部穴区形态学上的改变且伴有压痛，有些呈气泡样，阳陵泉穴区及向下约1寸区域，切按时紧张度伴压痛明显。检查：腰部CT提示L3/4，L4/S，LS/S1椎间盘膨出；腰椎骨质增生。

患者取左侧卧位，予疼痛部位对应的夹脊穴、右次髎、右中髎、右环跳、患侧臀部阿是穴、右风市穴及附近压痛点、右阳陵泉及向下1寸反应点进行毫针针刺，配合热敏灸施灸右次髎穴及右环跳穴，治疗3次，疼痛及酸胀不适感均消失，巩固治疗2次。[1]

按语：患者腰痛不能前俯，且伴有同侧臀部疼痛酸楚及大腿外侧麻木，此为明显足少阳经脉及经筋受累之象。更为特殊的是，诊及"风市穴区开始向下每隔约1寸，可触及约5处局部穴区形态学上的改变且伴有压痛，有些呈气泡样"，实为罕见。取穴以足少阳经合穴阳陵泉为主，加环跳、风市；疼痛局部加夹脊穴，次髎穴等，"和调少阳"以疏通少阳经气，5次而收全功。可资借鉴。

病案4 黄某，男，52岁，1980年5月26日初诊。

患者左侧腰腿疼痛3年，入春以来逐渐加剧。曾在某医院注射阿尼利定，服用中西药，疼痛未减。左腰及臀部呈刀刺样疼痛，沿大腿循至小腿外侧，腰部僵直，不能坐立，睡亦不能翻身，发热汗出，前额头痛，口渴而苦，心烦欲呕，大便秘结，溺短色黄。

检查：舌质干红，苔黄腻，脉弦数。表情痛苦，被动体位，左腰椎3、4、5棘旁及环跳、委中、承山等穴均有压痛，直腿抬高试验阳性。

[1] 贺新兰，焦琳，毛强健，等. 针灸治疗少阳腰痛[J]. 河南中医，2019，39（11）：1759-1762.

辨证：证属邪郁少阳、热结阳明。

治宜泻热通腑，兼散结滞，拟大柴胡汤加味：柴胡 12g，黄芩 10g，白芍 15g，枳实 10g，法半夏 10g，鸡血藤 15g，生大黄^(后下)10g，玄明粉^(冲服)10g。水煎服，3 剂。

5 月 28 日复诊：大便日行 6 次，腰腿疼痛减轻。左下肢酸胀麻木，沉重乏力。此热去湿存，余邪未尽。原方去玄明粉，大黄减为 6g，另加苍术 12g，黄柏 10g，薏苡仁 15g，川牛膝 10g。服 5 剂后腰腿疼基本消失，麻木酸胀减轻，唯行走乏力。继用小柴胡汤加独活、桑寄生、木瓜各 10g，伸筋草 15g。调治一周而愈。

按语：痹证多由风寒湿三气合而致病，郁久可化热。刘完素《素问玄机原病式·热类》曰："至如筋痿骨痹，诸所出不能为用，皆热甚郁结之所致也""所谓结者，怫郁而气液不能宣通也，非谓大便之结硬耳。"本例腰腿痛乃热邪内结于少阳，阻滞经络，结合经络辨证，可知其兼有阳明热结，故以大柴胡汤外解少阳，内泄热结，宣通气机，兼散结滞。方中加玄明粉合生大黄通阳明里结，以鸡血藤活血通经络之郁滞。二诊，患者阳明热结已解，故去玄明粉另合四妙散增强燥湿除痹之力，以解郁结少阳之邪。最后以小柴胡汤加祛风活络之品善后。前后三诊均不离和解少阳，疏散郁热之宗旨[1]。

病案 5 何某，女，56 岁。右下肢持续掣痛 2 天，加重 1 天。因夜晚睡觉时下肢感受寒凉而致。白天不能活动，夜间无法入眠，疼痛难忍，不可言状。由家人抬来诊治。当时患者呻吟不止，哭号不已。查：右下肢疼痛自臀部沿股后向小腿放散；腰部无明显压痛；右下肢屈曲，呈保护性体位；髀枢和腓肠肌部位以及委中、昆仑穴多处压痛；直腿抬高试验强阳性，约 30° 即呼痛不止。诊断为"干性坐骨神经痛"，中医诊断为"腰腿痛"。急取患肢环跳、殷门、委中、阳陵泉、承山、昆仑 6 穴，以电针连续波、快频率强刺激 30 分钟，当即疼痛大减，停止哭号、呻吟。次日自己拄拐杖前来复诊，3 次即告痊愈。半年后随访未见复发[2]。

按语："阳气者，精则养神，柔则养筋"，寒客于筋，阳气不布，寒则筋急，故疼痛难忍。本病病位在足少阳、足太阳，环跳为两经交会穴，能调少阳枢机，又可调理两经气血；阳陵泉为足少阳经穴，又为筋会，舒筋活络

---

[1] 王道义. 运用经方治疗坐骨神经痛的临床体会 [J]. 河南中医，1984（05）：29-30.

[2] 王启才. 针医心悟 [M]. 北京：中医古籍出版社，2001：489.

功效显著，擅治经筋病；又因患者右下肢疼痛沿足太阳经发散而疼，故循经依次取殷门、委中、承山、昆仑四穴疏通经气、通阳止痛。诸穴合用，共奏通阳散寒，柔筋缓急之功。《经脉》篇"寒者温之"，此之谓也。此案以足少阳、足太阳两经共同受累于风寒，治疗也需要同时兼顾。环跳穴为少阳经治疗腰腿痛之要穴，而足太阳也交会于此，所以调和少阳枢机，祛两经之寒以定痛，是为治疗主穴。

第四节 ◇◇◇ 类风湿关节炎

类风湿关节炎（rheumatoid arthritis，RA）是一种发病率高、具有高度致残性、严重影响患者生活质量的自身免疫性疾病。其基本病理改变是滑膜炎，急性期滑膜肿胀、渗出，粒细胞浸润；慢性期滑膜增生肥厚，形成血管翳，后者是造成关节破坏，关节畸形、障碍，使疾病进入不可逆阶段的病理基础。患者同时伴有发热、贫血、巩膜炎、心包炎、血管炎及淋巴肿大等关节外表现，血清中可以查到多种自身抗体。

类风湿关节炎在世界各地各个种族均有发病，无明显地域差异，其患病率为 $0.32\%\sim0.36\%$。可发生在任何年龄，但在 40～50 岁后更为常见，更年期女性 RA 的发病率明显高于同龄男性及老年女性。

现代研究表明更年期女性 RA 发病率高原因，与女性体内雌激素水平的下降密切相关，雌激素的作用除了促进和维持雌性生殖器官的发育，还对糖、脂肪、蛋白质和水盐代谢有不同程度的影响，并参与体内其他一些生理生化代谢过程，即性激素的"性外作用"。雌激素能直接或间接影响类风湿关节炎症状的波动和缓解。绝经后骨质疏松患者 T、B 细胞高表达 RANKL，引起破骨细胞分化增殖，而雌激素可通过抑制 RANKL/RANK/OPG 轴起抗骨丢失作用。另有研究发现，细胞因子 TNF-α 和 IL-1 在类风湿关节炎发病中具有重要意义，在急性滑膜炎症，滑膜纤维化，骨和软骨破坏中起重要作用。TNF-α 与 IL-1 均由单核/巨噬细胞产生，许多研究证实 RA 患者外周血单核细胞（PBMC）和关节滑膜液的巨噬细胞（SFMC）能分泌 IL-1 和 TNF-α，使外周血和关节滑液 IL-1、TNF-α 增高。目前较一致的认识是 TNF-α 与 IL-1 主要参与：①激活血管内皮细胞，增加内皮细胞黏附分子表达，使中性粒细胞在滑膜腔内集聚；②刺激滑膜细胞和中性粒细胞产生前列腺素等炎性介质；③刺激软骨细胞和破骨细胞减少蛋白合成、增加糖蛋白降解，并产生胶原酶及其他中性蛋白酸类，释放骨钙等，从而导致 RA 滑膜、软骨与软骨下骨的破坏，并与 RA 的发热、贫血、急性期反应蛋白合成等密切相关 [1]-[6]。

　　RA 属于中医"痹"的范畴，风邪在 RA 发病中起着至关重要的作用，正气先虚，风气携寒湿侵犯人体而为痹。《素问·风论》："风者，善行而数变。" RA 发病，常常见到全身各个关节游走性疼痛，痛无定处，这是明显风邪侵袭的表现。而少阳胆经与厥阴肝经同属木，通于风气，故风气侵袭人体，少阳胆经与厥阴肝经主司。"木曰曲直"，具有生长、生发、条达、舒畅等性质，RA 发病时风邪侵袭人体，木的"曲直"特性受到损害，就出现关节疼痛肿胀、难以屈伸、僵硬等表现。少阳经病位在半表半里，RA 以关节疼痛为主要表现时，病位不在肌表，不在脏腑，正是在于半表半里。经方大家刘绍武研究《伤寒论》，认为半表半里类似于血液循环系统及结缔组织系统，类风湿关节炎发病后，人体免疫功能失调，侵犯关节滑膜组织，引起滑膜炎和血管炎。《伤寒论》第 99 条云"伤寒四五日，身热恶风，颈项强，胁下满，手足温而渴者，小柴胡汤主之"，此条恶风、项强示表证仍在，胁下满示邪犯少阳枢机不利，手足温而渴示入里化燥伤津。本条提示表、里、半表半里证具在时，可从主枢机的少阳经来治疗。另外，少阳胆居六腑之首，肝与胆同在右胁下，通过足少阳经和足厥阴经相互属络。肝胆属木，肝胆经相为表里，生理相互联系。《素问·六节脏象论》曰："肝者，罢极之本，其

[1] DUFF GW. Cytokines and acute phase proteins in rheumatoid arthritis[J]. Acta Rheumatologica Scandinavica, 2009, 23(sup100): 9-19.

[2] MOLVIG J, BAEK L, CHRISTENSEN P, et al. Endotoxin-stimulated human monocyte secretion of interleukin-1, tuor necrosis factor alpha, and prostaglandin E_2 shows stable inerindividual differences[J]. Scand J Immunol, 1988(27): 705.

[3] SECKINGER P, ISAAZ S, DAYER J M, et al. A human inhibitor of tumor neceosis factor[J]. J Exp Med, 1988(176): 1511.

[4] MAINI R N, ELLIOTT M, BRENNAN F M, et al. Targeting TNF alpha for the therapy of rheumatoid arthritis[J]. Clin Exp Rheumatoid, 1994(11): 563.

[5] MAURY C P, ANDERSSON L C, TEPPO A M, et al. Mechanism of anaemia in rheumatoid arthritis: demonstration of raised inerleukin-1 beta concentrations in anemie patients an of interleukin-1 mediated suppression fo normal erythropoieses and proliferationof human erythroleukaemia (HEL) cells in vitro[J]. Ann Rheum Dis, 1988(47): 972.

[6] DUFF G W. Cytokines and acute phase proteins in rheumatoid arthritis[J]. Scand J Rheumatol, 1994(100): 9.

华在爪，其充在筋。"正是由于筋的收缩、弛张，关节才能运动自如。而 RA 发病以气血亏虚为本，疾病后期经络不通又会影响血液运行，形成血瘀的病理产物，这些病理特点都与肝脏生理所主相关 [1]。总之，中医方面认为 RA 病性属本虚标实，本虚有气血两虚、气阴两虚、脾肾阳虚、肝肾亏虚等，标实有风寒湿等外邪及痰瘀、湿热等内邪因素。

晚近的研究成果，很多医家认为，少阳病之病机与类风湿关节炎病机一致，小柴胡汤方义与本病治疗相符，故常用于本病的治疗。少阳病之主方小柴胡汤攻补兼施，以柴胡、黄芩清泻少阳经、腑之热以治其实，生姜、半夏和胃降逆，调胆胃之逆，人参、大枣、炙甘草益气健脾，固护正气。特别是对方中柴胡的研究，发挥主要药理作用的是柴胡皂苷 d，李某等 [2] 研究发现柴胡皂苷 d 在体内具有弱雌激素样作用，可能是一种潜在的植物雌激素。柴胡为该年龄段的妇女常用药物，其作用体现在疏肝解郁，而肝主疏泄，配伍相应药物即可起到理气活血，通络止痛之功，为类风湿关节炎治疗中的常用药物。治从少阳的柴胡剂即可通过雌激素样作用抑制骨流失，从而减轻疼痛。肖明辉等 [3] 以清泄少阳、宣痹通络、健脾益肾法为主治疗类风湿关节炎（RA）65 例，其中以柴胡、黄芩、黄柏、生地黄清少阳之邪热，取得满意效果。李延萍等 [4] 将 100 例类风湿关节炎活动期患者随机分为两组，每组各 50 例。对照组用西医常规治疗手段，治疗组在西医常规治疗基础上加用小柴胡加味汤，疗程 1 个月。治疗 1 月后，观察治疗前后两组临床症状以及实验室指标如红细胞沉降率、类风湿因子改善程度。结果治疗组总有效率为 92.0%，高于对照组的 70.00%（$P<0.05$）；两组红细胞沉降率、类风湿因子均改善，治疗组改善更显著（$P<0.05$）。张莹等 [5] 进行实验研究，将 40 只胶原诱导的关节炎（collagen-induced arthritis，CIA）模型大鼠随机分为正常组、模型组、雷公藤多苷组、小柴胡汤低剂量组和小柴汤高剂量组，每组

[1] 张天成，戚子荣，余俊文. 从少阳经论治类风湿性关节炎探析 [J]. 环球中医药，2019，12（07）：1048-1050.

[2] 李勇，王鹏，任建琳，等. 柴胡皂苷 d 在小鼠体内的类雌激素样作用 [J]. 中西医结合学报，2009，7（07）：657-660.

[3] 肖明辉，杨钦河，谷晓红，等. 清泄少阳、健脾益肾法为主治疗类风湿性关节炎 65 例临床研究 [J]. 中国医药学报，2003，18（05）：312-313.

[4] 李延萍，谢微杳. 小柴胡加味汤治疗类风湿关节炎活动期 100 例疗效观察 [J]. 中国中医急症，2014，23（5）：920-921.

[5] 张莹，周小莉，戴敏，等. 小柴胡汤对胶原诱导性关节炎大鼠血清中 IL-17、IL-23、IL-27 的影响 [J]. 现代中西医结合杂志，2016，25（13）：1391.

8 只。除正常组外，其余组大鼠采用注射胶原乳化剂的方法建立 CIA 模型。测量建模 1 周、2 周后和灌胃 1 周、2 周、4 周后大鼠关节左右径和前后径，计算灌胃前和灌胃 1 周、2 周、4 周后关节炎指数，灌胃 4 周后采用 ELISA 法测定各组大鼠血清 IL-17、IL-23、IL-27 水平。结果各给药组灌胃后踝关节肿胀程度均明显轻于模型组（$P<0.05$），关节炎指数及血清 IL-17、IL-23、IL-27 水平均明显低于模型组（$P<0.05$），其中小柴胡汤高剂量组血清 IL-17、IL-23、IL-27 水平均明显低于小柴胡汤低剂量组（$P<0.05$）。结论小柴胡汤可降低 CIA 大鼠血清 IL-17、IL-23、IL-27 水平，可能是其治疗类风湿关节炎的作用机制之一。蒋雪峰等[1]采用柴胡桂枝汤加减治疗早期 RA 22 例，并设美洛昔康加羟氯喹口服治疗 20 例为对照组。结果治疗组总有效率 95.0%，对照组为 90.91%，两组疗效无统计学差异。司庆阳[2]研究孔光一教授拟方（清泄少阳方，以清泄少阳为主要作用）对佐剂性关节炎大鼠滑膜炎症作用，发现清泄少阳方能不同程度地抑制滑膜成纤维细胞的增殖，还能一定程度抑制成纤维细胞泌 IL-1、IL-6、NO，此方具有抑制局部炎性因子释放和抑制滑膜成纤维细胞过度增殖的作用。

病案 1 患者，女，17 岁，2015 年 7 月 15 日初诊。主诉：反复关节游走性疼痛半年余。现病史：患者半年前不慎外感发烧后出现双上肢肘关节、近端指间关节及双下肢膝关节、踝关节酸楚不舒，未予重视。近半年来症状反复发作，逐渐加重，伴晨僵，无口干、眼干，无颜面红斑，无腰背强直。1 周前至某三甲医院门诊做相关检查提示"类风湿因子阳性，血沉 35mm/h，CRP15.0mg/L"，双手 X 线片未见异常，诊断为早期类风湿关节炎，予塞来昔布胶囊治疗，症状改善不理想。刻下：四肢关节疼痛、重着，痛处游走不定，关节屈伸不利，晨僵，持续时间约 10min，活动后缓解，恶风，纳寐可，二便调，舌暗红苔白腻，脉濡。西医诊断：类风湿关节炎；中医诊断：痹证风湿痹阻型。治以祛风除湿，和解表里，方用柴胡桂枝汤加减。柴胡 12g，桂枝 9g，白芍 9g，姜半夏 6g，黄芩 6g，党参 6g，制附子 6g，丹参 12g，威灵仙 12g，豨莶草 12g，炙甘草 3g，生姜 9g，大枣 9g，7 剂，每日 1 剂，水煎分早晚两次，饭后温服。

---

[1] 蒋雪峰，程立，陆莉君. 柴胡桂枝汤加减治疗早期 RA22 例临床体会 [J]. 中国中医急症，2009，18（12）：2060.

[2] 司庆阳. 清泄少阳方对佐剂性关节炎大鼠滑膜炎症作用机理的实验研究 [D]. 北京：北京中医药大学，2004：3-4.

2015年7月23日患者复诊,诉四肢关节不适明显减轻,晨僵改善,查炎性反应指标"血沉22mm/h,CRP10.0mg/L"较前下降,效不更方,后续予柴胡桂枝汤加减10余剂善后,半年后随访,症状控制良好[1]。

按语:以四肢关节疼痛、重着、痛处游走不定为主要表现的类风湿关节炎发病初期,属中医痹证中的风湿痹阻型,除"风、寒、湿"等外邪侵袭之外,气血亏虚、营卫不足、阴阳不和亦是其重要的内在病因,正如《类证治裁·痹症》中言:"诸痹……良由营卫先虚,腠理不密,风寒湿乘虚内袭,正气为邪气所阻,不能宣行,因而留滞,气血凝涩,久而成痹。"治以柴胡桂枝汤为基本方,本方由桂枝汤与小柴胡汤两方相合,既可和解表里,亦可调和营卫气血,可治表里内外、气血上下。如清代名医王子接云:"桂枝汤重于解肌,柴胡汤重于和里,仲景用此二方最多,可为表里之权衡,随机应用,无往不宜。"对风湿痹阻型类风湿关节炎的治疗可有效控制症状,缓解疼痛,延缓病情发展。

病案2 曾某,男,57岁。主诉:反复四肢关节疼痛1年,加重10天。患者1年无明显诱因出现四肢关节疼痛不适,四肢关节无红肿、无恶寒发热、恶心呕吐等不适。曾在西南医科大学附属医院就诊,予以口服止痛药、中药(具体不详)治疗,停药复发。病情逐渐加重。

10天前上述症状再发加重,四肢关节僵硬、疼痛不适,四肢关节活动欠佳,上下楼梯、行走时疼痛加重;无恶寒、发热、恶心、呕吐等不适,在家休息后症状无缓解,为求进一步治疗来我院就诊。患病以来患者精神、饮食睡眠欠佳,大小便如常,体重无明显增减。专科查体:脊柱无畸形,无活动障碍,双手关节明显畸形,四肢关节僵硬,活动欠佳,肌张力、肌力正常,双下肢无水肿。生理性神经反射存在,未引出病理性神经反射。辅查:超声提示,左腕,关节内轻度滑膜增生,第六伸肌肌腱炎,腱鞘炎;右手PIP3,关节内轻度滑膜增生,掌侧屈肌腱下方囊肿。类风湿因子168IU/mL。

西医诊断:类风湿关节炎;中医诊断:痛痹。

予以温针外关、中渚、阳陵泉、足三里、足临泣;针刺合谷、八邪、八风、悬钟、丘墟等行气活血、通络止痛。配合中频脉冲电治疗松解粘连(四肢)。

中药汤剂柴胡桂枝汤加味治疗,具体方药如下:柴胡12g,桂枝10g,

---

[1] 刘蔚翔,施雨等. 柴胡桂枝汤治疗类风湿关节炎初探[J]. 中华中医药杂志,2018,33(1):148-150.

黄芩12g，白芍15g，苍术10g，干姜6g，炙甘草10g，薏苡仁30g，细辛6g，桑枝15g，苏木15g，海风藤10g，乳香5g，没药5g，建曲15g，大枣15g，炒白术15g。6剂。用法：水煎服，每日1剂，取汁450ml，分3次温服；另予云南白药胶囊、草乌甲素片、舒筋活血片以舒筋活血、行气止痛等对症治疗。治疗12天后双下肢关节僵硬、疼痛缓解，双上肢僵硬、疼痛明显减轻。

按：患者为类风湿关节炎早期，以关节痛甚为主要表现，集中于双手小关节及四肢大关节，考其根本，属于少阳阳气不能疏布濡养四肢关节，营卫先虚，阴阳不和。故我们采用上肢温灸手少阳经穴，配合下肢温灸足少阳经穴，再结合关节局部穴位进行治疗。中药治以柴胡桂枝汤为基本方，可治表里内外、气血上下。患者少阳阳气得养，筋脉逐渐得到阳气之濡养而柔顺，故症状逐渐好转。然此病亦需要注重生活调护，如远离潮湿阴冷，注意四肢保暖等，方可延长疗效。（李胜）

病案3 患者陈某，男，72岁，2009年11月初诊。主诉双手近端指间关节红肿疼痛1周。证见烦热，微恶寒，双手近端指间关节红肿疼痛，关节屈伸不利，情绪不畅，食欲不佳，舌红，苔薄白，脉细弦。既往患者有类风湿关节炎病史，病情相对稳定，本次发作前有受凉史。方用柴胡桂枝汤加减，药用：柴胡20g，黄芩15g，桂枝10g，清半夏10g，白芍20g，甘草10g，忍冬藤15g，片姜黄9g，生薏米15g，络石藤15g，香附6g，生姜1片。每日1剂，水煎服，日2服，服药7剂后复诊，烦热、恶寒已去，关节红肿疼痛、屈伸不利减轻，情绪改善，食欲转佳，舌脉同前。继服7剂，红肿疼痛消失，症状改善[1]。

按语：类风湿关节炎在中医属痹证范畴，其病因复杂，非独外感风、寒、湿、热邪气所致，亦可单独因情志郁结、饮食不节、禀赋不足、年高肾虚所致。从"少阳主骨"理论，本病主要涉及滑膜炎的病理改变，属于邪气郁滞、少阳之血气失荣之象。胆秉肝之余气荣于筋交骨之会处，却亦有养骨助生骨的作用，特别是那些附着于骨上、似筋非筋、似骨非骨、亦筋亦骨的组织，与胆及其经脉的功能密切相关。本案类风湿关节炎患者，其主要临床表现关节红肿疼痛、屈伸不利，正是筋交骨会处邪气痹阻所致，又有外感之

[1] 杨学青，戴琪，李求兵. 柴胡桂枝汤在老年患者中的应用体会[J]. 辽宁中医药大学学报，2011，13（3）：173-174.

诱因，进一步加重少阳枢机不利，疏泄失常，气机不畅，血行受阻，故方用柴胡桂枝汤燮理少阳，调和营卫以治本，加入忍冬藤、片姜黄、络石藤等药以清热除痹，活血止痛以治标。如此标本兼治，服药半月而病势趋缓。

病案 4 陈某，女，33 岁，患者以双手关节及背部疼痛半年，加重 1 月来诊，半年前受凉后出现背部疼痛，渐及双手，天气转凉时疼痛明显，伴有晨起僵硬疼痛，恶风，怕冷，舌淡苔白腻，齿痕舌，左脉沉弦，右寸脉浮，尺脉沉。专科检查：右手第五指指间关节近端关节轻微变形，双侧指间、掌指、腕、肘、肩关节压痛，血沉 44mm/H，抗 "O" 605IU/ml，RF（+）；西医诊断：类风湿关节炎；中医诊断：痹证，证属风寒湿痹阻少阳，肾阳不足。治宜温经散寒、和解少阳、祛风除湿，兼以补益肾阳。方选小柴胡汤合黄芪桂枝五物汤加减。

处方：柴胡 15g，黄芩 9g，党参 18g，法半夏 15g，黄芪 30g，白术 15g，防风 10g，桂枝 25g，白芍 15g，制何首乌 30g，鸡血藤 25g，白附片（先煎）25g，枸杞子 15g，盐菟丝子 30g，烫狗脊 20g，桑椹 20g，续断 20g，甘草 10g，当归 15g，燀桃仁 10g，红花 15g。水煎取汁 300ml，分 3 次温服，每日 1 剂，共 3 剂。

二诊（2013 年 4 月 20 日）：上药服后，双手及背部疼痛明显减轻，晨起僵硬疼痛，恶风，怕冷均有好转，舌淡苔白稍厚，齿痕舌，左脉仍稍显沉弦，右寸脉浮象已减，尺脉稍沉。考虑药已中病所，宜续用上方，药用偏温，考其仍有湿邪，柴胡其性升散，恐其助湿蒸腾，故去柴胡，改用青蒿。

处方：青蒿 15g，黄芩 9g，党参 18g，法半夏 15g，黄芪 30g，白术 15g，防风 10g，桂枝 25g，白芍 15g，制何首乌 30g，鸡血藤 25g，白附片（先煎）25g，枸杞子 15g，盐菟丝子 30g，烫狗脊 20g，桑椹 20g，续断 20g，甘草 10g，当归 15g，燀桃仁 10g，红花 15g。水煎取汁 300ml，分 3 次温服，每日 1 剂，共 10 剂。

三诊（2013 年 5 月 8 日）：上方服用 10 剂后，患者双手及背部已无痛感，手足温，已无恶风怕冷，舌淡红，苔薄白，右寸脉不浮，尺脉稍沉，临床症状基本消失，遂停药，嘱其门诊随访。

按语：患者双手及背部疼痛半年，加重 1 月，天气转凉疼痛明显，晨起僵硬疼痛，恶风，怕冷，舌淡苔白腻，齿痕舌，左脉沉弦，右寸脉浮，尺脉沉。中医四诊合参，初诊辨证为痹证，治以和解少阳，祛风散邪，益气温经，和血通痹。方拟小柴胡汤合黄芪桂枝五物汤加减治之。二诊诸证均减，续用前药；其后余症皆退，基本临床治愈。从中医理论看，类风湿关节炎的病性属本虚标实，本虚有气血两虚、气阴两虚、脾肾阳虚、肝肾亏虚等，标实有风寒湿等外邪及痰瘀、湿热等。故病情较为复杂。我们认为，如本案即属于风寒痹阻于少阳之脉，兼有肾阳虚之证。杨上善曾云："足少阳脉主骨，络于诸节，故病诸节痛。"少阳受累失和而易致"诸节皆痛"，也易损及肾阳而加重骨病。本案虚实夹杂，故治疗采取和调少阳，扶阳通痹，温营益卫的原则，"治病必求于本"，是为处置得当。（王科闯）

第五节 ◇◇◇ 强直性脊柱炎

强直性脊柱炎（ankylosing spondylitis，AS）是一种以骶髂关节和脊柱附着点炎症为主的慢性自身免疫性炎性疾病。多发于 8～40 岁的人群。发病缓慢，开始感到腰背部或腰骶部不适或疼痛，清晨或久坐、久站后腰背部疼痛加重并伴僵硬感，活动后疼痛及僵硬可缓解，数月或数年后可出现胸或颈椎疼痛，进行性脊柱运动受限甚至畸形。本病早期病理表现为肌腱、韧带附着点的炎症，进而出现关节骨质破坏，软骨内、韧带纤维化及异位骨化，造成脊柱关节强直改变，最终导致残废。慢性炎症和病理性骨形成是它的两个主要病理特点[1][2]。

对于本病关节异常骨增生的病理机制，一直受到广泛的关注。随着研究的深入，发现在脊柱局部过度骨化的同时伴有系统性的骨丢失，导致骨质疏松、脆性骨折的发生。表明本病的病程进展，不是单一的成骨或破骨异常，而是处于兼有两者的骨代谢失衡环境中。目前发现，强直性脊柱炎疾病中Wnt、BMP 信号通路和炎症反应在本病中既促进成骨，又能影响破骨细胞形成；而破骨细胞在发挥骨吸收作用的同时，它的产物又参与了新生骨形成。但目前大多数研究，特别是临床治疗方法的研究，仍着重于描述单独的成骨或破骨机制的破坏，并未明确地阐明骨重建平衡是如何被打破，以及引起脊柱周围骨质增生的同时导致全身骨量丢失的具体作用机制？炎症因子是否在不同的部位发挥不同的作用？如何重构骨代谢平衡，在控制新生骨形成的同

[1] 陈灏珠，林果为，王吉耀. 实用内科学 [M]. 14 版. 北京：人民卫生出版社，2016：2625-2627.

[2] 胡劲涛，柴乐，任伟凡，等. 强直性脊柱炎骨代谢的研究进展 [J]. 中国骨质疏松杂志，2019，25（6）：875-879.

时减少骨质疏松发生的风险？这些问题仍需要得到进一步的探索 [2]。

Bolzner 等 [1] 认为，炎症与 AS 患者的骨吸收水平有显著的正相关性，炎症可能是造成患者骨代谢失衡的原因之一。许多炎症介质，如 IL-1、IL-2、IL-6、TNF-α、TGF-β、PG 等，也与 AS 患者骨代谢失衡的形成有关。它们可以活化破骨细胞，增加骨吸收，使骨沉积受到影响。其中 IL-6、TNF-α 是细胞因子的关键成员，在骨代谢中起着重要的调节作用。有研究表明，AS 患者的血清 TNF-α 和 IL-6 水平明显高于其他非炎性腰背痛及健康对照组 [2]。Santos 等 [3] 也发现，患者 AS 血清 IL-6 水平增高，并与炎症的活动性和骨丢失相关。由此可以说明，TNF-α、IL-6 可引起骨吸收增加，在 AS 患者骨代谢失衡中起着重要作用。

> **注释：** TNF-α 是目前已知的具有刺激骨吸收作用最强的细胞因子 [4]，它能促进始祖破骨细胞增生而增强破骨细胞形成，并激活成熟破骨细胞促进成骨细胞分泌 PGE_2，后者刺激骨细胞。二者共同作用，使破骨细胞活性增强，促进骨吸收，还可增进早期破骨细胞生成，使骨胶原合成显著抑制，诱发骨吸收，导致骨质疏松。过度表达的 TNF-α 的转基因鼠可发生类似人类 AS 中的轴病变和肌腱端病变。
>
> IL-6 可作用于破骨细胞早期形成阶段，刺激早期的前体分裂增殖，也可刺激多核细胞转化为破骨细胞的表现型，促进成熟破骨细胞的功能，使破骨细胞活化，还可介导各种激素和局部细胞因子对破骨细胞发生作用。

在中医文献中对本病尚无相应病名对应，仅根据其临床表现当属于中医学"痹病"范畴。因在其发展变化过程中可有不同表现，分别与痹病中的骨痹、肾痹、脊痹、颈痹、背痹、腰痹、骶痹、髋痹、大偻等相似。反映出中

[1] BOLZNER C, MULLER A, BRANING E, et al. Collagen breakdowninanky-losing spondylitis relationship to disease related parameters[J]. Z Rheu-matol, 2003(62): 467-469.

[2] 张莉芸，黄烽. 生物制剂治疗强直性脊柱炎研究进展 [J]. 中华风湿病学杂志，2005，9（2）：112-115.

[3] SANTOS F, CONANTIN A, LAROCHE M, et al. Whole body and reginalbone mineral density in ankylosingspondyliti[J]. Rheumatol, 2001(28): 547-549.

[4] 杨清锐，张源潮，张春玲. 强直性脊柱炎 TH1/TH2 相关因子的检测 [J]. 中华微生物免疫学杂志，2004，24（4）：328-329.

医"痹病"认识在本病中的局限性和不确定性。本病早期以邪实为主，多由外感六淫之邪，或外伤所致；久则缠绵不愈，肾督亏虚，或肝肾不足，痰瘀互结，表现为虚证，或虚实夹杂证。邪入骨骺、脊柱，内舍脏腑时，可见骨蚀、骨痿、畸形，出现"脊以代头，尻以代踵"等症状[1]。

在中医骨病学的基本理论中，缺乏对骨病病理过程的连续性认识，因而不能明确其转归，治疗上也做不到"先安未受邪之地"。这在本病的中医认识中，尤为明显，值得深思。而"少阳主骨"病理学研究的范例，给我们新的启迪：从"少阳主骨"学说来看，本病应属少阳功能（因先天禀赋和 / 或重感外邪，调护失宜等原因而致）重度失调，进而异常快速地波及影响到肝、肾以及督脉，出现正虚邪实的重症。本病早期受累表现为肌腱、韧带附着点的炎症，这些地方正是"少阳所荣"的"筋会于骨"之处；而进一步出现关节骨质破坏，软骨内、韧带纤维化及异位骨化，都体现了少阳失调而引起的一系列相关的骨病理改变。（参见本书第二章）

目前基础研究说明，本病是骨重建平衡功能严重紊乱所致，强烈提示不能仅从成骨或破骨的单一方面去研究和治疗，要从骨重建代谢整体平衡去考虑。本书前面已较深入阐述了"少阳为枢"和"取之少阳"的原则，为此病的认识和治疗打下基础，可资方家借鉴。非常可喜的，与我们观点相呼应，当前国内已在"取之少阳"这个方向上也有新的进展。

例如，北京中医药大学孔光一教授治强直性脊柱炎，以"少阳为枢，祛邪通痹"为治疗原则，同时强调祛湿清热、调和气血，并结合患者体质状况加以全面调治。孔教授认为，少阳可为邪气出入之道路，亦易成为邪气寄留之地，如胆失疏泄，尤易致相火内郁反成邪火，形成肝胆郁热，郁热煎灼营血，阴血不足，则火邪愈炽；而风寒、湿、热等邪气或脾虚内生水湿易稽留少阳三焦，可从肝胆郁热而化为湿热邪气，溢于骨节筋脉而致气血不通，出现骨节疼痛、屈伸不利等症。即风寒之"变"与湿热之为"驻"均与少阳关系密切，故治痹当从少阳调治为挈领之法。孔光一教授因此常用小柴胡汤、柴胡桂枝干姜汤、二妙散、三妙散等化裁，从少阳胆和三焦祛除湿热邪气[2]。

---

[1] 李满意，娄玉钤. 强直性脊柱炎的中医源流 [J]. 风湿病与关节炎，2017，6（7）：60-65.

[2] 赵岩松，陈嘉苇，许镫尹，等. 孔光一治疗强直性脊柱炎经验介绍 [J]. 北京中医药，2010，29（1）：21-22.

　　杨伯凌等[1]根据《灵枢·经脉》中提到"胆足少阳之脉……绕毛际，横入髀厌中……过季胁，下合髀厌中，以下循髀阳……"，说明胆经其经脉循行穿髋关节而过。而《灵枢·经脉》曰："肝足厥阴之脉……上腘内廉，循股阴，入毛中，环阴器，抵小腹……"肝经的走行沿着大腿内侧，进入阴毛中，后环绕阴部继而进入腹部，其经别于"毛际"与足少阳胆经相合，所谓"经脉所过，主治所及"，而肝、胆相表里，其经气相通，所以认为强直性脊柱炎临床辨证可从肝胆入手。在临床上将本病分为阳证、阴证论治。

　　阳证起病较急，进展较快，主要表现为腰背静息痛，双髋关节疼痛，僵直，甚则活动受限，行走困难，可伴见胸胁、足踝肿痛，胸胁苦满，不思饮食，口苦、咽干等表现，形体瘦弱者为阳证，方予小柴胡汤化裁，药物组成：北柴胡12g，姜半夏10g，黄芩10g，党参10g，炙甘草6g，葛根30g，大枣10g，生姜10g。形体壮实者，或伴大便坚实难解或上腹部拘急不适等，则可予大柴胡汤化裁，药物组成：柴胡15～20g，黄芩10g，白芍15g，姜半夏10g，枳壳10g，炙甘草6g，生姜10g，大枣10g，大黄3～10g。

　　阴证起病缓慢，除明显髋关节及腰背疼痛僵滞，患者多素体虚弱，劳倦无力，可见胸腹动悸不安，心下痞满，饮食不佳，大便稀溏等症状为阴证，方予柴胡桂枝干姜汤化裁，药物组成：北柴胡12g，桂枝10g，干姜10g，葛根20g，黄芩10g，牡蛎(先煎)20g，炙甘草6g，狗脊30g，鸡内金6g。

　　另外，如谭婕等[2]用中药小柴胡汤（柴胡、黄芩、法半夏、党参、炙甘草、生姜、红枣）和附子山萸汤（附片、山萸肉、藿香、半夏、肉果、丁香、藿香、木瓜、乌梅、生姜、红枣）加减治疗强直性脊柱炎。因发现就诊患者均具有双手寸脉弱，关脉弦滑，沉取无力，右尺脉弦滑，左尺脉弱的共同特点。综合考虑胆气虚，肝旺，脾胃功能减弱，下焦湿热，命门虚衰。根据《内经》"因而和之，是为圣度"的观点，予中药小柴胡汤和附子山萸汤加减。小柴胡汤为治疗少阳病主方，少阳性喜调达而恶抑郁，其气喜疏泄而

[1] 杨伯凌，邱明山，陈进春. 从肝论治髋关节受累的强直性脊柱炎 [J]. 风湿病与关节炎，2019，8（7）：47-50.
[2] 谭婕，陈斌，王晓明，等. 小柴胡汤和附子山萸汤治疗强直性脊柱炎 30 例疗效观察 [J]. 中国校医，2017，31（3）：166.

恶凝滞，为表里阴阳顺接之枢纽，掌内外出入之途，司上下升降之机。配合全蝎、威灵仙、土鳖虫，祛风通络止痛，共奏补气益肾、和解枢机及通络止痛之效。

病案 1 患者，女，31 岁，2007 年 7 月 17 日初诊。患强直性脊柱炎 19 年，时值月经将至，两乳胀痛，腰背疼痛难直，便稀，目红，左脉弦，苔薄黄而少。曾查红细胞沉降率（ESR）72mm/h。孔光一教授认为，月经将行，气血郁滞于肝胆经及冲脉，应以和调少阳，调经和血为先，经行后再通络治痹，故治以疏肝健脾、养血通络、理气调经。方药组成：白术 10g，白芍 10g，赤芍 10g，柴胡 10g，茯苓 15g，当归 10g，川芎 6g，半夏 10g，黄芩 10g，陈皮 6g，青皮 6g，续断 10g，甘草 5g，干姜 4g，肉桂 4g。7 剂，水煎服，每日 2 次。患者自述服 2 剂汤药后，月经行有块，色红量多，且月经行第 2 天后腰背疼痛缓解。二诊：患者仍腰腿凉，无汗，带多，尿热，脉弦苔薄；证属脾肾阳虚、湿热蕴阻经脉，治以健脾温肾，清热利湿，温经通络。方药组成：苍术 10g，黄柏 15g，怀牛膝 10g，生薏苡仁 20g，半夏 10g，黄芩 10g，白术 10g，川断 10g，甘草 5g，麦冬 30g，青皮 6g，陈皮 6g，赤芍 10g，白芍 10g，肉桂 4g，干姜 3g，党参 6g，金毛狗脊 20g，杜仲 10g，14 剂。该方着重养血扶助脾肾。根据清代医家叶天士提出的"新邪宜速散，宿邪宜缓攻，虚人久痹宜养肝肾气血"，其后每次月经前后调整方剂，连续服用 6 个月。2008 年 1 月查 ESR33mm/h，四肢怕冷症状减轻，月经后脊柱疼痛减轻，活动度增加。继续按上述治法服药 1 年半后，诸症减轻，肢体关节活动较前灵活，2009 年 2 月查 ESR25mm/h[1]。

按语：孔光一教授治痹力主在清疏少阳的基础上，兼顾养血通阳，补益肝肾。本案正反映了孔老这一治"痹"主张。他认为外邪迁延日久，化生湿热，与少阳密切相关。足少阳胆主升发疏泄，能条达气机，通达阴阳，为一身气血升降之枢，对维持其他脏腑功能正常有重要作用。手少阳三焦外达肌腠，内囊脏腑，主通行元气，水湿运行之通道，正如《难经·六十六难》所云："三焦者，元气之别使也，主通行三气，经历五脏六腑。"因此少阳可为邪气出入之道路，亦易成为邪气寄留之地。如胆失疏泄，尤易致相火内郁反成邪火，形成肝胆郁热，郁热煎灼营血，阴血不足，则火邪愈炽；而风寒、

---

[1] 赵岩松，陈嘉苹，许镫尹，等. 孔光一治疗强直性脊柱炎经验介绍 [J]. 北京中医药，2010，29（1）：21-22.

湿、热等邪气或脾虚内生水湿易稽留少阳三焦，可从肝胆郁热而化为湿热邪气，溢于骨节筋脉而致气血不通，出现骨节疼痛、屈伸不利等症。即风寒之"变"与湿热之为"驻"均与少阳关系密切，故治痹从少阳调治当为挈领之法。孔老常用小柴胡汤、柴胡桂枝干姜汤、二妙散、三妙散等化裁，从少阳胆和三焦祛除湿热邪气。本案孔光一教授对于女性 AS 患者在清利胆与三焦湿热外，兼顾养血通阳，补益肝肾，并结合患者体质状况加以全面调治，扶正以驱邪，无"虚虚实实"之弊。

病案 2 吕某，男，36 岁，因左侧肢体麻木不适 6 个月，于 2008 年 8 月 9 日来诊。刻下症见：左侧肢体麻木不适，时发凉、发酸，尤以左踝关节不适为突出，舌质暗，苔白润，脉弦滑。既往有强直性脊柱炎史，其妹亦有强直性脊柱炎病史。查体：左侧肢体肩、肘、膝、踝关节功能无异常，神经反射正常，皮肤深浅感觉正常。血常规：WBC 6.0×10^9/L，RBC 3.85×10^{12}/L，HGB 14.5g/dL，PLT 320×10^9/L，NEUT 76%，LYMPH 20%，MONO 4%。尿常规正常，化验：ESR 20mm/h，CRP 3.8mg/L，IgG 14.5g/L，IgA 3.5g/L，IgM 1.5g/L，RF 11U/L，ASO 120U/L，CRPHS 1.44mg/L，HLA-B27（-）。骶髂关节正位，双侧Ⅲ级，腰椎相正常。西医诊断：关节风湿症，强直性脊柱炎；中医诊断：痹证。证属营卫不和，气血不通。治以调和营卫，调畅气机。方以柴胡桂枝汤加减：柴胡 12g，桂枝 10g，赤白芍各 12g，炒枳壳 10g，党参 6g，法半夏 6g，当归 12g，制香附 15g，茯苓 30g，炙甘草 10g，生姜 3 片，大枣 4 枚，生薏苡仁 60g。7 剂，每日 1 剂，水煎分 2 次温服。8 月 16 日复诊：左侧肢体麻木消失，左踝关节不适感减轻，舌脉同前，继予上方 14 剂。2008 年 9 月 6 日三诊：左踝关节感觉异常消失，别无不适，上方加炒白术 12g，再服 7 剂以收完功 [1]。

按语： 本案患者罹患强直性脊柱炎多年，刻下见偏侧肢体异常，麻木不适，时发凉、发酸，都与气血不畅、营卫涩滞有关，因此治用柴胡桂枝汤加减，以小柴胡汤和解少阳，燮理枢机，桂枝汤调和营卫，是以获效满意。少阳经内属胆及三焦，与相火潜降、水道的通畅密不可分，故小柴胡汤通过柴胡、半夏升降气机，黄芩降泄相火，自可枢转人体阴阳。桂枝汤为"张仲景群方之冠"，芍药滋阴敛营，桂枝温通卫阳，为调和营卫之核心，中焦土气为生命之主，营卫气血阴阳的化生均赖于此，故方用党参、甘草、生姜、大

[1] 马桂琴. 柴胡桂枝汤加减治疗关节风湿症验案 2 则 [J]. 国医论坛，2009，24（2）：9.

枣顾护脾胃可充实化源。通观本方，通、敛、补合用，可通畅阴阳之道路，使阳升于左而阴降于右，是和调阴阳气血之方。

病案 3 肖某，女，39 岁，患者以腰部疼痛 20 年，双下肢疼痛 6 年，加重 1 月为主因前来就诊。患者 20 年前怀孕时开始出现腰部疼痛不适，疼痛性质为刺痛，每遇劳累及天气变化加重，遇冷痛甚，就站久坐症状加重，休息后症状缓解，腰部活动无明显受限，无下肢麻木乏力，未进行正规诊疗，腰部疼痛症状反复发作，并逐渐加重。6 年前患者开始出现双下肢小腿外后侧及足跟疼痛，自觉腘窝处牵扯感，疼痛性质为酸胀痛，喜温喜按压。1 月前患者腰部疼痛及双下肢疼痛症状加重，于当地骨科医院双侧 CT 骶髂关节炎 Ⅱ 期。今为进一步治疗，求治于我科门诊。刻下症见：神志清楚，精神尚可，腰部疼痛，疼痛性质为刺痛，双下肢小腿后侧及足跟疼痛，自觉腘窝处牵扯感，疼痛性质为酸胀痛，畏寒怕冷，饮食可，睡眠差，大小便正常，舌质暗紫，苔薄白，脉细涩。专科检查：腰部活动受限，局部皮肤无破溃、瘀斑及出血，皮温正常。四肢肌力、肌张力正常，浅感觉未见异常。HLA-B27（+）。西医诊断：强直性脊柱炎；中医诊断：证属少阳失和，气滞血瘀，病位在腰，病性属虚实夹杂。治宜和解少阳，通络止痛，活血化瘀。

配穴处方：腰夹脊穴、肾俞、大肠俞、委中、腰阳关、环跳、阳陵泉、昆仑。操作：平补平泻法，阳陵泉留针 1 小时。腰夹脊穴、肾俞、大肠俞、腰阳关加温针灸。每日一次，10 次一个疗程。

二诊（2014 年 5 月 23 日）：患者诉腰部刺痛较前缓解，双下肢小腿外后侧及足跟疼痛亦有所减轻，自觉腘窝处牵扯感消失，仍怕冷，饮食可，睡眠好转，大小便正常，舌质暗紫，苔薄白，脉细涩。疾病向愈，续用上法，门诊随观。

三诊（2014 年 6 月 5 日）：患者自诉近一周来情况好转，腰部刺痛及双下肢小腿外后侧及足跟疼痛已缓解，腘窝处牵扯感未再出现，稍怕冷，饮食可，睡眠好转，大小便正常，舌质淡，苔薄白，脉细。建议继续治疗一个疗程以巩固疗效。

按语：《素问·刺腰痛》篇："少阳令人腰痛，如以针刺其皮中，循循然不可以俯仰，不可以顾。刺少阳成骨之端出血，成骨在膝外廉之骨独起者，夏无见血。"本案患者腰痛处如芒刺在背，且腰部活动受限，不可俯仰，与《素问·刺腰痛》篇所言少阳腰痛如出一辙；又其小腿痛处也正是少阳所循行所过。故我们认为本案病源在于少阳失和，因此以毫针久留阳陵泉，并配以夹脊穴、肾俞、大肠俞、委中、腰阳关、环跳、昆仑等穴，而达和解少阳，通络止痛，活血化瘀之功，是以收效颇佳。(陈贵全)

第六节 ◇◇ 骨质疏松症（原发性）

2001 年美国 NHI 的定义为：骨质疏松症（osteoporosis，OP）是以骨强度下降、骨折风险增加为特征的全身性骨骼系统疾病[1]。《中国人骨质疏松症诊断标准专家共识》（2014 版）的定义：骨质疏松症是以骨量减少，骨质量受损及骨强度降低，导致骨脆性增加、易发生骨折为特征的全身性骨病。可分为原发性和继发性，其中原发性骨质疏松（POP）包括绝经后骨质疏松（PMOP）和老年骨质疏松（SOP）。随着人的寿命增加，老龄化愈加严重，OP 发病率也随之不断上升。目前 OP 已被公认为世界上高发病率、高死亡率及保健费用消耗最大的疾病之一[2]。据大宗流行病学调查结果显示，从 2008 年到 2015 年，我国骨质疏松症的发病率明显增加，从 14.94% 增加到 27.96%，并且在同一年龄段组群中女性多发。

骨质疏松症的临床表现主要有，周身疼痛、身高降低、驼背、脆性骨折及呼吸系统受影响等。诊断一般以骨量减少、骨密度下降以及发生脆性骨折等为依据。骨密度检查结果对于人群的早期诊断比较重要。实验室生物化学指标可以反映人体骨形成和骨吸收情况，生化测量本身不能用于诊断骨质疏松，但有助于骨质疏松症的诊断分型和鉴别诊断，以及早期评价对骨质疏松治疗的反应。

目前研究认为，影响骨质疏松的原因很多，但它们有一条共同病理路径，就是导致骨重建过程出现破骨活性异常增强，造成骨量流失和骨微结构破坏。其间有多种细胞因子参与这个过程。RANKL、Nfatc1 是两个关键信号蛋白。《原发性骨质疏松症诊疗指南》（2017）[3] 指出，防治原发性骨质

[1] NIH. Consensus development panel on osteoporosis prevention, diagnosis, and therapy[J]. JAMA, 2001, 285: 785-795.

[2] 李跃华，薛李，赵芳芳，等. 原发性骨质疏松中医证型分布及其与骨折关系研究 [J]. 中国中西医结合杂志，2010（5）：493-495.

[3] 中华医学会骨质疏松和骨矿盐疾病分会. 原发性骨质疏松症诊疗指南（2017）[J]. 中华骨质疏松和骨矿盐疾病杂志，2017，10（5）：413-444.

疏松症主要采用基础措施和药物干预，同时强调康复理念。但有最新研究表明，服用钙剂、维生素 D 等的基础措施无法降低 50 岁以上社区老年人骨折发生率，而抗骨质疏松药物如双膦酸盐类等药物对食管和胃黏膜具有一定的腐蚀性，长期或大剂量使用羟乙磷酸钠更会导致骨脆性增加，骨折发生率上升 [1]。

长期以来，中医学对 OP 并没有较全面清晰的认识，仅根据其症状和发病机理将其归于"骨痿""骨繇"或"腰痛"等范畴。这就使得对本病的研究和治疗非常肤浅、非常被动。尤其在早期预防、早期治疗和精准治疗等方面，严重阻碍中医药及针灸等手段的系统运用。我们在挖掘整理"少阳主骨"学说的过程中，发现《内经》时期古人对本病似乎早有认识，只是随着"少阳主骨"的湮没而未引起后世的足够重视。追溯起来，"少阳主骨"有可能是历史上最早记述有关足少阳经穴、骨强度变化、骨繇病（类似骨质疏松骨病）三者之间密切关系的一种学说。"少阳主骨"所强调的两个临床特征：即"诸节皆痛"（全身多部位骨痛）和"骨繇而不安于地"（骨强度和力学稳定性下降，易骨折），与现代的骨质疏松症的特点非常吻合（参见第二章）。因此，我们推定"少阳主骨"的临床疾病原型就是骨质疏松症。

随后，我们选择骨质疏松 OP 大鼠为动物模型，采用电针足少阳经穴干预 OP 大鼠，证明确实具有抗骨质疏松的效应。又根据《内经》"少阳为枢""取之少阳"的观点，验证了经典"小柴胡汤"与电针足少阳经穴同样具有抗骨质疏松的治疗作用，并进一步从分子水平阐明其机理是"和调"骨重塑过程的平衡。因此，提出"和解少阳"以治疗骨质疏松为代表的骨重建失偶联性骨病的新策略。在临床上，我们开发出"少阳生骨方"，研制新型中药智能熏洗仪，建立以"和解少阳"为主要治疗措施的骨病治疗新模式，并将临床治疗范围拓展到原发性骨质疏松症合并骨平衡紊乱性膝骨关节炎等一系列骨重建失偶联性骨病，取得满意的临床疗效 [2]。

"和调"法固然是指"和调少阳"，以小柴胡汤为其代表的一大类方剂，

[1] ZHAO J G, ZENG X T, WANG J. Association between calcium or vitamin D supplementation and fracture incidence in community-dwelling older adults: a systematic review and meta-analysis[J]. JAMA, 2017, 318(24): 2466-2482.

[2] 扶世杰，杨本伍，舒从科，等. 和解少阳治疗膝骨性关节炎合并原发性骨质疏松症的近期疗效观察 [J]. 内蒙古中医药，2012，31（24）：1-2.

从广义来说，和调营卫与和调脾胃（肝脾）等，也是"和调"之应有内容。在骨质疏松症的和调治疗中，如王宏坤[1]以芍药甘草汤作为主方加减，也不失优秀的例证。王氏选芍药甘草汤治疗骨质疏松症，伴发腓肠肌痉挛症，对于肝脾不和者，多借柴胡辛寒，加强疏肝作用；以干姜辛热，温脾土助生化；对外伤瘀滞者，根据伤情轻重，损伤久暂，早期配核桃仁、红花破瘀，中、后期配当归养血活血；劳则加重，可加黄芪，腰膝酸软，每加牛膝。可以看出其辨证施治颇具匠心，药物加减变化安稳妥帖，是"调和"法治疗骨质疏松及其并发症的最好诠释。

在临床中，针灸治疗原发性骨质疏松症，实际早已被推荐使用，但只是当作一种补充替代疗法，这在国外文献提得最多[2]。例如，Schiller 等[3]研究发现，绝经后骨质疏松（POP）患者针刺 3 个月，相比假针组有持续且强烈的镇痛作用，能明显改善患者生活质量。Xu 等[4]的研究表明，雷火灸能减缓 POP 患者腰痛症状，并能提高其生活质量评分。Mak 等[5]开展的一项前瞻性的横断面研究表明，在澳大利亚使用补充替代疗法治疗 POP 的人群中，采用针灸的人数居第二。

尽管上述诸多的研究，其初衷并不是从"少阳主骨"立意，但现在我们已经了解，对于骨质疏松症最常见临床表现如骨痛、"诸节皆痛"、骨折高风险等，足少阳经上的常用腧穴，如阳陵泉、膝阳关、悬钟，以及环跳等，是使用频率最高，取得疗效最显著的。这一现象提示，以往很多针灸治疗骨质疏松症的临床研究，实质上暗合了"少阳主骨"的思想。只不过因为其历史性缺位，临床家立足不高，缺乏临床意识的明确性和主动性，只将它看成是镇痛、缓解临床症状的一种方法，即所谓"补充替代"疗法；而不知它对骨质疏松具有真正意义的治疗作用。从今以后，如果"少阳主骨"理论能够重

[1] 邓素玲，杜旭召，孟婉婷，王宏坤运用芍药甘草汤经验[J]. 河南中医，2016，36（9）：1508-1509.

[2] 黄帆，赵思怡，戴琳，等. 运用雷达图对针灸治疗原发性骨质疏松症的系统评价再评价[J]. 中国循证医学杂志，2019，19（5）：602-608.

[3] SCHILLER J, KORALLUS C, BETHGE M, et al. Effects of acupuncture on quality of life and pain in patients with osteoporosis-a pilot randomized controlled trial[J]. Arch Osteoporos, 2016, 11(1): 34.

[4] XU D M, XU H, LIU J, et al. Effect of thunder-fire moxibustion on pain, quality of life, and tension of multifidus in patients with primary osteoporosis: a randomized controlled trial[J]. Med Sci Monit, 2018(24): 2937-2945.

[5] MAK J C. Complementary and alternative medicine use by osteoporotic patients in Australia (CAMEO-A): a prospective study[J]. J Altern Complement Med, 2010, 16(5): 579-584.

拾其应有学术地位，重新在临床发挥其影响力，相信对促进骨质疏松症的临床治疗一定大有裨益。

病案 1 患者，男，65 岁，2013 年 6 月 17 日初诊，主诉：全身疼痛不适 3 年余，手足虚浮 7 个月余。刻诊：全身疼痛，夜间为甚，难以入睡，手足虚浮，近 3 个月来症状加重，行动困难，自觉四肢骨痛隐隐，伴有麻木感，口淡不渴，舌淡润，苔薄白，脉沉细而弦。血尿常规、抗 "O" 均无异常。X 线片示：胸骨、胸椎、腰椎骨质疏松。

王鸿度教授首诊认为，本病的关键病机在于少阳枢机不利，治宜和解少阳。配穴处方：阳陵泉、环跳、悬钟、京门。直刺阳陵泉 1.5 寸，环跳 2 寸，悬钟 1 寸，平刺京门 0.5 寸。施以小幅度快速提插捻转，平补平泻，每穴 1min，以有麻胀感为佳。留针 15min。1 次 /d，10 次为 1 个疗程，疗程间休息 3 天。中药予以小柴胡汤加减，药用：北柴胡 12g，法半夏 12g，人参 6g，酒黄芩 10g，煅龙骨 30g，煅牡蛎 30g，炙甘草 5g，大枣 4 枚，生姜 9g。

2013 年 7 月 20 日二诊：已治疗 2 个疗程，患者反映疼痛大减，手足虚浮消失，活动改善，嘱患者应耐心配合治疗，切不可半途而废。续用上法。

2013 年 9 月 18 日三诊：已经治疗 5 个疗程，骨疼转轻微，已可自行户外活动，但不能快步及连续长时行走，效不更法，续用。

2013 年 12 月 25 日四诊：已经治疗 10 个疗程，全身疼痛消失，活动已如常人。嘱其适度锻炼，门诊随访，遂停止治疗。

按语：老年男性患者，全身关节隐隐疼痛不适 3 年余，手足虚浮 7 个月余，此即 "诸节皆痛"，是少阳枢机不利，气血精不能正常荣润，充养骨髓之故，初诊辨证为少阳病，治以和解少阳。针刺悬钟、阳陵泉、京门、环跳等穴，中药方以小柴胡汤加减。平素临床对于骨质疏松症多着眼于 "肾主骨"，从肾调治；而 "少阳主骨"，强调少阳胆之 "刚" 气对周身骨骼的强度具有调节作用，换而言之，少阳经的功能和调与否与骨质强弱有相应的内在联系。而这种联系，从足少阳失调所致的临床表现及病机变化佐证之，少阳经功能失调，久而可见 "诸节皆痛"，甚则可出现 "骨繇而不安于地" 之重症，此皆为骨强度下降所致。故本案从 "少阳主骨" 的观点，针刺足少阳结合小柴胡汤加味，进行了 10 个疗程的较长期治疗而终获效果[1]。

---

[1] 王科闯，陈辉，石含秀. 王鸿度教授运用 "少阳主骨" 论治骨质疏松症 [J]. 中医临床研究，2015，7（6）：3-4.

病案 2 患者，女，66岁，2021年9月25日就诊。患者于就诊前约2年出现全身骨骼疼痛，以颈部、手部、膝关节处疼痛为主，患者多次诊疗，自行口服药物控制（具体不详），未见明显好转。1月前患者自觉病情加重，出现头颈部疼痛，久坐、活动后疼痛加重，双侧膝关节上下楼时感疼痛、发软，长时间行走后疼痛加重，为进一步寻求其他治疗方案，遂来求治。

刻下全身多处骨骼疼痛，以头颈部、双膝关节疼痛为主，心烦喜呕，二便调，舌红苔薄白，脉弦细数。患者CT提示：骨质疏松。诊断：重度骨质疏松。

治疗：主穴：环跳、悬钟、阳陵泉、肾俞、京门、头临泣。针刺方法：直刺阳陵泉1.5寸，环跳2寸，悬钟1寸，京门0.5寸，头临泣沿皮斜刺1寸。施以小幅度快速提插捻转，平补平泻，每穴3min，以有麻胀感为佳。1次/d，5次为1个疗程，疗程间休息2天，共4个疗程。疗程结束后，全身骨骼疼痛明显缓解，嘱其适度锻炼，随访3月，患者未诉明显疼痛。

按语： 老年女性，全身骨骼疼痛2年余，加重1月。初诊为少阳病理性骨病（原发性骨质疏松症，重度），治以和解少阳，辅以通经止痛。针刺悬钟、阳陵泉、京门、环跳、头临泣等穴。根据"少阳主骨"的认识，足少阳胆经病变与全身骨骼病变密切相关，久而可见少阳经功能失调而致"诸节皆痛"，甚则可出现"骨繇而不安于地"之重症。故我们将"取之少阳"的理论，指导运用于该病患。选取悬钟既属足少阳胆经，又为髓海。该穴常用于治疗骨骼系统疾病，髓与骨关系密切相关，针刺该穴既能调理少阳经穴失调，又能填精生髓，使全身骨骼得到气血精髓的濡养，进而改善患者症状。同时阳陵泉为胆经合穴，也是筋会，具有清肝利胆，舒筋活络之功效，而人体的活动依赖于全身骨骼肌肉筋膜的相互协调，再配合其他腧穴，治疗四个疗程，而收病减痛安之效。（陈贵全）

第七节 ◇◇◇ 骨折

骨折是指骨结构的连续性完全或部分断裂，其特有体征以畸形、异常活动及骨擦音或骨擦感为主，严重者可出现休克等全身表现。临床可分为保守治疗和手术治疗，以复位、固定及功能锻炼为基本原则，旨在恢复受伤肢体最大限度的功能活动。一般先由骨外科处理，然后进入中药和针灸治疗阶段。

进入中药和针灸治疗阶段后，其主要目标不再是复位固定，而是如何加速骨折愈合。

骨折愈合是机体对创伤修复的复杂过程，中医认为需要经历"瘀去，新生，骨合"的三期；现代医学将其分为血肿炎症肌化期、原始骨痂形成期及骨痂改造塑形期。影响骨折愈合的因素有很多：一方面，全身因素包括年龄、健康状况等，如糖尿病、营养不良等患者，骨折愈合的时间将明显延长；另一方面，局部因素包括骨折的类型及数量、血供情况、软组织损伤程度及软组织嵌入、感染等。如何加速骨折愈合，已成为当下的一大研究热点 [1][2]。

由于少阳在生理上可调控骨强度；"少阳为枢"机理在于调节骨代谢平衡，所以，在骨折后促进其愈合，或者防止骨不愈合，或愈合延迟等问题上，"少阳主骨"的学术思想有其用武之地。值此时，由于骨折后骨组织骤然损伤，必然会反向波及少阳生理功能。伤势较轻者，可能只是一过性的应激反应，对少阳生理功能的影响是暂时的、短暂的、可自行恢复的；但若是伤势很重，少阳生理功能亦会重度受损，致使其和调失权，所以，大部分较重的骨折患者，可出现一系列明显的"少阳证"，如伤处较剧烈疼痛且肿胀，烦热，脘腹胀满，不思饮食，或神情抑郁，或焦虑躁扰等。若从"和调少阳"入手，不仅可促进骨组织快速愈合，而且对受累的少阳功能的恢复，都是大有裨益的。另外，"和解"方剂如"小柴胡汤"一类，最主要的特点是既不过于滋腻而恋邪，又不过于苦寒以伤正，强调借少阳生发之气以"和调"骨平衡，促进其快速愈合。非常适合骨折患者服用。诸多医家以之治疗骨折患者，取得了满意的疗效。

一、"和解少阳"方药治疗骨折

"肾主骨生髓"，是以往大多数中医治疗骨折所遵循的理论，采用补肾益

[1] 郭晓光，关钛元，张磊，等. 少阳生骨方对 SD 大鼠胫骨骨折断端 18F-NaF 分布的影响 [J]. 中国临床解剖学杂志，2018，36（5）：545-550.

[2] 李心沁，王琳. 针灸促进骨折愈合机理的研究现状 [J]. 中医正骨，2008，20（12）：67-68.

精，壮骨生髓为主[1]，辅以活血化瘀[2]。近年研究认为，此法对部分骨折患者确有一些疗效，但有时临床应用针对性较差。例如大部分骨折患者伤处较剧烈疼痛且肿胀，发热，口苦，脘腹胀满，默默不欲饮食，或神情抑郁，或焦虑躁扰等，从中医辨证施治的角度看，似乎都不适合补肾益精，壮骨生髓的治疗。又如老年性骨质疏松脊柱压缩骨折，主要症状以腰背疼痛，伴两胁肋放射痛为主，故辨证应系少阳病，宜选用柴胡剂进行治疗。

我们结合"少阳主骨"理论，认为骨折患者在复位和固定后的治疗阶段，可辨证选用小柴胡汤、少阳主骨方（自制）等加减运用，通过"和调少阳"的方法以起到促进骨折愈合的机制。骨的生长发育和功能活动的正常进行，必借少阳春生之气以生发。少阳之所以能主骨，与之经络循行、脏腑功能、生发之气息息相关。我们曾试验使用自制的少阳生骨方治疗骨折。对三组（少阳生骨方组、骨肽组及生理盐水组）骨折大鼠进行 X 线跟踪观察：术后第 7 天，三组大鼠 X 线未见明显改变；第 15 天三组骨断端骨折线逐渐模糊，骨折对位良好，已有模糊的原始骨痂形成；第 30 天少阳生骨方组和骨肽组骨断端骨折线较术后 7 天时更加模糊，并有明显的新生骨痂形成，可见连续骨痂通过，少阳生骨方组及骨肽组骨折断端连续骨痂形成数量比生理盐水组明显较多，骨痂密度较高，骨折线更加模糊；第 56 天少阳生骨方组和骨肽组大鼠胫骨骨断端完成骨性愈合，且愈合程度优于生理盐水组。同时，通过检测骨折大鼠血清及骨折面的 TGF-β1 的表达，发现少阳生骨方能够促进骨折大鼠血清中 TGF-β1 的表达，其骨折面的 TGF-β1 的表达也明显增加。TGF-β1 可以加速成骨母细胞的激活与分化，抑制破骨细胞的活化和骨间充质干细胞向脂肪细胞分化，调节血管平滑肌细胞的分化和骨折断端新生血管形成，促进成骨细胞合成 I 型胶原、骨连接蛋白和骨连结素等，加快新生骨基质的合成和堆积[3]。我们还使用 ^{18}F-NaF PET/CT 技术来评估少阳生骨方治疗骨折的效果，^{18}F-NaF 被用作人体骨代谢的显像剂，^{18}F-F- 离子在人体骨组织中的富集量与骨骼的新陈代谢水平呈正相

[1] 胡向阳，李小芳. 壮骨汤治疗老年性骨质疏松脊柱压缩骨折临床研究 [J]. 中医临床研究，2014，6（5）：8-10.
[2] 马志杰，陈少冬. 手法合中药治疗老年人胸腰椎压缩骨折 48 例 [J]. 辽宁中医杂志，2005，32（1）：35-36.
[3] BETZ V M, KELLER A, FOEHR P, et al. BMP-2 gene activated muscle tissue fragments for osteochondral defect regeneration in the rabbit knee[J]. J Gene Med, 2017(19): 9-10.

关[1]。我们观察到少阳生骨方组 ^{18}F-NaF 摄取值在骨折后 7 天、15 天、30 天、56 天四个时间点，同骨肽组无统计学差异（$P>0.05$），但明显高于生理盐水组（$P<0.05$），且在不同时间 ^{18}F-NaF 摄取值均高于生理盐水组；基于 ^{18}F-F-离子与羟基磷灰石分子中羟基的交换与骨血流和成骨细胞的活性成比例，说明少阳生骨方可以促进大鼠胫骨骨折断端成骨细胞活性，提高骨折断端骨代谢水平，促进骨折愈合，从而使更多的 ^{18}F-F- 离子与骨骼中羟基磷灰石分子羟基的交换。因此少阳生骨方对促进骨折愈合方面具有确切的疗效。

在临床中，很多医家认为，"和解少阳"代表方小柴胡汤，完全契合了"少阳主骨"理论，可用于促进骨折愈合。临床使用小柴胡汤，观察到骨折初期疼痛、口苦、纳呆等症状消失快，骨折愈合加快。对此多有发微的医家如：杨友发[2]结合个人临床，就小柴胡汤于骨伤科运用举隅，提出小柴胡汤有和枢调胆之功，调胆理骨，可疗骨折，有利骨合。骨折需经"瘀去""新生"，才能达到"骨合"，故常用小柴胡汤加活血接骨之品如桃仁、红花、续断等，柴胡理胆升发，人身生发之气，全赖少阳，少阳属春，其时草木初萌以至郁茂，不少停驻，胆升则诸脏化安，胆汁则顺降走骨矣，黄芩降泄瘀热，利于胆的春生之气，两味合用，胆脉畅宁，胆味走骨，胆气壮骨。

小柴胡汤及柴胡类方药，加速骨折愈合，同时对因骨折而产生或伴发的多种情况和症状，如骨折或骨折术后发热、骨折后抑郁症、骨折后严重肿胀及疼痛等等，有丝丝入扣的辨证效果，也有治疗上的合理性。已有很多证据表明，有效治疗这些骨折后伴生症状或症候群，不仅是促进骨折愈合是一个关键因素，而且完全契合中医辨证论治的精神。大多数情况下，较重的骨损伤后会出现一系列少阳证候，这本身也说明骨损伤影响到少阳正常生理功能，导致少阳功能失调，正符合"少阳主骨"的理论。骨组织损伤可波及少阳功能，而帮助恢复少阳正常调节功能也有利于骨折愈合。所以，采取"和调少阳"的治疗，有双重目的，可促进骨组织快速愈合，以及受累的少阳功能的恢复。可谓一箭双雕。现就这方面情况分主证简述如下：

---

[1] COOK G J, Blake G M, MARSDEN P K, et al. Quantification of skeletal kinetic indices in Paget's disease using dynamic 18F-fluoride positron emission tomography[J]. J Bone Miner Res, 2002, 17(5): 854-859.

[2] 杨友发. 张仲景小柴胡汤运用发微—骨伤科临床应用举隅 [J]. 中华中医药学刊，2008，26（8）：1663-1664.

骨折或骨折术后发热，多由于骨折端渗血及术中出血于周围组织，机体对渗出的物质进行吸收而引起发热，属非感染性的吸收热。中医临床上认为骨折创伤引起的渗血、渗液滞留于筋膜、肌腠等半表半里之间，未能外出，形成瘀血热邪，故以和解少阳为治法，拟小柴胡汤进行辨证施治，使热邪外出，瘀血内散，发热自退，达到透邪散瘀解热之功效。小柴胡汤治疗四肢闭合性骨折术后非感染性发热的临床疗效确切，且安全可靠，不失为骨科处理骨折后的退热良方。吴氏[1]选择四肢骨折术后出现发热的患者180例，体温37.2～38.5℃，年龄11～79岁，按发热先后顺序随机分成治疗组和对照组各90例，分别单用物理降温以及联用小柴胡汤（柴胡12g，黄芩9g，人参6g，法半夏9g，炙甘草5g，生姜9g，大枣4枚，水煎取汁，每日2次，每次200ml）口服进行治疗对比。结果发现联用小柴胡汤治疗组，服药后体温恢复正常的平均时间为（59.76±11.28h），对照组体温恢复正常的平均时间为（95.32±17.53h）。桡骨、锁骨、胫腓骨等两组间差异有高度统计学意义（$P<0.01$），而其他部位骨折，如肱骨、踝关节、跟骨、前臂等处骨折，两组间差异有统计学意义（$P<0.05$）。陈氏以内服以疏肝理气的柴胡疏肝散加味，治疗46例老年（60岁以上者）肋骨骨折病例，男11例，女35例。（基本方：柴胡6g，炒白芍15g，炒枳壳12g，炒陈皮6g，生香附15g，川芎9g，生甘草3g，炒当归12g，骨碎补12g，炒延胡索12g，接骨木12g。气血虚弱者，加炒白术12g，制黄精15g，太子参15g；痰湿胶结者，加竹沥、半夏各9g，白茯苓15g，炒莱菔子12g；血瘀痛甚者，加三七粉[吞]2g，刘寄奴12g，川楝子12g；肝虚肾亏者，加炒杜仲30g，菟丝子15g，何首乌15g，生牡蛎30g。中药每日1剂，分2次服用）外敷以"新伤膏"（上海市中医医院自制制剂），并以厚纸夹板固定，从而减少了老年患者的伤后疼痛，促进了骨折的愈合，效果颇好[2][3]。认为骨折患者除出现受伤部位疼痛、肿胀、活动受限等症状外，常伴随骨折出现胁肋疼痛、脘腹胀满、情绪焦躁、失眠、纳差等郁证症状。单一使用西药改善胃肠功能，调节自主神经，不能有效缓解患者郁证症状；应从患者整体上着手，全面看待患者骨折后并发症状，辨证论治。因此，为了加速骨的形成与修复，在对于骨折所引发的疼痛、瘀血

[1] 吴天然、陈夏平、李铭雄，等. 小柴胡汤治疗四肢骨折术后发热90例[J]. 福建中医药，2015，46（1）：36-37.

[2] 陈秉中，王林元. 柴胡疏肝散加味治疗老年肋骨骨折46例[J]. 光明中医，2011，26（2）：288.

[3] 王林元、陈秉中. 新伤膏治疗挫伤的临床及实验研究[J]. 中医杂志，1987，28（10）：42.

肿胀、发热、郁证、便秘等，疏肝利胆，调理少阳枢机法是非常必要的，也表现出了较好的疗效 [1]。

骨折后肿胀若不及时消肿，不仅会导致疼痛、伤口愈合缓慢等不利于患者康复的因素，还会带来严重的并发症如术后感染、皮肤坏死、下肢静脉血栓等，甚至导致截肢。《普济方·折伤门》曰："若因伤折，内动经络，血行之道，不得宣通，瘀积不散，则为肿为痛。"骨折后脉络破损，血溢脉外，气机失调，无以运行气血，津液输布失常，水溢脉外，同时血脉瘀滞不通，经闭络阻，水液停滞，导致肿胀。此症可用柴苓汤进行治疗。日本五十岚一郎 [2] 运用该方治疗手术后下肢肿胀患者 64 例（治疗组 38 例，对照组 26 例），治疗组取柴苓汤提取物制剂口服，对照组为空白对照，治疗组明显优于对照组，疗效显著。柴苓汤中的小柴胡汤通过促进垂体 - 肾上腺皮质功能、增强糖皮质激素的分泌及其与受体的结合，发挥间接的抗炎作用 [3][4]。五苓散中桂皮的利水作用能维持体内电解质平衡，排泄过剩的水分，苍术具有抑制血管通透性增加及抗肉芽的作用。刘氏等 [5] 对 70 例下肢骨折内固定手术后肿胀的病例在用抗生素的基础治疗上，分别用甘露醇静脉滴注射与柴苓汤化裁进行对照治疗（柴苓汤组成：柴胡 9g，黄芩 9g，半夏 9g，大枣 6g，人参 12g，甘草 6g，生姜 6g，泽泻 12g，苍术 9g，猪苓 12g，茯苓 12g，桂皮 6g，乳香 12g，没药 12g，牛膝 15g），结果发现使用柴苓汤观察组的显效率及总有效率均优于使用甘露醇的对照组（$P<0.01$），治疗组 38 例中有 22 例在术后的第 3～10 天患肢肿胀完全消退，其周径与健侧同，占治疗组的 58%，而对照组 32 例中同期肢体肿胀完全消退的病例仅 7 例，占对照组的 22%。最早一例肿胀完全消退者，治疗组在第 3 天，而观察组最早一例为第 6 天。刘氏认为血肿之肿胀属于气滞血瘀，治疗宜行气活血，故于柴苓汤化裁加乳香、没药、牛膝。

关于"骨不连"，是临床较少见的情况，据报道依然有 5%～10% 的骨折

[1] 袁小波，陈生文. 柴胡疏肝散加味治疗骨折后郁证 42 例临床观察 [J]，2015. 33（7）：139-141.

[2] 五十岚一郎，李铁军译. 中药疗法治疗外伤及手术后下肢肿胀的临床探讨 [J]. 中国骨伤，1994，7（3）：48.

[3] 黄正良. 小柴胡汤的药理研究 [J]. 中成药，1984（4）：30.

[4] 林家乐. 小柴胡汤的药理研究近况 [J]. 中医药信息，1990，7（6）：41.

[5] 刘武，廖小波，黄海滨. 柴苓汤化裁治疗下肢骨折术后早期肿胀的临床观察 [J]. 广西中医药，2003，26（4）：27-28.

患者出现骨折不愈合或骨折延迟愈合[1]。在本节所附验案 3 中，有采用和调的柴胡类方药成功治疗的经验（见后）。为防止骨折愈合迟缓，甚至发生骨不连，从原则上说，在临症用药时，切不可在骨折初期，因血瘀郁热而过用苦寒。一则过苦则胆气易伤，升发之气受戕，故谚曰："苦走骨，骨病无多食苦。"二则过寒则血得寒则瘀益凝，以致瘀血不能速去，新血也不能再生，骨不能迅速愈合。三则苦寒影响中焦升降之枢，使水谷精微不能充养于骨。因此，"和调少阳"才是圣度，小柴胡汤等是治疗首选。

二、针灸疗法

刘友建等探讨针灸疗法治疗骨折的临床效果，将骨折患者随机分为观察组和对照组，对照组采用骨康胶囊治疗，观察组发病的中期选取患侧的阳陵泉、丰隆及阿是穴作为主穴，结果表明观察组患者治疗的痊愈率明显高于对照组；且其骨折基本的愈合时间明显短于对照组，提出用针灸疗法治疗骨折的效果显著，可快速促进患者的愈合[2]。曹建华等分析针灸分期治疗促进胫骨中下段骨折愈合的疗效分析，以中期阶段捻转补泻法行针，穴位有阳陵泉；平补平泻，行针穴位有阿是穴及丰隆；正极与阳陵泉接通，负极与阿是穴接通。发现在胫骨中下段骨折治疗中实施针灸分期治疗，提高了血清 ALP 活性，有利于骨折愈合，可在临床中借鉴和应用[3]。周黎明等将胫骨骨折延迟愈合的患者随机分为对照组与治疗组，治疗组取阳陵泉、三阴交、阿是穴平补平泻，然后用电针治疗，经过三个月的治疗，疗效有显著性差异[4]。阳陵泉是骨折首选之穴位，归属足少阳胆经，为胆经脉气所入之合穴，八会穴之筋会。足少阳胆经从"居髎"至"足窍阴"共 16 穴，此 16 穴中治疗与筋骨相关疾病的穴位达 14 穴之多，其中尤以阳陵泉与悬钟为治疗筋骨病之要穴。八会穴中的筋会与髓会均列于足少阳胆经中，阳陵泉为筋会，具有主治全身各关节筋急疼痛的功效。由上可知，在针灸治疗骨折的过程中，大多以阳陵泉作为主穴之一。

---

[1] ONO T. Osteoimmunology in Bone Fracture Healing[J]. Curr Osteoporos Rep, 2017, 15(4): 367-375.

[2] 刘友建. 用针灸疗法治疗骨折的效果研究 [J]. 当代医药论丛，2015（12）：46-47.

[3] 曹建华，马荣华. 针灸分期治疗促进胫骨中下段骨折愈合的疗效分析 [J]. 基层医学论坛，2019，23（1）：114-115.

[4] 周黎明. 电针治疗胫骨骨折迟缓愈合 52 例疗效观察 [J]. 中国针灸，2000，20（10）：599-600.

中药贴敷悬钟穴促进骨折愈合疗效显著。广州中医药大学刘学忠采用药敷悬钟穴对上肢闭合性骨折患者术后或复位内固定后的辅助治疗作用的临床研究，经研究证实，药敷悬钟穴有助于骨折患者的后续治疗和功能恢复，减轻骨折患者手术及复位内固定后的疼痛和肿胀，促进骨折的愈合，减少骨折给患者带来的骨关节畸形和功能障碍，减少骨折对患者生活及工作等的影响。同时又是一种安全的治疗方法，治疗时基本对人体无损伤，而且简单方便，没有副作用；且悬钟穴和中药复方均有促进骨折愈合的作用，在临床上值得推广[1]。刘学忠等又将上肢闭合性骨折患者分为三组：药敷绝骨穴组、药敷三阴交穴组和绝骨穴按摩组。中药处方来自兴汉中医诊所长期从事中医骨科临床老中医祖传秘方，使用前加生姜汁调成糊状，利用白色胶布外敷于双侧悬钟穴上，3小时后取下。此外，绝骨穴按摩组采用拇指或掌根、肘关节鹰嘴按压悬钟穴并稍留30秒，停留5秒后再次按压，如此反复按压5次。平均1个月为一个疗程，观察一个疗程。治疗期间，其他治疗方法按骨科上肢闭合性骨折常规处理方法进行。在治疗前患者情况无差别、同样的选穴的前提下，药敷悬钟穴在对骨折复位和固定后的患者疼痛、肿胀等症状的治疗，以及提示骨折愈合级别的X线情况上，均优于悬钟穴按摩。即中药复方有促进骨折愈合的作用，同时能减轻骨折患者手术及复位固定后的疼痛和肿胀，减少骨折引起的畸形和功能障碍。实验结果表明，根据骨折患者复位和固定后，使用药敷悬钟穴的方法能促进患者的骨折愈合，有效率为93.33%，且疗效优于药敷三阴交穴和悬钟穴按摩。悬钟为髓会，是治疗髓病骨痿之要穴，有明显的镇痛作用，也能刺激骨折的愈合[2]，具有行气血，通经络，填精益髓之功效，表明骨与关节的物质基础和功能应用与足少阳有密切联系。

此外，北京市朝阳中医院赵磊[3]认为肋骨骨折多发生在腋中线，正是足少阳胆经循行处，当经络气机受到外伤的直接损害，气血运行失常淤积某处而致痛，即所谓"气伤为痛""不通则痛"。依"经脉所过，主治所及"及"少阳之气发于骨"道理，采用远道短刺原则，可选足少阳胆经原穴丘墟来治疗骨折疼痛。丘墟穴，为胆经原穴，为胆经元气的生发之源，故针刺丘墟

[1] 刘学忠. 药敷绝骨穴对上肢闭合性骨折患者辅助治疗作用的临床研究 [D]. 广州：广州中医药大学，2010.

[2] 张智龙. 针灸临床穴性类编精解 [M]. 北京：人民卫生出版社，2011：169-170.

[3] 赵磊. 肋骨骨折的针刺止痛法 [J]. 医学理论与实践，2001，14（1）：53-54.

可振奋鼓动元气，使少阳枢机畅达，上达清窍，神气和而能使，气血行而无碍，故对疼痛以及骨折有一定治疗作用。山东中医药大学李心沁等[1]，回顾分析了针灸促进骨折愈合的机理：①促进和改善血液循环；②促进成骨细胞的增殖与分化；③促进损伤软组织的修复；④提高骨中矿物元素的含量；⑤调整内分泌系统。其中多涉及 "和调少阳" 的现代机理。

病案 1 陈某，女，67 岁，2007 年 7 月 5 日初诊。主诉：腰背部疼痛 1 月余。病史：无明显诱因下腰背疼痛 1 月，床上翻身时腰背疼痛加剧。外院 CT，L4～5 椎间盘轻微突出。予推拿、针灸治疗，未见缓解。刻诊：形瘦小，面色偏黄，腰曲尚可。T12 叩痛明显，腰背部翻身时疼痛加剧，向两肋放射痛，两肋弓饱满，推按时有明显刺痛感，大便 5 日不行。舌质红，苔黄腻，双脉弦紧。腰椎 X 线平片：T12 前缘压缩 1/4。辨证：少阳阳明病，柴胡加龙骨牡蛎汤证。处方：柴胡 20g，龙骨 10g，黄芩 10g，生姜 10g，磁石 10g，姜半夏 10g，生大黄 10g，煅牡蛎 30g，党参 10g，茯苓 10g，桂枝 10g，大枣 15g。七帖，每日 1 帖，水煎分早晚服用。

二诊：腰背部疼痛减轻。T12 仍有叩痛，大便偏干 2 日 1 行。舌质红，苔黄腻，双脉弦紧。处方：原方 7 帖。

三诊：腰背部疼痛继续减轻，T12 轻度叩痛，床上翻身腰部已无痛感。但久坐腰部酸胀下沉。舌偏红，苔薄，双脉细弦。处方：柴胡 10g，龙骨 10g，黄芩 10g，生姜 10g，磁石 10g，姜半夏 10g，生大黄 10g，煅牡蛎 10g，党参 10g，茯苓 10g，桂枝 10g，大枣 15g。7 帖，每日 1 帖，水煎分早晚服用。

四诊：腰痛消失，能自行行走，脊柱无叩痛，舌质暗，苔薄白，双脉细弦。嘱服仙灵骨葆 3 月善后[2]。

按语：老年性骨质疏松脊柱压缩性骨折，是近年临床常见病，多无严重暴力外伤史，只有轻微扭挫病史，易误诊腰扭伤。脊柱叩诊结合脊柱 X 线检查，能够确诊。该类患者以腰背疼痛为主，伴两肋放射痛，或两肋弓压痛，以少阳纲病为主，且有气滞血瘀进一步热化之虞。投以柴胡加龙骨牡蛎汤证或大柴胡汤证。对于骨科疾病应当重视柴胡的运用，众药之中，唯有柴胡一药是能够归于手少阳三焦经、足少阳胆经、手厥阴心包经、足厥阴肝经

[1] 李心沁，王琳. 针灸促进骨折愈合机理的研究现状 [J]. 中医正骨，2008，20（12）：67-68.
[2] 李力夫，陈建冲，陆科群. 经方柴胡剂辨治骨质疏松脊柱压缩性骨折 [J]. 内蒙古中医药，2015，34（9）：21-22.

的药物，而此四经恰好是与少阳手足相连、表里相贯，经气相连的经脉，若论调治少阳之专药，非柴胡莫属。

病案 2 周某，男，38 岁。患者在拆屋时，因山墙崩裂而坠于猪圈栏杆上，致右侧背部受伤，不省人事。于 1980 年 10 月 30 日上午 9 时 30 分来院急诊。检查：痛苦面容，头面部微汗，呼吸低弱。体温 36℃，血压 90/50mmHg，心率 110 次 / 分，右肺呼吸音降低，舌质淡，苔薄白，脉弦细，右侧腋中线第 5～6 肋处皮损 4cm×6cm，触摸疼痛加剧，按之可闻及骨擦音，胸廓对向挤压试验（+），右胸部弥漫性气肿，触之有捻发音。胸透，右侧 5～6 肋骨腋中线处横形骨折并重叠移位，胸腔内有少量积液。

临床诊断：右侧 5、6 肋骨骨折合并气血胸，皮下气肿。法以行气活血，消肿止痛。方选行气逐瘀汤（经验方），另服三七粉。疏方：柴胡、制香附、当归各 10g，丹参 12g，桃仁 10g，红花 6g，郁金 10g，木香 5g，枳壳、陈皮、赤芍、制乳没各 10g，桔梗 8g，金铃子散[布包]10g。三帖。局部敷药，绷带固定。药后症状较前减轻，但咳嗽时疼痛加剧，前方加杏仁 10g，继进三帖。药后局部肿胀渐消，皮下气肿大部分消失，上方去木香、金铃子散，加佛手、金橘叶各 6g。进药三帖，局部肿胀均已消退，皮下气肿亦已消失，症状大为好转。转从益气健脾、理气化痰治疗，前方去三七粉、杏仁、桔梗、桃仁，加党参、黄芪、白术各 10g，甘草 5g，又进五帖，局部去绷带改用伤膏固定。前后经过三周，患者症情基本消失，能被动起坐转侧和行走，胸透复查，心肺无异常。为巩固疗效，又投前方五帖，出院调养[1]。

按语：人体是一个有机的整体，胁为肝之分野，肋骨骨折合并气胸，胁肋受损，肝经疏泄功能亦受影响，气机发生紊乱，故当重用柴胡以条达肝气，引诸药直达病所。用药必须内外兼顾，因人而异。本例骨折患者伤势较重，来院急诊时，外科医生曾主张抽除胸腔气、液，因患者家属有恐惧心理而未同意。遂投以行气逐瘀汤行气破气，柴胡、郁金、木香、枳壳宣泄胸胁之气滞，香附通行十二经络，并能调血中之气。诸药相伍，行瘀血，畅气机，血行气顺，恙自向愈。

病案 3 余某，女，48 岁，东台市电机电讯厂工人。初诊于 2001 年 4 月 20 日。患者于 2000 年 2 月 26 日因车祸致右上臂肿痛，畸形，功能障碍。

[1] 周昌玉. 肋骨骨折合并气胸治验二例 [J]. 江苏中医杂志，1985（4）：2-3.

即刻送他院急诊，诊断为"右肱骨干中下 1/3 粉碎性骨折"而收住入院。行切开复位钢板内固定术，术后 6 个月，患肢一直肿胀未消，时感疼痛，经多次 X 线检查，大有骨折迟缓愈合及骨不连之势。术后年余终因骨不连，假关节形成，于 2001 年 4 月 5 日再次行 Y 型钢板内固定加植骨术。术后 2 周出院，患者遂来我院要求予以中医配合治疗。检查：一般情况可，患肢在长臂前后石膏托固定中，右肘部以上肿痛明显，腕指感觉无异常，患侧手指活动无力，舌淡红，苔薄黄腻，脉弦。兼有口苦、纳呆，无寒热，二便调。

诊断为"右肱骨干中下 1/3 粉碎性陈旧性骨折术后"。治疗：外治予以解除颈腕悬吊之石膏固定，尤恐重力因素，骨端分离难合，故改用高分子绷带屈肘贴胸固定 6 周。内治予以祛瘀理气，疏胆接骨。处方：桃仁 10g，红花 6g，生地 10g，赤芍 10g，归尾 10g，柴胡 10g，青皮 10g，黄芩 6g，川芎 6g，骨碎补 10g，7 剂。4 月 27 日复诊，疼痛减，肿见消，口苦改善，舌脉如前。宗原方加续断 10g 接骨续筋，7 剂后痛止，肿胀明显消退。5 月 5 日三诊改服伤科接骨片 1 月，嘱其树立信心，消除恐惧，以利骨折愈合。术后 2 个月 X 线复查示："骨折对位对线良好，骨折端可见大量骨痂生长。"按期解除固定，经六味地黄丸以善其后，嘱其适当进行肘关节屈伸活动。1 年后随访，骨折已临床愈合，患肢功能恢复良好[1]。

按语：《灵枢·经脉》云："胆足少阳之脉……是主骨所生病者……。"明·张介宾《类经·疾病类》云："胆味苦，苦走骨，故胆主骨所生病。"是言胆与骨生理病理有联系。胆病可以及骨，如张介宾云"胆病则失其刚，故病及于骨。凡惊伤胆者，骨必软"；骨病可取于胆，如《灵枢·根结》云："少阳为枢……枢折即骨繇而不安于地，故骨繇者取之少阳。"骨为干，其质刚，胆主决断，其性也刚，二者同气相求。胆刚壮者，气以胆壮，则骨骼坚强有力；若惊伤胆者，骨则软弱无力。胆与骨均为奇恒之腑，骨为肾所主，胆为肝之属，肝肾又乙癸同源。由此可知，胆与骨关系之密切，在治疗上调胆有利于骨折愈合。

凡骨折后，必然经过瘀去、新生的过程才能达到骨折愈合。在这过程中，胆发挥其应有的作用，即其味走骨令精气泄，其气壮骨使骨强。故在祛瘀、生新、接骨的同时，配合调胆法，加入调理胆脉的药物于方中，可促进

---

[1] 凌永和. 调胆法在骨折治疗中的应用 [J]. 江苏中医药，2003，24（2）：43-44.

骨折愈合。临床常用柴胡黄芩同伍，以柴胡能护胆升发，胆一升发，诸脏平安；黄芩能降泄瘀热，利于胆的春生之气。两味相合，胆脉畅通，胆味走骨，胆气壮骨，同时也利于归肝之败血速去，骨折端瘀血吸收加快。在用药上，不可由骨折初期血瘀郁热而过用苦寒，"苦走骨，骨病无多食苦"。一则过苦则胆气易伤，升发之气受戕，影响中焦升降之枢，使水谷精微不能充养于骨；二则血得寒则瘀益凝，以致瘀血不能速去，新血不能快生，骨折愈合迟缓甚至不连。其常用量为柴胡10g、黄芩6g。临床上还可根据辨证情况，选用温补胆脉的肉桂、细辛、乌梅；泻胆之青皮、香附、川芎；凉胆之龙胆草、青蒿等。

调胆法包括两方面，一是药物治疗，二是精神护理，后者常被忽视。骨折后，局部血瘀气滞，胆脉运行不利，若常规配合调胆法，注意疏通胆脉，加强精神护理，利于疾病早日痊愈。调胆法在精神治疗方面，即说服诱导骨折患者，鼓动其勇气，使精神进，志意治，早日康复。一方面使医患更好合作，而更重要的一方面是激发其胆气，使气以胆壮，骨以胆刚。临床上常可见凡骨折其勇者康复要快于胆怯者。此足以说明精神是影响骨折正常愈合的重要因素之一，切不可忽视。在治疗上调胆有利骨折愈合。

第八节 ◇◇◇ 氟骨病（附：骨硬化症）

氟骨症包括地方性氟骨症与工业性氟骨症，前者有饮水型、燃煤污染型和饮茶型三种类型，人们长期在高浓度氟环境下工作和生活，通过饮水、空气或食物等介质，摄入过量的氟而导致全身性慢性蓄积性中毒。临床上主要表现为牙齿和骨骼的改变，亦可造成神经系统、消化系统、泌尿系统、内分泌系统、心血管系统等非骨相的损伤。

氟骨病是一种在我国分布较为广泛的地方病（简称地氟病）。除上海市和海南省外，其他各省份均有病区分布，受威胁人口多，病区类型复杂，自20世纪80年代以来一直是重点防治的地方病之一。对于本病，防更重于治，阻断人与氟的接触途径，改水降氟、改炉改灶、控制茶含氟量是预防氟中毒的关键。早期发现、早期诊断、早期治疗，及时进行综合治疗[1]。

---

[1] 杜富猛，陈绪光，李屹，等. 工业性氟骨症脊柱CT表现 [J]. 中国CT和MRI杂志，2016，14（1）：119-122.

现代医学认为，过量的氟引起血钙降低，发生缺钙综合征，即所谓的"钙矛盾"。氟和钙有特殊亲和力，过量氟与血钙结合成氟化钙，沉积于骨组织和附着的肌腱韧带中，从而使骨质硬化、骨膜钙化、肌腱韧带骨化。中轴骨具有较多的松质骨，血运丰富，代谢旺盛，因而骨损害就更明显。氟对骨的损害有骨增多、骨减少、骨转换和骨生长障碍四种改变。骨转换是在特定的条件下，一种激活物（氟素）使骨组织发生先骨吸收而后骨形成的病理过程，即"激活—吸收—形成"，简称为 ARF 现象，这个过程的病理改变主要表现为骨细胞性骨溶解和破骨细胞性骨吸收，破骨细胞性骨吸收的结果是皮质骨骨量减少，表现为皮质骨松化，而松质骨却是骨量增多，表现为松质骨硬化，因此氟骨症经常是骨质疏松、软化与硬化同时存在于一骨或多骨内，表现为松质骨硬化，皮质骨松化，硬化与畸形同存。其临床表现为牙齿褐黄、粗糙、缺损；骨关节、肌肉疼痛、僵硬，运动功能障碍，甚至骨骼变形；以及慢性中毒反应如头昏、眼花、耳鸣、乏力、肢体麻木等[1]。

古代医家很早就认识到此病的发生与地域水土关系密切。早在魏晋时代就曾有"齿居晋而黄"的记载，《吕氏春秋·季春纪》中记载："重水所，多尰与躄人……苦水所，多尪与伛人。"[2] 高氟水区域的水质以苦、咸、涩居多，与《吕氏春秋》中的"重水""苦水"极为相似。古代文献中无"氟骨症"的病名，但却有和氟骨症极为相似的疾病记载。《素问·痹论》："风寒湿三气杂至，合而为痹也。其风气胜者为行痹，寒气胜者为痛痹，湿气胜者为着痹也""肾痹者，善胀，尻以代踵，脊以代头。"[3] 因此，许多中医学者从"痹证"进行论治取得一定疗效。

我们认为：本病亦属于骨痹和筋痹范畴，但其病因、病理则与其他痹证大相径庭。本病的病因病机，是氟毒经由饮食或空气烟尘侵入，波及少阳功能，引起骨重建失平衡，破骨功能障碍；久而迁延三焦，内伤肝肾，从而导致四肢关节，腰脊肩背疼痛，甚至关节屈伸不利，挛急变形。由于氟毒不去，肝肾精血亏损，不能濡养于目，故眼目昏花；肝血不能濡养于筋则肢体麻木、乏力；肾髓不能上充于脑而致脑海空虚，则脑转耳鸣。我院老中医汪新象、袁明辨采用骨苓通痹丸治疗本病。方由黄芪、当归、鸡血藤、鸡矢

---

[1] 张刘波，周峻，宋继鹏，等. 氟骨症的中医治疗研究进展 [J]. 海南医学院学报，2020，26（1）：77-79.

[2] 王浩中. 大骨节病中医病因病机和证素研究 [D]. 成都：成都中医药大学，2012.

[3] 黄帝内经，袖珍中医四部经典 [M]. 天津：天津科学技术出版社，126.

藤、麻黄、土茯苓、淫羊藿、羌活、独活、骨碎补、肉苁蓉、白芥子等中药组成。上述 12 味中药，共奏和调少阳，通利三焦，兼益肝肾之功。袁氏曾用以上纯中药复方制剂骨苓通痹丸，治疗地氟患者 81 例，另设对照组 25 例。经 6 月治疗观察，治疗组显效 51.3%，有效 39.5%，总有效 93.8%。对照组只有 1 例（4%）显效，3 例（12%）有效。又对大鼠氟中毒药物疗效实验，能减轻动物氟中毒症状，并减轻肝、肾和骨的病理损害。药物的急性和长期毒性实验表明该药安全无毒 [1]。

后来，袁氏在 521 例地氟病患者的临床试验中，骨苓通痹丸治疗组的总显效率为 51.6%，总有效率 92.1%，明显优于维生素钙疗法。该药对改善全身症状，缓解关节疼痛，增大关节活动度，提高劳动能力，缓解下蹲和弯腰困难，增大握力等都显示出好的疗效。经治的患者，骨氟含量明显下降，X 线片光密度指数下降，提示骨质中氟化钙可能解裂，氟部分从骨质中释出。临床试验中还观察到接受骨苓通痹丸治疗的患者，治疗后尿氟含量明显下降，与对照组相比，差异显著，提示骨苓通痹丸可能有去除骨组织中氟和阻止氟吸收的作用。对氟病起到预防和治疗双重效果。药物对大鼠染氟治疗试验，提示骨苓通痹丸能增加粪氟的排出量，减缓组织、血清和尿氟量的上升，改善或减轻动物氟中毒的症状，减少肝、肾、骨氟含量和病理损害；骨苓通痹丸对鼠有抗炎、镇痛和增强免疫作用。药物经小鼠急毒试验和犬长毒试验，均未显示任何毒性反应，表明药物无毒安全 [2][3]。通过 7 年艰辛研制，成功地首创出治疗地氟病的国家级三类新药骨苓通痹丸，也因此获得国家中医药管理局 1995 年度中医科技进步奖二等奖。我们 [4] 曾根据"骨痹通天丸"的处方结构，采取和解少阳的治疗原则，配合舒筋通络的中药外用熏洗治疗氟骨症 28 例，总有效率为 89.29%。

近年来，中药在氟中毒的治疗方面有更加深入的研究。有报道复方中药对氟中毒患者的肢体关节功能改善率为 92.86%，基础治疗对照组为 42.86%，

[1] 袁明辨，徐祖建，付至忠. 川南地区燃煤型氟骨症的临床表现（附 108 例临床报道）[J]. 泸州医学院学报，1993（2）：108-110.

[2] 袁明辨，陈在射，赵泽普，等. 骨苓通痹丸治疗地方性氟病的研究 [J]. 中医杂志，1996（8）：473-475.

[3] 袁明辨，游洪涛，徐祖建，等. 骨痹通天丸治疗地氟病的临床观察和实验研究 [J]. 泸州医学院学报，1993（2）：104-107.

[4] 扶世杰，沈骅睿，汪国友，等. 中药局部熏洗仪治疗配合和解少阳法外洗中药治疗氟性膝骨性关节炎的临床疗效评价研究 [J]. 中国实用医药，2013，8（23）：49-50.

差异显著[1]。许多单味中药和中药方剂的抗氧化成分可拮抗氟中毒诱导产生的氧化应激损伤，如淫羊藿、槲皮素、罗望子、姜黄素、天门冬等；其次中草药黄芪和当归等含有大量抗氧化成分和微量元素，增强机体抗氧化能力的同时还可提供金属酶的辅酶，使酶活性提高以对抗氧自由基，肉苁蓉具有抗氧化作用，对氟骨症患者的治疗效果显著，姜黄素通过调节鼠脑组织 SOD、GHS-Px 活性，降低组织脂质过氧化产物丙二醛的含量，从而拮抗过量氟诱导机体自由基水平增高所致的损伤；发现当归、麻黄和重楼等这些单味中药中镁（Mg）、铁（Fe）、铝（Al）、钙（Ca）、硼（B）等元素非常丰富，这些元素可在胃肠道内与氟相互作用形成不易吸收的化合物或进入血液中形成络合物，如 CaF_2 和 MgF_2、$[FeF_6]^{3-}$ $[BF_4]^-$ 配离子、$Al(OH)_3$ 等，经尿液或粪便排出体外，使机体过多的氟离子得到有效的清除，而避免在人体组织中过度沉积[2]；有学者证实以杜仲、山茱萸、螃蟹和土鳖等为主要成分的复方中药可不同程度地抑制氟在胃肠道的吸收，使血氟、尿氟含量降低，提高粪便中氟的含量[3]。此外，使用中成药骨痹粉、氟宁片、骨灵仙、驱氟健骨丸、氟康宁胶囊、氟痛康片等治疗氟骨症，具有一定治疗效果。

针刺疗法：周劲草等用火针治疗 38 例饮水型氟骨症患者，提出火针可明显改善患者的疼痛症状，对患者关节活动度的及时效用较好，远期效果不明显[4]。王彤等将 95 例氟骨症患者随机分为火针组、电针组和碳酸钙D组，火针组和电针组取阿是穴、大椎、膈俞、曲池、合谷、血海等穴，分别施以火针和电针，碳酸钙组口服碳酸钙 D_3 三片，每次 600mg，每日 2 次。治疗后火针组和电针组尿氟含量显著升高，碳酸钙组治疗前后尿氟含量无统计学差异，提示火针和电针可以促进尿氟排出[5]。张兵等将 112 例氟骨症患者随机分为磁骨膏治疗组、苁蓉片对照组和消炎止痛膏对照组，治疗组用骨碎补、生马钱子、穿山甲等 20 余味中药制作成磁骨膏贴敷于穴位，治疗氟骨症患者 65 例，结果：磁骨膏组有效率为 95.38%，苁蓉片组为 81.25%，消炎止痛

[1] 郭生琼，喻茂娟，申惠鹏，等. 复方中药对慢性氟中毒大鼠氟骨症的骨形态计量学影响 [J]. 现代预防医学，2016，43（8）：1471-1475.

[2] 史春玲，刘奕. 中药对氟中毒治疗作用的研究进展 [J]. 口腔疾病防治，2019，27（9）：609-612.

[3] 郭生琼，喻茂娟，申惠鹏，等. 复方中药对慢性氟中毒大鼠氟骨症的骨形态计量学影响 [J]. 现代预防医学，2016，43（8）：1471-1475.

[4] 周劲草，吴中朝，王京京，等. 火针治疗饮水型氟骨症长期疗效观察 [J]. 中国地方病防治杂志. 2014（5）：330-331，370.

[5] 王彤，杨旭光，吴中朝，等. 火针、电针、碳酸钙 D_3 治疗氟骨症疗效对比及对患者尿氟值的影响 [J]. 中国针灸. 2014（3）：213-217.

膏组为 53.33%[1]。孙金声等以补肾壮骨，活血通络为治疗原则，使用抗氟膏药穴位敷贴（在功能障碍的关节处选穴）治疗 20 例氟骨症患者，有效率为100%，基本治愈率为 82.6%[2]。

病案 1 江某，男，53 岁。发病 3 年，半劳力。诊断为中度 I 期。治疗前有头昏眼花、耳鸣乏力、全身麻木、胃部不适、纳差、腰痛，上下肢痛等。给予骨苓通痹丸治疗，方由黄芪、当归、鸡血藤、鸡矢藤、麻黄、土茯苓、淫羊藿、羌活、独活、骨碎补、肉苁蓉、白芥子等中药组成。经治疗 3月后，以上症状全部消失，食量倍增。治疗前下蹲困难，要双手按膝才能下蹲，治疗后随意下蹲。握力由原左手 21kg 增至 31kg，右手 24kg 增至 34kg，双手握力各增加 10kg，疗效判断为显效。

按语： 患者为少阳失和，三焦不通利，故表现头昏眼花、耳鸣乏力、全身麻木等，少阳失于疏泄，故胃部不适、纳差，氟毒浸淫，少阳和调骨重建之功能不行，故全身疼痛，尤其腰痛，上下肢痛且活动不利。采用骨苓通痹丸治疗，如上述 12 味中药，共奏和调少阳，通利三焦，兼益肝肾之功。治疗 3 月而获显效。不仅自觉症状大部消失，而且膝关节活动性及双手握力显著改善[3]。

病案 2 姜某，男，53 岁。发病 6 年，半劳力。诊断为重度 III 期。治疗前症状有严重的头昏、耳鸣、眼花、乏力，肢体麻木，腰痛，下肢痛。颈项、脊柱僵直活动障碍，双上肢不能上举，双肘关节运动及腕关节活动受限，左腿、左膝活动障碍，下蹲困难。仍给予骨苓通痹丸治疗，由黄芪、当归、鸡血藤、鸡矢藤、麻黄、土茯苓、淫羊藿、羌活、独活、骨碎补、肉苁蓉、白芥子等组成。服药 3 月后复查，自觉症状大部消失，只留下轻微下肢痛。食量增加逾倍。原颈，脊柱，双肘，前臂，腕活动恢复正常。原双手不能扪头，现可自如摸头。腿膝活动及下蹲完全恢复正常。

按语： 少阳三焦不畅，氟毒不能正向外排泄，致使过多的氟积聚体内，久而必然损伤及脾肝肾。因此，治疗本病的关键，一是疏通三焦以排出体内氟毒；二是要补肝肾、强筋骨、补气血、通经脉、祛瘀止痛以治疗被氟毒损

[1] 张兵，许宏伟，唐红艳，等. 磁骨膏治疗氟骨症 65 例疗效观察 [J]. 中国地方病防治杂志. 1995（1）：37-38.

[2] 孙金声，莫志亚，卢振明，等. 抗氟膏药治疗氟骨症 43 例临床实验观察 [J]. 中国地方病防治杂志. 1990（4）：216.

[3] 袁明辨，汪新象，赵泽普，等. 中药抗氟益肾丸治疗地氟病的临床观察 [J]. 泸州医学院学报，1989（6）：445-448.

害的组织，恢复其功能。本病强调早预防，早诊断，早治疗，此患者发病日久，病情已笃，经治 3 月，虽疗效显著，但仍留有下肢疼痛。

附：骨硬化症[1]

骨硬化症是一类以骨密度增高，破骨细胞吸收功能障碍为主要特点的遗传性骨病，根据临床表现和致病基因可分为常染色体显性遗传骨化症（ADO）、常染色体隐性遗传骨硬化症（ARO）和罕见 X 连锁遗传骨硬化症（XLO）。根据流行病学资料，ADO 平均发病率约为 5/100，000 ；ARO 平均发病率约为 1/250，000，XLO 更为罕见。

骨硬化症的临床特点：部分患者可表现致命性临床特征，如贫血、全血细胞减少、脓毒血症、继发性肝脾肿大等；部分患者亦可无症状或症状较轻微，仅能通过骨骼影像学检查才可以发现。该疾病的影像学特征通常表现为中心性骨硬化和弥漫性骨硬化 2 种类型。中心性骨硬化仅表现为颅底、骨盆、椎体终板的典型的高密度影，椎体呈特征性的"三明治样"改变，常见于病变较轻微的成人发病型 ADO ；弥漫性骨硬化表现为全身大部分骨骼均匀一致的高密度影，包括颅骨、骨盆、脊柱和四肢骨。表现为四肢骨的干髓端增宽，呈典型的"酒瓶征"，并可见一浓淡交替的横带影以及骨中骨现象，即在密度较高的钙化区域可见一密度较低的区域，而在该密度较低钙化区内又可见高密度影。常见于病变较严重的婴幼儿发病型 ARO 或较轻微的成人发病型 ADO。这 2 种类型的骨硬化症均由于骨脆性增加而导致骨折风险增加。

骨硬化症发病机制：骨骼通过骨重建维持其完整性的功能贯穿一生，骨重建分为骨吸收、逆转、骨形成和静止 4 期，骨吸收和骨形成主要取决于破骨细胞和成骨细胞作用。一旦破骨细胞和成骨细胞各自平衡被打破，即可引起异常性骨病。例如破骨细胞的骨吸收功能障碍可引起骨硬化症，成骨细胞内环节障碍或功能亢进可分别引起成骨不全症或硬化性骨病。

由于骨硬化症是以破骨细胞功能障碍为特点的硬化性骨病，根据其细胞数目有无异常可分为细胞数目正常、功能缺陷型骨硬化症和细胞数目减少型骨硬化症。

---

[1] 庞倩倩，董进，夏维波. 骨硬化症研究进展 [J]. 中华骨质疏松和骨矿盐疾病杂志，2014（1）：82-90.

　　破骨细胞起源于单核巨噬细胞，经过一系列的增殖融合形成具有吸收活性的破骨细胞。细胞因子 M-CSF、RANKL 对破骨细胞生成和功能维持起着至关重要的作用。2 个因素中缺乏任何一个都会造成破骨细胞生成受损，使破骨细胞的数量降低，不能发挥正常骨吸收作用，最终形成破骨细胞数目减少型骨硬化症。任意一种破骨细胞功能分子的缺乏均可以造成破骨细胞吸收功能的障碍，最终形成破骨细胞数目正常，功能缺陷型骨硬化症。

　　古今中医学对本病的记载鲜见，临床治疗的报道阙如。但是，既然本病属于骨重建过程中 OC 的骨吸收功能障碍，如果见诸临床，应该可以采用"和调少阳"的法则，进行探索性治疗。尤其对破骨细胞数目减少型骨硬化症，更加有治疗希望。

跋：为往圣继绝学

佛经中有一个著名的典故："贫子衣中珠"。说的是一个贫子去其至亲家，主人予以热情地款待，又在他睡卧之时，将一颗"无价宝珠"系置于他内衣里。但贫子"不自觉知，穷露他方，乞食驰走，虽实贫穷，珠不曾失。忽有智者指示其珠，所愿从心，致大饶富"。这个故事寓意深刻，常令人浮想联翩，扼腕而叹！

譬如当今对代谢性骨病的治疗，似乎也遭遇到了瓶颈，碰到了麻烦：所设计的临床常用药物，要么单纯抑制骨吸收，要么只是刺激骨形成，多年尝试于临床而效果不尽如人意。其原因是，单方面抑制骨吸收会阻碍骨形成，而单方面刺激骨形成又会伴随骨吸收增强。以骨质疏松症为例：一线的二膦酸类药物，虽能有效抑制骨吸收、增加骨量，但长期跟踪资料显示患者骨折发生率却并未明显降低。而且长期服用此类药物引起的衰弱易碎的骨生成，使骨折修复困难，并抵抗骨合成代谢药物效果；小儿使用则可能严重抑制破骨细胞活性而出现骨硬化症。而骨合成代谢药物如甲状旁腺素等，持续使用增强骨形成同时也增强骨吸收，且后者占优势，最终结果仍然骨量丢失。

以上说明，人为地干扰或影响骨重建的破骨或成骨过程的某个方面，都会破坏骨重建偶联的平衡机制。面对这样一个困局，仿佛我们都变成为那穷困潦倒、走投无路的"贫子"似的。所以，晚近学界提出"协同（synergetic）"的概念，开始呼吁能够调节骨重建偶联平衡的新型药物。

然而，在我们发掘整理并深入研究"少阳主骨"后，方知原来《内经》的先哲们才是真正的"智者"，早已为今日之进退维谷之局指示出"无价宝珠"，它不在别处，就在每个人体内的少阳经脉。先哲的理论，最大特色是"因而和之"，以"取之少阳"的治疗原则，通过针刺或中药小柴胡类方药，促进少阳经脉"自和"，从而达到平衡骨重建的净效应。

"少阳主骨"对治骨重建失偶联性骨病，应具有广阔的前景。可惜该理论学说蒙尘已久，近现代基本上阙如其应用。因此，使其绝处逢生，还原其本来面目和学术地位，实则并非易事！但我们感觉有责任将前贤的宝贵学术成果继承下来，发扬光大。"为往圣继绝学"，近二十年来，穷尽心力，渐次从基础研究到临床试验，一步步地厘正、阐述和验证了"少阳主骨"学说，并拓展其应用范围，将其上升至真正的理论。

这部小书，梳理"少阳主骨"学说的历史浮沉，厘清其生理病理内涵、意义以及临床对应的疾病原型等，介绍从动物实验到临床验证等系列的完整过程，基本上体现出"少阳主骨"目前研究的梗概。希冀本书的问世，将有助于重拾并应用"少阳主骨"理论，在临床中形成以"和调少阳"为大法，内治与外治结合、中药与针灸并用，综合治疗骨重塑失偶联性骨病的新局面。

本书草就甫成之初，欣闻本团队荣膺省政府年度科技进步奖，并有新选题再获国家自然科学基金项目资助，感触良多！有幸藉此昭告"少阳主骨"重又入世，以慰《内经》先哲们之英灵！同时，尤要诚恳感谢在编写工作中，给予我们大力支持的良师益友：

首先是两位慷慨应允为本书作序的老师，一位是上海中医药大学终身教授段逸山老先生。段老是中医学界的耆宿和泰斗，医经大家，尤其辑复全元起《素问》注本的贡献，为"少阳主骨"的现代研究奠定了基础。段老为本书所赐之序，实在是满篇锦绣，字字珠玑！另一位是南方医科大学教授、博士研究生导师、首届岐黄学者李义凯博士后。我与李教授虽素未谋面，但神交已久，在关于"少阳主骨"多个相关实验中承蒙支持，受教甚多，今又拨冗赐序，情谊五内铭感。

此外，西南医科大学陈庄教授、扶世杰教授和汪国友教授参与多个实验的工作，贡献良多；日本友人井上勋博士，给予研究工作一些中肯的建议；张丰正、岳荣超、张玉峰、张芳、梁鑫、景洪帅、毛越、张健豪、龙雨等参加了部分实验；覃波、周鑫、郭晓光、易刚、郑佳昆、杨迎秋等为本书做过部分文字工作，一并在此谨致谢忱。

王鸿度　2020 年庚子之夏
于西南医科大学（城北校区）北滨苑

7